现代医院经济管理制度建设操作指南

浙江省省级医院管理中心编写组　编著

中国财经出版传媒集团

中国财政经济出版社

图书在版编目（CIP）数据

现代医院经济管理制度建设操作指南／浙江省省级
医院管理中心编写组编著. --北京：中国财政经济出版
社，2020.11
ISBN 978 - 7 - 5223 - 0000 - 9

Ⅰ.①现…　Ⅱ.①浙…　Ⅲ.①医院－经济管理－制度
建设－指南　Ⅳ.①R197.322－62

中国版本图书馆 CIP 数据核字（2020）第 188833 号

责任编辑：马　真　　　　　　　责任校对：徐艳丽
封面设计：智点创意　　　　　　责任印制：党　辉

现代医院经济管理制度建设操作指南
XIANDAI YIYUAN JINGJI GUANLI ZHIDU JIANSHE CAOZUO ZHINAN

中国财政经济出版社 出版

URL：http：//www.cfeph.cn
E－mail：cfeph@cfeph.cn

（版权所有　翻印必究）

社址：北京市海淀区阜成路甲 28 号　邮政编码：100142
营销中心电话：010－88191522
天猫网店：中国财政经济出版社旗舰店
网址：https://zgczjjcbs.tmall.com
北京密兴印刷有限公司印刷　各地新华书店经销
成品尺寸：185mm×260mm　16 开　17.5 印张　419 000 字
2020 年 11 月第 1 版　2020 年 11 月北京第 1 次印刷
定价：78.00 元
ISBN 978 - 7 - 5223 - 0000 - 9
（图书出现印装问题，本社负责调换，电话：010－88190548）
本社质量投诉电话：010－88190744
打击盗版举报热线：010－88191661　QQ：2242791300

本书编写组

主　　编　胡守惠

编写成员（以姓氏笔画排序）

王壮志　王红磊　王钟炎　王振宇　吕　宏　朱　洁

朱　磊　池文瑛　许一路　许莹颖　许晨虹　孙静琴

杜玉彬　何铁方　汪蓓艳　沈颖婵　张红霞　张建琴

陈立群　陈　洁　罗红芬　金萍妹　周欣悦　周珠芳

周雪萍　赵卫群　赵晨希　胡亚娣　郭　玮　章月丽

章　芸　鲁荣赟　鲁惠颖　曾宗祥　戴秀兰　戴银莲

前　言

　　党的十九届四中全会审议通过《中共中央关于坚持和完善中国特色社会主义制度、推进国家治理体系和治理能力现代化若干重大问题的决定》，提出了新时代推进国家治理体系和治理能力现代化的重大意义和总体要求。公立医院是我国社会治理体系的有机组成部分，推进公立医院治理现代化是落实党的十九届四中全会决定的应有之义，国务院办公厅《关于建立现代医院管理制度指导意见》明确提出，公立医院要建立可持续的运行新机制和决策、执行、监督相互协调、相互制衡、相互促进的治理机制，实现管理规范化、精细化、科学化，基本建立权责清晰、管理科学、治理完善、运行高效、监督有力的运行制度，实现公立医院治理体系和治理能力现代化。

　　构建现代化治理体系，制度建设是基础。管理制度在治理体系中具有基础性、根本性、长远性作用，其重要性不言而喻。现代治理制度体系应具有权责清晰、规范管理、体系健全、执行有力、治理完善的特点。在公立医院治理现代化建设中，经济管理制度建设具有十分重要地位。近年来，公立医院经济管理制度体系逐步完善，权责规定越来越清晰，制度的规范性、可操作性不断增强，执行力也日益提升，但与经济管理现代化要求尚有差距。具体表现为：有些管理制度不健全，相关制度缺失；制度不完整、操作性差，难以执行；执行不力，有些制度形同虚设；制度之间协调性不够，未形成有效的闭环管理；内部控制思想未全面嵌入各项管理制度，运用信息化手段对主要经济业务流程和关键岗位进行控制的功能未有效体现，对信息系统的内部控制要求落实不严等。有鉴于此，在公立医院经济管理制度建设方面，进行一些研究与探索，提出一些可供参考的制度建设路径和方法，非常有必要，也具有一定的现实意义。

　　医院经济管理制度建设要接天着地。第一，要与国家法律法规等上位法规制度有效衔接，上位法规制度有明确规定的，按上位法规制度并结合医院业务流程和岗位特点，落实制定细化制度内容，上位法规制度无明确规定的，应在不违背基本法律法规和政策基本原则的前提下，从有利于规范管理、提高效率的角度出发，制定单位具体规定。第二，要结合医院业务活动特点和内部管理要求，将上位法规制度细化实化标准化，增强制度可操作性。第三，加强对医院经济业务活动特点及业务流程的梳理研究，强化制度全流程闭环管理思想。第四，要特别重视内部控制制度落地，把事业单位内部控制规范、会计基础工作规范相关思想、要求贯穿所有制度，将内部控制规范嵌入医院相关管理制度，体现为制度相关条款，覆盖主要业务和管理全过程。第五，要研究医院现有制度存在的主要问题。第六，做到风险控制与效率的平衡。

本书以《医院章程》为组织与行为的基本准则，根据制度规范的内容分类，按决策与授权审批、会计管理体制、预算管理、收支及成本管理、资产管理、采购与合同管理、会计信息及财务报告管理、内部监督和审计管理的顺序排列。

本书以每一项制度作为一个章节，在内容上一般从以下方面内容进行编排：（1）每项制度所规范的经济业务活动范围、内容和要求，制度实施后预期达到的目标；（2）每项制度制定的主要依据；（3）该制度所规范经济业务的流程图及关键节点和主要岗位职责；（4）该制度所规范经济业务的主要风险点及不相容岗位；（5）制度框架。

参与本书编写的人员大多长期从事省级三级医院经济管理工作，在总会计师及财务机构负责人等工作岗位工作多年，具有一定的理论功底，经济管理实践经验较为丰富，期望通过对经济管理制度建设的总结提炼，在为各级公立医院修订完善经济管理制度提供路径和方法方面提供一些力所能及的帮助。

胡守惠

2020 年 8 月 31 日

目　录

第1章 医院章程

1.1 制度目标、范围、内容及要求

1.1.1 制度建设的目标

（1）合法性目标：贯彻落实《医疗机构管理条例》《国务院办公厅关于建立现代医院管理制度的指导意见》等相关法规政策中关于制定医院章程的要求，促进医院依法自主办院，实施现代化管理，坚持公立医院的公益性原则；

（2）经济性目标：引领医院建立健全经济决策机制和经济管理相关制度，提高医院管理规范化、精细化、科学化水平，实现社会效益与运行效率的有机统一，保障医院可持续发展；

（3）业务性目标：明确医院办院宗旨、功能定位和发展方向，建立完善管理架构及责任体系，实现医院治理体系和管理能力现代化；

（4）风险控制目标：形成决策、执行、监督相互协调、相互制衡、相互促进的科学合理的治理和运行机制，有效防控廉政和决策等风险。

1.1.2 制度规范的范围

（1）政府治理机制：明确举办主体与医院的权利义务；

（2）医院法人治理架构：规范内部治理结构；

（3）医院内部管理体系：规范权力运行规则。

1.1.3 制度规范的内容

本制度应对以下主要内容进行规范：

（1）总体原则：包括举办主体、名称、地址、性质、领导体制、功能定位、办医宗旨、核心理念及发展目标；

（2）医院外部治理体系：包括举办主体的权利与义务、医院的权利与义务；

（3）医院内部治理体系：包括党委、纪委和医院领导班子及医院内部机构的职责、人员选拔任用、聘任管理、考核评价和退出等管理机制及组织结构；

（4）医院员工：包括职工构成、选人用人原则、员工权利与义务；

（5）医院运行管理：包括基本原则、决策机制、激励机制和监督机制；医院医疗质量安全、财务资产及后勤、设备、物资和信息等管理，医院文化建设、群团建设；医院需要在章程中规定的其他事项；

（6）附则：章程修改的启动、审议程序，章程解释权归属。

1.1.4　制度规范的要求

（1）应当符合与医院章程相关的法律、行政法规及政策制度要求；

（2）应当从历史、现状和医院实际出发，结合医院功能定位、等次及规模等不同情况制定，完善各项医院管理制度；

（3）应当落实党委和政府对公立医院责任，明确办医主体与医院的权利义务，充分发挥公立医院党委的领导作用，坚持以人民健康为中心，把社会效益放在首位，注重健康公平，不断满足人民群众的健康需求，保证医疗质量和安全，进一步强化引领带动作用；

（4）医院章程内容和要求应科学、合理，便于操作和执行。

1.2　制度制定主要依据

1. 制定原则应遵循《国务院办公厅关于建立现代医院管理制度的指导意见》（国办发〔2017〕67号）的规定；

2. 涵盖内容应符合《关于开展制定医院章程试点工作的指导意见》（国卫办医发〔2018〕12号）和《国家卫生健康委办公厅关于印发公立医院章程范本通知》（国卫办医函〔2019〕871号）的要求；

3. 关于登记、执业、监督管理的，应遵循《医疗机构管理条例》（中华人民共和国国务院令第149号）的规定；

4. 关于党建工作的，应遵循《关于加强公立医院党的建设工作的意见》（中办发〔2018〕35号）的规定；

5. 关于领导人员选拔任用和管理的，应遵循《中共中央组织部　国家卫生计生委关于印发〈公立医院领导人员管理暂行办法〉的通知》（中组发〔2017〕5号）的规定。

1.3　医院章程框架

××医院章程

序言：医院基本情况：历史沿革、发展历程及目前相关情况介绍。

第一章　总则

一、举办主体

二、医院名称

登记名称、简称、英文译名，第一英文缩写。

三、医院地址

法定注册地（如有多个院区应分别描述）、医院网址。

四、医院性质

五、领导体制

实行党委领导下的院长负责制，院长是医院的法定代表人。

六、功能定位

依照相关政府部门规定和要求，明确医院承担的临床医疗、医学教育、医学科研、预防保健等任务；明确医院定位，如：是否为（国家级、区域、县级）医疗中心，是否为××医学院教学医院，是否为住院医师规范化培训基地，是否为××级医学科技创新基地等（依据医院的具体设置情况决定，如有院区可分别描述）。

七、医院宗旨

贯彻落实新时期我国卫生与健康工作方针，坚持以人民健康为中心，以救死扶伤、防病治病、提高人民健康水平和促进医学事业发展为根本宗旨。

八、医院核心理念

九、发展目标

第二章 医院外部治理体系

十、举办主体（主管部门）的权利与义务

（一）举办主体的权利；

（二）举办主体的义务。

十一、医院的权利与义务

（一）医院的权利；

（二）医院的义务。

第三章 医院内部治理体系

十二、党委、纪委的组织架构、管理机制及岗位职责

十三、医院领导班子的组织架构、管理机制及岗位职责

十四、医院内部机构的组织架构、管理机制及岗位职责

第四章 医院员工

十五、医院员工构成

十六、医院选人用人原则

十七、员工的权利

十八、员工的义务

第五章 运行管理

十九、医院运行管理基本原则

二十、医院决策机制

（一）党委会议决策范围；

（二）院长办公会议议事决策范围；

（三）会议集体决策程序。

二十一、医院激励机制

（一）激励原则；

（二）聘用晋升；

（三）绩效考核；

（四）薪酬分配；

（五）职业发展。

二十二、医院监督机制

（一）党纪监督；

（二）外部监督；

（三）内部监督；

（四）内部审计管理。

二十三、医院医疗质量安全管理

（一）医院质量管理组织体系；

（二）院、科两级责任制；

（三）决策、控制、执行三个层面管理。

二十四、医院财务资产管理

（一）财务资产管理目标与任务；

（二）医院经费来源及管理；

（三）财务管理体制；

（四）全面预算管理；

（五）成本核算与控制；

（六）财务会计管理制度；

（七）内部控制制度；

（八）医院捐赠管理；

（九）医院物价管理；

（十）其他财务管理事项；

（十一）医院的分立、合并、终止及所有制变更事由，终止后资产处理办法。

二十五、医院后勤、设备、物资和信息管理

（一）后勤管理原则和要求；

（二）发展建设规划编制、项目前期论证；

（三）基本建设项目法人责任制、招标投标制、合同管理制等制度落实；

（四）药品、耗材等采购及使用规定；

（五）信息和网络安全建设管理。

二十六、医院文化建设

（一）医院文化软实力建设（常态化思想教育、文化载体建设、文化理念与管理制度融合等）；

（二）履行社会责任；

（三）医院文化引领；

（四）医院院徽、院歌、院庆日。

二十七、其他

医院有权自主决定的、需要在章程中规定的其他事项。

第六章 附 则

二十八、章程修改条件和程序

二十九、负责制度解释部门

三十、制度生效时间

（胡亚娣　许晨虹　王振宇　曾宗祥）

第2章 医院决策制度

2.1 制度目标、范围、内容及要求

2.1.1 制度建设的目标

加强和改进医院党建工作，健全现代医院管理制度，确保医院议事过程符合党建工作要求和国家政策法规，完善重大事项决策程序，提高科学决策、民主决策、依法决策水平，防止重大事项决策"一支笔"或"一言堂"风险。

2.1.2 制度规范的范围

（1）《党委会议事规则》所规范的是医院的"三重一大"事项决策程序；

（2）《院长办公会议事规则》所规范的范围：一是行政、业务重要事项的决策程序；二是拟由党委会议讨论决定的"三重一大"事项方案的讨论程序；三是部署落实党委决议的讨论程序。

2.1.3 制度规范的内容

（1）全面落实党委领导下的院长负责制，明确医院党委会和院长办公会的职能和议事决策原则；

（2）准确界定医院党委会和院长办公会的议事范围以及包括的具体内容；

（3）会议的组织：包括会议召开的频次、相对固定的时间、召集人和主持人的规定、参会人员、列席人员、参会人数以及会务工作的相关规定；

（4）决策会议的议事程序；

（5）决策执行和监督机制。

2.1.4 制度规范的要求

（1）应当符合与公立医院议事决策机制相关的法律、行政法规和内部控制规范的要求；

（2）应当体现公立医院党建工作实际，本单位业务活动和管理的特点和要求；

（3）应当明确议事决策制度的组织领导及归口管理部门，全面规范议事决策的权责划分、事项范围和审批权限的管理要求，以及所涉及的关键岗位和职责；

（4）应当明确议事决策的主要风险点和防范措施；

（5）制度内容和要求应当科学、合理，便于操作和执行。

2.2 制度制定主要依据

1. 公立医院实行党委领导下的院长负责制，公立医院党委会议、院长办公会议等议事决策规则、决策事项和范围等应当严格遵循《中共中央办公厅关于加强公立医院党的建设工作的意见》（中办发〔2018〕35号）和《关于加强公立医院党的建设工作的意见实施办法》（国卫健党发〔2018〕29号）的规定。

2. 公立医院重大经济事项的议事规则、业务流程、岗位设置和职责分工等，应当遵循《行政事业单位内部控制规范（试行）》（财会〔2012〕21号）的规定。

2.3 制度所规范经济业务流程图及关键节点

2.3.1 业务流程图

议事决策业务流程主要包括准备议题、议题审核、会议通知、会议讨论与表决等，具体流程如图2-1所示。

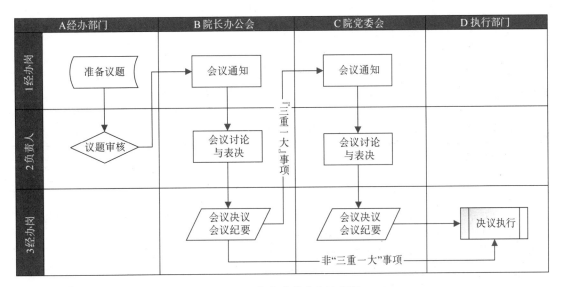

图 2-1 议事决策业务流程图

2.3.2 关键节点、关键岗位和岗位职责

与上述议事决策业务流程图相对应，议事决策业务的关键节点、关键岗位和职责如表2-1所示。

表 2 - 1　　　　　　　　　　　　关键节点、关键岗位和岗位职责

关键节点	关键岗位	岗位职责
A1 议题准备	党政综合办公室经办岗	负责会议议题以及相关资料的征集、汇总工作，并将汇总议题报党委书记或院长确定
A2 议题审核	党委书记、院长、主管领导	党委会议题由党委书记会同主管领导召开碰头会后确定，院长办公会议题由院长会同党委书记召开碰头会后确定。应当强化议题的前期准备和前置审查
B1 会议通知与议题分发	党政综合办公室经办岗	负责决策会议的会务工作。根据议题提请情况，列出会议议程草案、提出会议时间和列席人员，并向书记或院长汇报，待审定后通知参会人员 在会议召开前至少一个工作日将审定的议题分发给参会人员
B2 议题讨论与表决	决策会议全体参会人员	参会人员要充分履行决策职责，贯彻民主集中制原则，充分发表对议题的意见，实行会议主持人末位表态制
C3 决策过程纪录	会议记录人	详尽记录整个议事过程的参与人员与相关意见，如实反映每位参会人员的决策过程和意见，在认真做好记录的基础之上，向每位成员核实纪录并签字，及时归档
D3 决策执行	决议执行部门经办岗	会议决定或决议的事项要形成会议纪要，按照集体领导、分工负责的原则执行落实。将跟踪问责问效贯于抓落实全过程，避免重部署轻落实

2.4　制度所规范经济业务主要风险点及防范措施

各单位应结合议事决策业务的实际情况和业务流程，分析议事决策业务的主要风险点，并采取有效的防范措施。议事决策业务应考虑的主要风险点及防范措施如表 2 - 2 所示。

表 2 - 2　　　　　　　　　　　　　　主要风险点及防范措施

主要风险点	主要防范措施
会议准备不充分，议题分发不及时，会前沟通机制不畅通	1. 明确不同会议的准备专职部门和专职岗位，明确会议准备部门、岗位在会议准备中的职责和奖惩措施 2. 会议准备需经会议准备专职部门负责人审核审批。如果专职部门负责人负责会议的准备，需经主管领导审核审批通过 3. 会议议题应至少提前一天分发给与会人员 4. 同一议题涉及两名以上党政领导班子成员管理权限的，应在所涉的领导之间充分沟通酝酿，取得一致意见后再提出
议事决策事项范围划分不清	医院应当根据有关规定和实际情况，明确议事决策的事项范围，划清"重大问题"界限，明确决策主体，处理好各自责、权、利关系，提高决策效率，避免决策失误
"三重一大"事项未进行集体决策	加强制度建设，以制度规范医院决策程序，明确医院决策具体流程，涉及"三重一大"事项须提交党委会议讨论后再进行决策

续表

主要风险点	主要防范措施
议事决策程序不合理	应当遵循"集体领导、民主集中、个别酝酿、会议决定"的议事决策原则，议事决策过程要建立在调研、论证、咨询、调整、协调、决定的基础上，严格遵守医院议事决策的工作程序，确保决策过程符合国家政策法规，确保决策的科学性
议事决策过程缺乏客观记录	详尽记录整个议事过程的参与人员与相关意见。保证记录的客观性和真实性，如实反映每位成员的决策过程和意见，在认真做好记录的基础上，确保每位成员核实记录并签字，并及时归档
议事决策信息不公开	根据规定应予公开的事项决策结果，应按相关规定及时予以公开
议事决策的问责机制未建立	建立决策后执行效率与效果的跟踪与问责机制，促进决策严格落实与执行

2.5　制度框架

××医院党委会议事规则

第一章　总则

一、制度制定目标：确保医院党委议事过程达到合法性、经济性、业务性及内部控制等目标。

二、制度范围：明确本制度的适用范围。

三、制度制定依据：与医院党委议事过程相关的法律法规、政策。

四、制度制定原则：应坚持科学性、合规性、适应性等基本原则。

第二章　议事范围

五、明确医院党委会的议事范围，明确"三重一大"事项以及包括的具体内容。

第三章　会议组织

六、会议召开的时间频次。

七、会议召集人和主持人的规定。

八、明确参会人员、列席人员、参会人数。

九、会务工作的相关规定。

第四章　议事程序

十、议题的提交和确定。

十一、会议通知（会议时间和议题提前通知与会人员）

十二、党委会议研究有关医疗、教学、科研、行政管理工作等重要议题，应当先由院长办公会议讨论通过后，再提交党委会议讨论决定。

十三、议题确定原则。如：上会研究的议题，如分管领导因故缺席，原则上不予讨论研究。凡未经会前审定的议题，一般不列入会议的议程，如遇突发事件或紧急情况确须上会研究讨论的，经党委书记同意后方可上会研究。

第五章　决策执行和监督

十四、对经决策需要落实的事项，进行任务分解，确定督办部门和责任部门。

十五、党委班子成员对集体作出的决策有不同意见时的规定。

十六、医院党政领导班子成员带头执行党委会形成的决定和决议的规定。

十七、党委重大事项决策公开的规定。

十八、决策与执行的监督规定。

第六章　附　则

十九、制度效力与修订。

二十、负责制度解释部门。

二十一、制度生效时间。

××医院院长办公会议事规则

第一章　总　则

一、制度制定目标：确保医院院长办公会议事过程达到合法性、经济性、业务性及内部控制等目标。

二、制度范围：明确本制度的适用范围。

三、制度制定依据：与医院院长办公会议事过程相关的法律法规、政策。

四、制度制定原则：应坚持科学性、合规性、适应性等基本原则。

第二章　议事范围

五、明确院长办公会议的议事范围：如对医院医疗、教学、科研、行政管理工作中的重要经济事项进行处理和决策、研究提出拟由党委讨论决定的重要经济事项方案、部署落实党委决议的有关措施，以及包括的具体内容。

第三章　会议组织

六、会议召开的时间频次。

七、会议召集人和主持人的规定。

八、明确参会人员、列席人员、参会人数。

九、会务工作的相关规定。

第四章　议事程序

十、议题的提交和确定程序：应强化议题的前期准备和前置审查；强调议题须经充分的会前协调或专门工作（领导）小组讨论后方可提交；建立党委书记和院长、分管院长之间就议题的沟通机制等。

十一、会议通过决议或决定的传达：经会议主持人签发后，以会议纪要形式公布或以决定事项办理单形式传达，讨论结果应向未到会的班子成员通报。

第五章　决策执行和监督

十二、对经决策需要落实的事项，进行任务分解，确定督办部门和责任部门。

十三、在执行过程中，遇到新情况新问题以致决定事项需要调整或者变更时的规定。

十四、院长办公会议决策事项的公开规定。

第六章　附则

十五、制度效力与修订。

十六、负责制度解释部门。

十七、制度生效时间。

（王振宇　胡亚娣　许晨虹）

第3章 医院支出审批制度

3.1 制度目标、范围、内容及要求

3.1.1 制度建设的目标

（1）合法性目标：贯彻落实《会计法》《预算法》等相关法律法规和制度规定，维护国家财经纪律；

（2）经济性目标：本着"厉行节约、勤俭办事"的原则，加强支出管理，提高支出效率，有效控制医院成本费用；

（3）业务性目标：审批程序明晰、高效、有序，支出管理相关岗位权责清晰，对医院业务活动保障有力；

（4）风险控制目标：支出审批程序符合内部控制规范，对关键节点进行有效控制，岗位责任落实到位，防范支出风险，保障支出安全。

3.1.2 制度规范的范围

包括业务支出、投资支出、采购支出、往来支出及转移支付等一切支出业务。根据经济活动特性和管理要求，又可分为一般费用支出类事项、采购支出类事项、"三重一大"类支出事项、基建支出事项等。

3.1.3 制度规范的内容

（1）支出审批基本原则；

（2）各项支出的归口管理部门与审批权限；

（3）支出审批的职责和要求；

（4）支出审批流程、路径与控制要求；

（5）支出审批关键节点，审批、审核岗位设置，相关岗位职责和要求。

3.1.4 制度规范的要求

（1）应当符合与支出业务相关的法律、行政法规、国家统一的财务会计制度和内部控制规范的要求；

（2）应当体现本单位业务活动和管理的特点、要求；

（3）应当明确支出审批制度的组织领导及归口管理部门，全面规范本单位各项支出业务申请、审批和支付各环节的管理要求，以及所涉及的关键岗位和职责，保证支出业务安全、有序进行；

（4）应当明确支出审批业务中的主要风险点和防范措施；

（5）制度内容和要求应当科学、合理，便于操作和执行。

3.2　制度制定主要依据

1. 对医院支出审批的会计规范性要求应遵循《中华人民共和国会计法》（中华人民共和国主席令〔1999〕第 24 号，2017 年修订）；

2. 对医院支出的审批程序、审批权限、审批相关岗位设置的规范性要求，应遵循《行政事业单位内部控制规范（试行）》（财会〔2012〕21 号）中第三十条；

3. 医院的各项费用支出的标准和范围应遵照国家有关财经法规制度及财政部门和主管部门各项规定。

3.3　制度所规范经济业务流程图及关键节点

3.3.1　一般费用支出事项

（1）业务流程。一般费用支出事项的基本业务流程主要包括支出申请、预算审批、业务审批等，具体业务流程如图 3 - 1 所示。

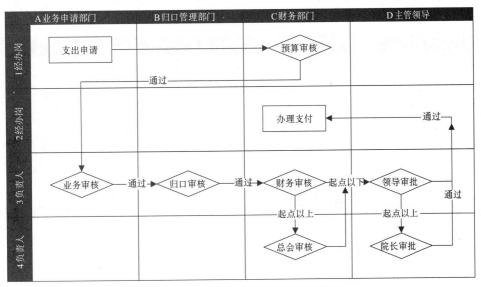

图 3 - 1　一般费用支出事项审批流程图

（2）关键节点、关键岗位和岗位职责。与一般费用支出事项业务流程相对应，该业务的关键节点、关键岗位设置以及关键岗位的主要职责如表 3-1 所示。

表 3-1　　　　　　　　　　　　关键节点、关键岗位和职责

关键节点	关键岗位	岗位职责
A 1 支出申请	业务部门支出申请经办岗	在支出业务达到支付条件时，及时提交支出申请，并提供真实、完整、准确的支出申请依据和原始凭证，确保申请与依据和原始凭证的一致性
C1 预算控制	归口管理部门和财务部门预算审核岗	对支出申请业务有无预算及预算是否满足要求进行审核，保证各项支出按批准预算执行
A3 业务审核	业务部门负责人	业务部门负责人对授权范围内的支出申请依据和原始凭证的真实性、完整性和准确性等进行审核
C3 财务审核	财务审核岗、财务部门负责人	确认各项支出合法、合规，付款情况与约定（合同）相符，原始凭证合法有效、齐全完整，支出依据充分、金额准确
C4 总会审核	总会计师	对达到或超过一般费用支出起点的支出进行财务审批
D3 主管领导审批	经授权的分管院长及其他被授权人	根据授权规则和授权额度对支出事项进行审批，对审批事项的必要性、程序完整性、合法承担审批责任
D4 院长审批	院长	对达到或超过一般费用支出起点的支出进行审批
C2 办理支付	财务部门报销业务处理会计和出纳	对报销凭证的真实性和完整性、报销金额的准确性，以及审批程序的完整性进行审核并完成报销支付

3.3.2　采购支出事项审批流程

（1）业务流程。采购业务流程参照第 24 章"采购管理制度"相关内容，采购支出事项的基本业务流程如图 3-2 所示。

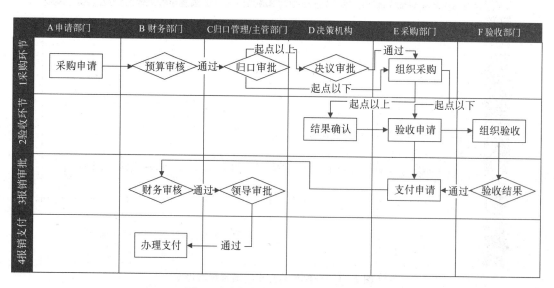

图 3-2　采购支出事项审批流程图

（2）关键节点、关键岗位及岗位职责。采购支付申请之前的关键环节、关键岗位及职责，参照第 24 章"采购管理制度"中相关规定。采购支付申请、审核和审批的关键节点、关键岗位及主要岗位的职责如表 3-2 所示。

表 3-2　　　　　　　　　　　　　　关键节点、关键岗位和职责

关键节点	关键岗位	岗位职责
E3 采购支付申请	采购部门采购支付经办岗和部门负责人	采购完成并通过验收后，达到支付条件时提出采购支付申请，并确保前置手续完备，所提供资料真实、完整、准确
B3 财务审核	财务部门审核岗位和部门负责人，或者总会计师	部门负责人和审核岗位对采购支付申请的程序和资料的完整性和准确性进行审核；如属于起点以上项目，需经总会计师审核
C3 领导审批	主管领导	对支付事项进行审批
B4 办理支付	财务部门报销会计和出纳	对支付申请进行核对并办理支付处理，确保审批手续合规、资料完整，款项支付准确

3.3.3　基建支出审批事项

（1）业务流程。基建项目的业务流程，参照第 17 章"基本建设财务全过程管理制度"相关内容，基建支出审批环节的基本业务流程如图 3-3 所示。

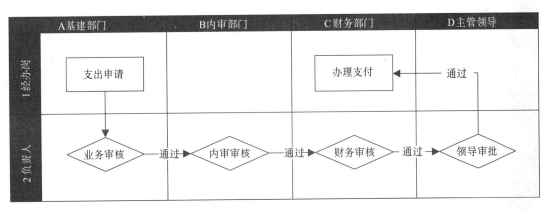

图 3-3　基建支出审批流程图

（2）关键节点、关键岗位及岗位职责。与基建支出事项业务流程相对应，该业务的关键节点、关键岗位及主要职责如表 3-3 所示。

表 3-3　　　　　　　　　　　　　关键节点、关键岗位及岗位职责

关键节点	关键岗位	岗位职责
A1 支出申请	基建部门支出申请经办岗	1. 按照未完工基建项目的工程进度及合同约定条款提出付款申请，或根据完工基建项目的《竣工验收鉴定书》等资料提出付款申请 2. 保证提交申请的依据和原始凭证真实、完整，数据准确
A2 业务审核	基建部门负责人	对支付申请条件的合理性、申请依据和原始凭证的真实性和完整性，以及金额的准确性进行审核，确保支付申请的真实、完整

续表

关键节点	关键岗位	岗位职责
B2 内审审核	内审岗	对基建工程是否达到支付条件进行审计确认，确保支出申请所依据的工程进度、质量达到合同所约定的阶段性支付条件，并对申请支出金额的准确性进行审计确认
C2 财务审核	基建会计岗、财务部门负责人、总会计师	1. 审核基建付款是否符合合同条款规定 2. 申请材料是否合法、完整，付款金额与申请材料是否匹配 3. 审批手续是否齐全 4. 核对概算控制情况
D2 领导审批	院长或经授权的分管院长	1. 根据授权额度对基建付款事项进行审批 2. 对支出的合法性、真实性承担审批责任

3.3.4 "三重一大"事项支出审批流程

（1）业务流程。"三重一大"事项的决策业务流程参照第 2 章 "决策制度"相关内容，"三重一大"事项的支出审批基本业务流程如图 3 - 4 所示。

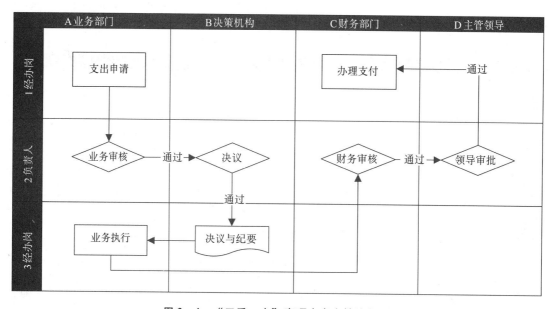

图 3 - 4 "三重一大"事项支出审批流程图

（2）关键节点、关键岗位及岗位职责。与 "三重一大"事项业务流程相对应，该业务的关键节点、关键岗位设置以及关键岗位的主要职责如表 3 - 4 所示。

表 3 - 4　　　　　　　　　　关键节点、关键岗位及岗位职责

关键节点	关键岗位	岗位职责
A1 支出申请	业务部门支出申请经办岗	及时提交支出申请，说明支出目的、意义及达到的结果或产生的预期效益，并提供真实、完整、准确的支出申请依据和相关资料

续表

关键节点	关键岗位	岗位职责
A2 业务审核	业务部门负责人	对支付申请条件的正确性、支付申请依据和原始凭证的真实性和完整性，以及金额的准确性进行审核，确保支出申请的科学性、合理性和事项的必要性，并与医院和部门目标一致
B2 集体讨论与表决	决策机构集体	按照《决策制度》（议事规则）规定对"三重一大"支出事项进行集体讨论决策
C2 财务审核	财务部门负责人、总会计师	1. 审核支出凭证的合法性、完整性 2. 审核程序合规性
D2 领导审批	主管领导	1. 根据集体决策决议对"三重一大"支出事项进行审批 2. 对支出的合法性、真实性承担审批责任

3.4 制度所规范经济业务主要风险点及防范措施

各单位应结合支出业务的实际情况和业务流程，分析各类支出事项的主要风险点，并采取有效防范措施。各支出事项应考虑的主要风险点和防范措施如表 3-5 所示。

表 3-5　　　　　　　　　　　主要风险点和防范措施

主要风险点	防范措施
岗位设置不合理，不相容岗位未实现相互分离，管理混乱，导致错误或舞弊的风险	1. 按照支出业务的类型和不相容岗位分离原则，合理设置支出业务相关岗位的职责权限，确保支出岗位的相互制约和监督 2. 确保支付申请与审批、付款审批与执行、支付审核与付款结算、业务经办与会计核算等不相容岗位相分离
审批权限与责任不明确，存在越权审批或未经授权进行审批，大额支出未经医院决策机构集体讨论，支出管理混乱	1. 建立重大经济事项集体决策制度 2. 明确审批授权、审批程序和审批责任，审核、审批人员责任明确，相关人员各司其职，各担其责 3. 加强支出审批控制，明确审批人应在授权范围内审批，不得越权审批，严禁无审批支出 4. 建立支出责任追究制度
支出没有列入预算，或超预算执行	1. 建立预算控制制度，支出审批前应先核对预算安排情况 2. 建设信息化预算管理系统，及时反映预算编制与执行情况，强化预算控制执行
支出的真实性控制不严，导致虚报支出等违规、舞弊的发生	1. 明确支出经办人员直接责任、审核人员核对责任和审批人员的审批责任 2. 建立责任追究制度，出现问题严格问责
支出范围及开支标准不符合国家有关规定	1. 加强制度建设，加强审核、审批把关，明确违规责任追究办法，严格执行国家有关财经法规制度 2. 梳理各项支出的相关国家法规和地方法规，建立医院各项开支标准库，便于对照执行与监督

续表

主要风险点	防范措施
支出审核不严格，导致支出风险未及时被发现和处置	1. 加强支出审核人员培训，提高支出审核政策业务水平 2. 严格审核规定，明确审核要求，落实审核责任 3. 全面核对与支出业务相关的各类单据的合法性、完整性及支出程序的合规性

3.5　制度框架

××医院支出审批制度

第一章　总则

一、制度制定目标：确保医院支出业务达到合法性、经济性、业务性及内部控制等目标。

二、制度规范的范围：明确本制度的适用范围。

三、制度制定依据：与医院支出业务相关的法律法规、政策。

四、制度制定原则：制度制定应坚持科学性、合规性、适应性等基本原则。

五、审批原则。一般可从以下方面作出规定：

（一）严格执行国家财经方针、政策、法律法规，遵守财经纪律，严格遵守费用的开支范围和开支标准；

（二）严肃预算制度，各项开支以批复的预算为依据；

（三）授权审批原则；

（四）归口管理、分级负责、责任到人原则；

（五）业财融合原则，支出审批必须与业务活动紧密结合，从经济业务活动管理流程本身出发安排审批过程，确定关键节；

（六）风险控制原则，对关键节点和主要风险点，加强控制管理。

第二章　审批授权与归口管理

六、审批授权：

（一）明确"三重一大"事项支出事项决策审批授权；

（二）明确一般事项支出的审批授权。实行院长授权控制，医院院长可依照管理权限和归口管理原则，按照项目金额大小和事项重要性确定授权级次及金额。

七、支出归口管理：明确医院各类、各项支出的归口管理部门。如工资福利支出、员工培训支出由人力资源管理部门归口管理，接待支出由办公室归口管理等。

第三章　审批程序与控制

八、明确审批程序：应根据支出明细类别，分别制定审批程序。对列入预算和未列入预算的支出审批实行不同管理办法。

九、列入预算的支出审批与控制，应重点关注以下方面：

（一）对列入预算的支出按预算分级、归口管理的原则落实到预算执行部门；

（二）根据支出类型、费别、金额大小和归口管理部门，分别规定审批程序和权限；

（三）有特殊管理规定的费用如三公经费支出、"三重一大"事项支出等应单独作出具体管理规定；

十、未列入预算的支出审批：应先明确预算追加或项目调整的程序与办法，再按支出审批程序正常办理支出审批。

十一、支出审批不相容岗位规定。

第四章　审批职责与责任追究

十二、主要岗位职责：明确各岗位办理支出审批的权限范围、审批流程及相关责任和要求。主要岗位包括：支出申请岗、归口管理岗、业务审核岗、财务审核岗和审批岗等。

十三、责任追究：明确相关人员未有效履行职责造成损失的责任追究规定。如：支出申请人在未履行职责，支出业务部门负责人对不符合条件的支出申请予以审批通过，财务部门相关责任人对不符合支出条件或不合规的申请予以审核通过，主管领导未履行授权审批职责，院长未履行审批领导职责等，均应明确相应的责任和追究规定。

第五章　附则

十四、制度效力与修订。

十五、负责制度解释的部门。

十六、制度生效的时间。

（胡守惠　曾宗祥　王振宇　陈立群　胡亚娣　许晨虹）

第4章 医院内部会计管理制度

4.1 制度目标、范围、内容及要求

4.1.1 制度建设的目标

（1）合法性目标：贯彻落实国家《会计法》《会计基础工作规范》等相关法律法规关于建立内部会计管理制度的要求；

（2）经济性目标：医院内部财务会计管理高效、有序，财经法律法规和制度得到贯彻实施，资产安全完整，会计信息质量真实可靠，会计决策支持作用得到充分发挥；

（3）业务性目标：建立科学、合理、规范、有序、高效和风险可控的财务会计管理体系及运行机制，加强对医院会计工作的管理，充分发挥会计职能；

（4）内部控制目标：保证会计机构与岗位设置、职能安排、会计工作流程等符合内部控制规范基本要求，防范各类财务风险。

4.1.2 制度规范的范围

包括医院的财务会计管理领导体制、组织架构、财务会计部门工作职责、岗位设置及岗位职责、会计核算组织形式，会计信息化建设、内部财务会计管理制度建设和财务监督等。

4.1.3 制度规范的内容

本制度主要规范以下内容：

（1）会计工作的组织领导及归口管理部门；

（2）会计核算组织形式和内部控制要求；

（3）会计关键岗位设置及职责权限；

（4）会计管理中的主要风险点和防范措施。

4.1.4 制度规范的要求

（1）医院内部会计管理制度应当符合法律、行政法规和国家统一的财务会计制度要求；

（2）应当体现本单位业务活动和管理的特点和要求，并与本单位组织管理体系相匹配；

（3）应当全面规范本单位财务管理领导体制、财务管理组织架构、财务会计部门工作

职责、岗位设置及岗位职责、会计核算和会计信息化建设、内部财务会计管理制度建设和财务监督等会计管理各项工作，保证会计工作有序进行；

（4）应当明确会计管理中的主要风险点和防范措施；

（5）制度内容和要求应科学、合理，便于操作和执行，并实行闭环管理。

4.2　制度制定主要依据

1. 关于会计管理制度的建立和原则，应遵循《会计基础工作规范（2019 年修改）》（中华人民共和国财政部令第 98 号）第八十四条、第八十五条规定；

2. 关于会计组织架构，应遵循《中华人民共和国会计法（2017 年修正）》（中华人民共和国主席令第 81 号）第三十六条、《卫生部印发关于加强医疗机构财务部门管理职能、规范经济核算与分配管理的规定的通知》（卫规财发〔2004〕410 号）规定；

3. 关于工作职能和范围，应遵循《中华人民共和国会计法（2017 年修正）》（中华人民共和国主席令第 81 号）第九条、《事业单位财务规则》（中华人民共和国财政部令〔2012〕第 68 号）第四条、《医院财务制度》（财社〔2010〕306 号）、卫生部《关于加强医疗机构财务部门管理职能、规范经济核算与分配管理的规定》（卫规财发〔2004〕410 号）规定；

4. 关于岗位设置，应遵循《中华人民共和国会计法（2017 年修正）》（中华人民共和国主席令第 81 号）第四条，《会计基础工作规范（2019 年修改）》（中华人民共和国财政部令第 98 号）第四条、第九条和第十一条，《事业单位财务规则》（中华人民共和国财政部令〔2012〕第 68 号）第五条的规定；

5. 关于会计核算组织形式，应遵循《中华人民共和国会计法（2017 年修正）》（中华人民共和国主席令第 81 号）第九条至第二十三条、《会计基础工作规范（2019 年修改）》（中华人民共和国财政部令第 98 号）第三十六条至第四十六条、《关于加强医疗机构财务部门管理职能、规范经济核算与分配管理的规定》（卫规财发〔2004〕410 号）规定；

6. 关于内部控制，应遵循《行政事业单位内部控制规范（试行）》（财会〔2012〕21 号）、《卫生部关于印发〈医疗机构财务会计内部控制规定（试行）〉的通知》（卫规财发〔2006〕227 号）规定；

7. 关于会计信息化建设，应遵循《卫生部关于印发〈医疗机构财务会计内部控制规定（试行）〉的通知》（卫规财发〔2006〕227 号）第七十四条至第七十九条规定。

4.3　制度主要内容及关键节点

4.3.1　医院财务会计组织机构及岗位设置

医院财务会计工作实行集中管理，各医院应当根据会计业务的需要，设置独立的财务会计部门，按国家有关规定配备专职人员。一切财务收支、经济核算、成本管理和财务管理工作必须纳入医院财务会计部门统一管理。

三级以上医院在领导班子中应设置总会计师职位。

4.3.2　财务会计组织机构的职能要求

医院财务会计机构的职能，应至少包括以下方面：

（1）建立健全财务会计制度，完善内部控制机制；

（2）科学合理编制预算，严格执行预算，完整、准确编制单位决算，真实反映医院财务状况；

（3）加强经济核算和成本核算，强化成本控制，实施绩效评价，提高资金使用效率和效益；

（4）加强资产管理，合理配置和有效利用国有资产，防止国有资产流失；

（5）加强对经济活动和会计核算的监督，防范财务风险。

4.3.3　会计核算组织形式和会计信息化

（1）会计核算组织形式。各医院应结合实际情况、管理要求、内部控制规范和会计信息化应用水平，选择合适的会计核算组织形式。会计核算组织形式主要有集中核算和非集中核算两种形式，两种形式的优缺点如表4-1所示。

表4-1　　　　　　　　集中会计核算与非集中会计核算形式比较

核算形式	集中会计核算形式	非集中会计核算形式
基本要求	医院所有收支均由医院财务部门集中统一核算，医院内部各部门不进行单独核算	部分经济业务的会计核算工作分散在医院内部各个部门进行，期末汇总并入医院财务总账
主要优点	1. 可以减少核算环节，简化手续，精减人员，提高工作效率 2. 保证会计信息的规范性、统一性和真实性	便于相对独立的各部门及时了解自己的经济活动情况，准确作出决策
主要缺点	1. 容易使相对独立的业务部门脱离数据支持 2. 当医院组织结构复杂、业务量较大时，会增加医院财务部门核算难度和压力	增加核算手续和层级，核算口径难统一，增加会计信息质量控制难度

（2）会计信息化建设。各医院应积极推进会计信息化建设，加强系统整合，建立数据共享中心，实现会计系统建设与业务系统相互贯通，确保业务数据及时、准确、完整地从业务信息系统传递到会计信息系统，实现信息系统业财融合。同时，要建立业务数据与会计数据之间一致性的定期核对机制，确保会计信息真实、完整。

4.3.4　内部财务会计管理制度建设

（1）医院应当根据有关法律、行政法规和国家统一财务会计制度的规定，结合单位内部管理的需要，建立健全内部财务会计管理制度。医院涉及财务会计管理的制度至少应包括《内部会计管理制度》《预算管理制度》《收入管理制度》《支出管理制度》《支出审批制度》《成本管理制度》《结余及分配管理制度》《货币资金管理制度》《财产物资管理制度》《基本建设财务管理制度》《对外投资管理制度》《票据管理制度》《会计信息管理制度》《账务处理程序》《原始记录管理制度》《财务报告制度》《会计档案管理制度》等。

（2）医院应当建立健全内部控制建设。要把内部控制思想贯彻到财务管理和会计核算全领域、全过程；严格执行不相容岗位互相分离要求，确保经济业务的决策和执行分离，执行与记录、监督分离，业务办理、资产保管和会计记录分离等；遵循内部控制规范体系要求，将控制过程和控制规则融入业务信息系统，实现对违反控制规则情况的自动防范和监控，提高内部控制水平；明确财务监督的内容、要求和规程。

4.3.5　会计管理关键岗位设置

（1）关键岗位及主要职责。会计管理相关的关键岗位及主要职责如表 4-2 所示。

表 4-2　　　　　　　　　　会计管理关键岗位及主要职责

关键岗位	岗位职责
院长	对医院会计工作全面负责；领导会计机构、会计人员及其他人员执行会计法；对会计资料的真实性、完整性负责
总会计师	遵循《总会计师条例》，协助院长加强对医院经济和财务活动的管理；参与经济决策，组织医院预算编制和实施；组织领导医院会计工作，确保会计信息真实、完整；对医院经济活动实施监督和分析评估；提出医院财会岗位设置、专业人员配备方案，经医院决定后实施
会计机构负责人	在院长和总会计师的领导下具体组织实施医院会计工作；组织制定医院财务管理制度和财务人员岗位职责并落实执行；具体组织医院预算编制并严格执行，定期分析预算执行情况；加强医院资产监督管理，防止国有资产流失；组织经济活动分析，挖掘增收节支潜力，参与医院经济决策；对会计岗位设置、人员配备、职务聘任提出建议，组织会计人员的培训和考核
出纳岗	办理现金收付及银行结算业务，登记现金日记账；保管现金、有关印章和空白支票等
审核岗	协助制定审核相关制度；审核各类收入、支出合规性和正确性；审核票据管理规范性等；审核会计凭证、会计账簿和财务会计报告真实性、完整性等

（2）会计岗位设置方式。会计岗位设置主要有按会计工作程序设置和按经济业务分类设置两种方式，医院应根据自身特点和管理要求，选择合适的岗位设置方式。两种岗位设置方式的优缺点比较如表 4-3 所示。

表 4-3　　　　　　　　　两种会计岗位设置方式优缺点比较

设置类别	按会计工作程序设置	按经济业务分类设置
设置岗位	会计机构负责人、原始凭证审核、出纳、编制会计凭证、稽核、记账、总账报表等，同时设专人或由上述岗位的会计人员兼职管理财产物资、应收账款、应付账款、收款票据、档案等工作	会计机构负责人、出纳、采购与应付会计、收入与应收会计、成本费用会计、固定资产会计、药品和材料会计、记账会计、稽核会计、总账与报表会计等
主要优点	1. 符合传统习惯，并与会计核算程序相一致，工作分工较自然，会计人员容易接受 2. 各岗位根据会计核算程序流水作业，相互牵制，前后核对，有利于会计核算数据的正确性，有利于加强会计内部控制	1. 核算与管理合一，有利于及时发现管理中存在的问题，提高核算质量 2. 有利于会计工作的深入，加强会计人员管理意识，增强其责任心 3. 有利于提高会计人员的综合管理能力

续表

设置类别	按会计工作程序设置	按经济业务分类设置
主要缺点	1. 强化会计的核算职能，弱化管理职能，不利于会计管理职能的发挥，不利于提高会计人员管理的责任心 2. 不利于会计人员综合业务水平，特别是管理水平的提高	1. 需改变传统的会计核算习惯 2. 在互相牵制方面要制定相应措施 3. 对每一位会计人员的素质，特别是管理素质，提出较高的要求

4.4　主要风险点及防范措施

4.4.1　各环节存在的主要风险点及防范措施

与会计管理相关环节的主要风险点及防范措施如表4-4所示。

表4-4　　　　　　　　　　　主要风险点及防范措施

主要环节	主要风险点	主要防范措施
组织架构	财务会计机构设置和人员配备不合理，影响财务会计职能的发挥	在院长领导之下设立财务会计机构，配备专职人员，依法行使职权
工作职能和范围	财务会计工作职能不明确，工作范围不清晰	通过制度形式，明确财务会计工作职能、内容和要求
岗位设置	未根据医院实际情况合理设置会计岗位，岗位职责不清，不相容岗位未分离	根据实际需要和不相容岗位分设要求，合理设置关键岗位，明确职责
内部控制	重点岗位未执行轮岗机制	建立重点岗位定期轮岗制度，严格执行
会计信息化建设	1. 会计信息系统在开发、使用、维护等方面存在安全隐患 2. 会计信息系统管理不严，数据真实性、完整性无法保证	1. 建设会计信息安全和数据管理制度，加强对系统设计开发、使用、维护、数据传输和数据安全的管理 2. 加强信息系统相关内部控制规定，建立相关数据之间一致性定期核对机制，确保会计信息真实、完整、安全
财务会计制度建设	1. 单位内部财务会计制度建设不完善 2. 单位制度与上位法不一致 3. 制度可操作性差，造成制度执行不力或政策执行不一致	1. 根据国家法规、政策和制度规定及单位业务特点和管理要求，健全制度建设 2. 定期对单位财务会计制度进行风险评估，根据政策变化和内控要求，不断完善制度 3. 细化实化制度内容，增强制度可操作性 4. 加强制度宣传和培训工作

4.4.2　不相容岗位设置要求

医院主要经济业务不相容岗位如表4-5所示。

表 4 – 5	不相容岗位及设置要求
业务领域	不相容岗位
预算业务管理	预算编制与审核分离 预算编制、审核与执行分离 预算执行与考核评价分离 决算编制与审核分离
收支业务管理	收付款与会计核算分离 支出申请与审批分离 支出审批与付款分离 业务经办与会计核算分离
政府采购管理	采购需求提出与审核分离 采购方式确定与审核分离 采购审批与执行分离 采购执行与验收分离 采购执行与记账分离
资产管理	货币资金保管与余额调节表编制分离 稽核与账目登记分离 资产财务记账与实物记账分离 资产保管与清查分离 对外投资立项申报与审核分离
基本建设管理	项目立项申请与审核分离 概预算编制与审核分离 项目实施与价款支付分离 竣工决算与审计分离
合同业务管理	合同的拟订与审核分离 合同文本订立与合同用章管理分离 合同执行与监督管理分离

4.5　制度框架

××医院会计管理制度

第一章　总则

一、制度制定目标：确保医院内部会计管理业务达到合法性、经济性、业务性及内部控制等目标。

二、制度范围：明确本制度的适用范围。

三、制度制定依据：与医院内部会计管理相关的主要法律法规和政策。

四、制度制定原则：应坚持科学性、合规性、适应性等基本原则。

第二章　组织管理

五、财务管理领导体制。明确医院财务活动在单位负责人的领导下，由单位财务会计部门统一管理。

六、财务管理组织架构。明确单位负责人的职责权限，明确单位负责人对会计信息的真实性、完整性负责；明确总会计师设置规定及其职责与权限；明确会计机构设置规定及在组织中的职能地位。

第三章　工作职责

七、财务会计部门工作职责。明确医院财务会计部门工作权限和职责。关于职责至少应包括：

（一）建立健全财务制度，完善内部控制机制；

（二）科学合理编制预算，严格执行预算，完整、准确编制单位决算，真实反映医院财务状况；

（三）加强经济核算和成本核算，强化成本控制，实施绩效评价，提高资金使用效益；

（四）加强国有资产管理，合理配置和有效利用国有资产，防止国有资产流失；

（五）加强经济活动的财务控制和监督，防范财务风险。

八、岗位设置和人员配置。包括：岗位设置原则；设置的具体会计工作岗位；每个岗位主要工作内容、标准和人员配置要求；岗位之间的联系与牵制规定等。

九、岗位职责。包括院长的财务管理职责、总会计师职责、会计机构负责人职责、相关岗位人员职责（可作为附件）等。

第四章　会计核算与会计信息化

十、会计核算组织形式。根据医院实际情况、管理要求、内部控制规范，科学设计、合理安排并明确采用集中核算形式或非集中核算形式；根据会计信息化建设程度和会计信息管理要求，合理选择并明确会计核算模式及具体实现方式。

十一、会计信息化建设。包括：医院会计信息化建设架构；会计信息系统与业务信息系统及其他管理信息系统关系；会计数据标准，会计信息传递程序与方式；信息共享规定；会计数据、业务数据之间一致性核对机制；系统设计开发和准入、内部控制与风险评估、系统维护升级等全过程信息安全与系统数据管理规定。

第五章　内部控制与财务制度建设

十二、医院内部财务会计管理制度建设应当符合的要求。

十三、会计内部控制建设规定。主要包括：会计内部控制的基本要求；会计内部控制的内容和范围；会计内部控制的程序、方法和方式等。

十四、内部财务监督规定。包括财务监督的主要内容、要求及权限责任。

十五、涉及内部财务会计管理的制度体系。

第六章　附则

十六、制度效力与修订。

十七、负责制度解释的部门。

十八、制度生效的时间。

（陈立群　胡守惠　吕宏　周欣悦）

第5章 医院预算管理制度

5.1 制度目标、范围、内容及要求

5.1.1 制度建设的目标

（1）合法性目标：确保医院预算管理符合《预算法》《事业单位财务规则》《医院财务制度》等相关法律法规规定；

（2）经济性目标：确保医院预算管理符合经济效益原则，实现医院运营效益的最大化和运营风险的最小化；

（3）业务性目标：规范预算编制，提高预算的科学性和严肃性，增强预算刚性约束，提高资金筹集、分配、使用效率，促进医院资源的有效配置，确保医院各项经济业务目标如期实施，实现预算管理预期目标；

（4）内部控制目标：落实内部控制基本要求，加强对编制、执行和考核评价等预算管理全过程的管控，防范预算管理风险。

5.1.2 制度规范的范围

根据全面预算管理要求，制度规范的范围应包括医院的业务、财务、筹资、投资等一切经济活动以及人、财、物各方面的预算管理，具体包括业务预算、投资预算、筹资预算、财务预算等。

5.1.3 制度规范的内容

（1）制度目标、规范的范围、内容及要求；

（2）预算管理组织体系，预算管理相关部门分工和职责；

（3）预算管理主要内容、程序、方法和要求；

（4）制度所规范经济业务的流程图及关键节点；

（5）制度所规范经济业务的主要风险点及防范措施。

5.1.4 制度规范的要求

（1）应当符合《预算法》及其他与预算管理相关的法律、行政法规、国家统一的财务

会计制度和内部控制规范的要求；

（2）应当体现本单位业务活动和管理的特点和要求；

（3）明确业务流程。针对本制度规范的范围中所涉及的所有业务，分类规范各项业务的具体业务流程；

（4）明确关键节点关键岗位及职责。结合每一业务流程，确定和规范每一具体业务流程的关键节点、关键岗位和对应的职责权限；

（5）明确主要风险点和防范措施。针对业务流程，确定各项业务的主要风险点，并提出有效的风险防范措施，包括但不限于授权、审核、审批、不相容岗位分离等；

（6）制度内容和要求应科学、合理，便于操作和执行。

5.2 制度制定主要依据

1. 有关预算组织、编制、审批、执行、分析等，应遵循《中华人民共和国预算法》（中华人民共和国主席令第12号，2014年修正）、《中华人民共和国预算法实施条例》（中华人民共和国国务院令第729号）、《中共中央办公厅国务院办公厅印发〈关于进一步推进预算公开工作的意见〉的通知》（中办发〔2016〕13号）、《国务院办公厅关于建立现代医院管理制度的指导意见》（国办发〔2017〕67号）、《事业单位财务规则》（中华人民共和国财政部令68号）、《政府会计准则——基本准则》（中华人民共和国财政部令第78号）、《财政部卫生部关于印发〈医院财务制度〉的通知》（财社〔2010〕306号）、《行政事业单位内部控制规范（试行）》（财会〔2012〕21号）、《财政部国家卫生计生委国家中医药局关于加强公立医院财务和预算管理的指导意见》（财社〔2015〕263号）、《公立医院预决算报告制度暂行规定》（国卫办财务发〔2015〕17号）等的规定；

2. 有关预算考核、预算绩效管理方面，应遵循《中共中央国务院关于全面实施预算绩效管理的意见》、《关于贯彻落实〈中共中央国务院关于全面实施预算绩效管理的意见〉的通知》（财预〔2018〕167号）等的规定。

5.3 制度所规范经济业务流程图及关键节点

5.3.1 预算编制审核（审批）环节

（1）业务流程图。预算编制审核（审批）流程主要包括预算布置、组织编报、编制准备、预算编制、预算平衡等，具体流程如图5-1所示。

（2）关键节点、关键岗位和岗位职责。与上述预算编制审核（审批）业务流程图相对应，预算编制审核（审批）业务的关键节点、关键岗位和岗位职责如表5-1所示。

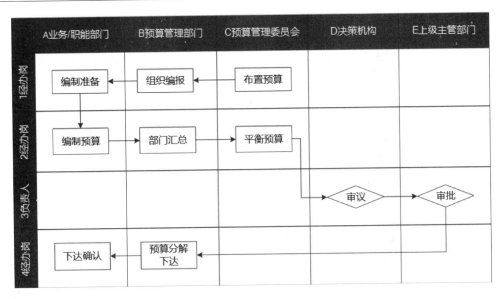

图 5 - 1 预算编制审核（审批）业务流程图

表 5 - 1 关键节点、关键岗位和岗位职责

关键节点	关键岗位	岗位职责
C1 布置预算	预算管理委员会	根据战略、年度目标任务，确定预算编制原则、要求、方法、程序、主要内容，及时布置预算编制
A2 编制预算	业务经办岗	熟悉政策法规、医院发展战略，掌握科室业务财务历史数据和同行情况，充分调研，结合科室业务目标与实际情况，及时做好预算编制前准备工作。根据战略目标年度计划，收集相关资料，采用科学方法，及时编制预算
C2 平衡预算	预算管理委员会	根据政策形势、经济发展趋势，结合全院目标、科室实际，平衡总预算
D3 审议预算	决策机构	根据医院战略、发展目标和年度计划，确定年度预算目标；审议并确定年度预算方案
B4 分解下达	预算管理部门	根据批准的预算方案，分解并下达预算指标，确保各部门预算目标与医院整体目标保持一致和平衡

5.3.2 预算执行与监控（分析）环节

（1）业务流程图。预算执行与监控（分析）流程主要包括预算执行申请、执行审核、预算监控等，具体流程如图 5 - 2 所示。

（2）关键节点、关键岗位和岗位职责。与上述预算执行与监控（分析）业务流程图相对应，预算执行与监控（分析）的关键节点、关键岗位和岗位职责如表 5 - 2 所示。

5.3.3 预算追加与调整环节

（1）业务流程图。预算追加与调整流程主要包括预算追加调整申请、预算追加调整审核、预算追加调整审批等，具体流程如图 5 - 3 所示。

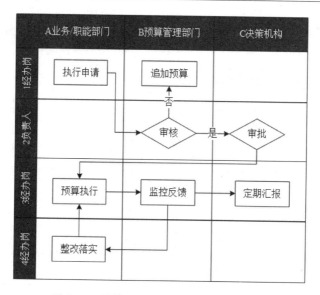

图5－2　预算执行与监控（分析）流程图

表5－2　　　　　　　　　　　　　　　　关键节点、关键岗位和岗位职责

关键节点	关键岗位	岗位职责
A1 预算执行申请	业务部门预算经办岗	根据工作任务和时间要求，启动预算执行；执行情况定期向相关部门报告
B2 预算执行审核	预算审核岗	按照岗位职责、权限，及时对预算申请和执行进行审核
C2 审批预算	决策机构	按照预算追加程序，完成审批
B3 监控反馈	预算管理部门	动态监控分析预算执行情况并反馈，及时发现预算偏差，协调相关部门查找分析原因，并提出反馈整改意见建议，及时汇报
A4 整改落实	业务部门预算经办岗	采取措施纠正预算偏差，确保预算目标实现

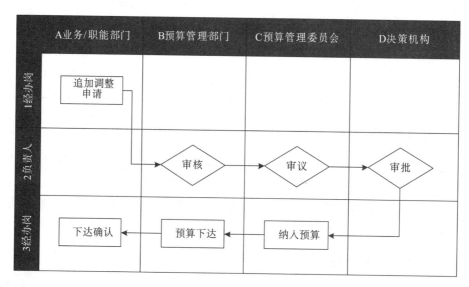

图5－3　预算追加与调整流程图

（2）关键节点、关键岗位和岗位职责。与上述预算追加与调整业务流程图相对应，预算追加与调整的关键节点、关键岗位和岗位职责如表 5－3 所示。

表 5－3　　　　　　　　　　　关键节点、关键岗位和岗位职责

关键环节	关键岗位	岗位职责
A1 预算追加调整申请	业务部门预算经办岗	根据预算执行和工作任务变化情况，及时申请追加或调整预算
B2 预算追加调整审核	预算管理部门	按照部门职责、权限、程序，加强沟通协调，及时进行审核
C2 预算追加调整审议	预算管理委员会	审议预算项目的必要性、可行性，提出审议意见
D2 预算追加调整审批	决策机构	根据业务工作需要及可用资源情况，讨论审批

5.3.4　预算考核与评价环节

（1）业务流程图。预算考核与评价流程主要包括准备资料、决算编报、考核评价等，具体流程如图 5－4 所示。

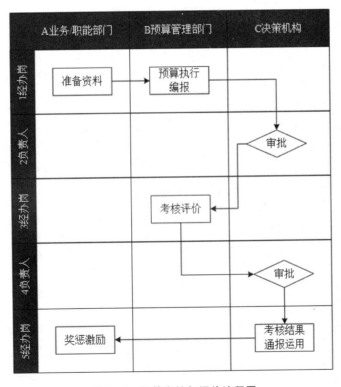

图 5－4　预算考核与评价流程图

（2）关键节点、关键岗位和岗位职责。与上述预算考核与评价业务流程图相对应，预算考核与评价的关键节点、关键岗位和岗位职责如表 5－4 所示。

表 5-4 关键节点、关键岗位和岗位职责

关键环节	关键岗位	岗位职责
A1 准备资料	业务部门预算经办岗	充分准备预算执行相关资料并报送
B1 预算执行编报	预算管理部门	及时、准确、完整编报各部门、各项目预算执行情况报告，为考核评价打好基础
C2 编报审批	决策机构	审批预算执行报告、绩效考核情况
B3 考核评价	预算管理部门	对预算执行进行考核评价，并提交考核结果
C5 考核结果通报运用	决策机构	考核结果反馈，注重结果运用

5.4 制度所规范经济业务主要风险点及防范措施

预算管理业务包括预算组织管理体系、预算编制审核审批、预算执行与监控、预算追加与调整、预算考核与评价等环节，其主要风险点及防范措施具体如表 5-5 所示。

表 5-5 主要风险点及防范措施

关键环节	主要风险点	主要防范措施
预算组织管理体系	1. 预算组织不健全 2. 部门职责、岗位分工不明确 3. 部门协同不密切	1. 建立健全预算管理体系 2. 明确预算管理各岗位职责，对不相容岗位进行分离 3. 规范预算业务流程
预算编制审核（审批）	1. 预算目标设定不合理 2. 预算编制方法不科学、程序不规范、上报不及时 3. 预算内容涵盖项目不完整、预算数据缺乏科学论证 4. 预算指标分解不合理，预算批复下达不及时	1. 根据医院发展战略与年度目标，合理确定预算目标 2. 规范预算编制依据、流程、方法、内容等工作体系建设 3. 健全完善预算编制机制 4. 完善指标分解流程机制，完善信息管理，及时批复下达预算
预算执行与监控	1. 预算执行不及时，进度不协调 2. 预算执行反馈不及时、不全面 3. 预算执行缺乏有效监控，未能及时掌握执行情况及存在的问题 4. 预算分析不及时、不完整，不能抓住主要问题和关键环节	1. 健全完善预算执行、监督机制，明确岗位职责 2. 及时反馈预算执行情况 3. 加强信息系统建设，完善预算执行动态监控 4. 改进落实预算执行分析制度，提升分析人员专业素养
预算追加调整	1. 预算调整不及时，事项论证不科学，调整方案不科学 2. 预算调整未按规定程序审批	1. 明确预算追加调整情形、条件 2. 规范预算调整范围和调整审批程序
预算考核与评价	1. 预算分析考核制度不健全，预算分析考核内容不完整、方法不合理 2. 预算评价不规范、不科学，绩效评价反馈不及时，评价结果未充分应用	1. 完善分析考核机制，明确考核程序和方法，科学设置考核指标体系 2. 建立评价方法指引，明确评价的主要内容和方法；建立评价结果运用机制

5.5　制度框架

××医院预算管理制度

第一章　总则

一、制定目标：确保医院预算管理业务达到合法性、经济性、业务性及内部控制等目标。

二、规范范围：明确本制度的适用范围。

三、制定依据：与医院预算管理相关的法律法规、政策。

四、制定原则：一般应包括合规性、战略性、有效性、权责对等和例外管理等原则。

第二章　预算管理组织体系

五、预算管理组织体系：医院应当建立健全预算管理组织体系，如成立预算管理委员会，设立预算日常管理部门，建立预算决策、执行、监督机制等。

六、明确参与预算业务相关部门分工及职责：明确预算申请部门、审核与审批部门（或责任人）、归口管理部门及监督部门，以及相关职能部门在单位预算业务管理全流程中的分工；明确职能部门及各业务部门职责，明确各部门之间关系。

七、明确预算管理岗位职责：按管理规定设置岗位，合理划分岗位，清楚界定职责和权限。

第三章　预算编制

八、预算编制。一般从以下方面进行规范：

（一）明确预算编制准备工作要求，如：根据医院战略、年度工作目标任务和工作计划以及宏观微观形势，确定年度预算目标依据。熟悉预算管理政策法规，掌握科室业务和财务历史数据和同行情况，充分调研，结合科室业务目标与实际情况，及时做好预算编制前准备工作；

（二）明确预算编制原则；

（三）明确预算编制的主要内容；

（四）明确预算编制的程序和方法；

（五）明确预算编制要求。

第四章　预算审核审批

九、预算审核：明确预算审核的主要内容及要求。

十、预算平衡：明确预算平衡的原则、程序和方法。

十一、预算审批：明确预算审议的主要内容及审批的程序。

第五章　预算分解下达

十二、预算下达：明确预算下达的程序、时间、要求。

第六章　预算执行与监控

十三、预算执行：明确预算执行申请、审核和审批的程序与要求，及执行中各部门协调配合的要求等。

十四、预算监控分析：明确监控的职能安排，监控的内容、方法和要求；明确预算执行分析的要求，分析的主要内容规定及发现问题的反馈和纠偏机制。

第七章　预算追加与调整

十五、明确预算可以追加调整的情形、条件。

十六、明确预算追加调整程序、方法，各部门职责及权限。

第八章　预算考核与评价

十七、考核方案：制定科学完整的考核评价方案，做到目标合理、指标全面、程序合规，确保结果客观公正，并以适当形式呈现考核结果。

十八、考核流程：一般包括预算执行部门和归口部门充分准备预算相关资料并及时报送、财务部门按时编报决算报告、考核评价部门及时组织考核评价并报送相关报告和考核评价结果的审核审批等环节。

十九、考核结果应用。应强化整改落实，并明确考核结果的主要运用（如科室考核、绩效分配、部门预算安排等）。

第九章　附则

二十、制度效力与修订。

二十一、制度解释部门。

二十二、制度生效时间。

（何铁方　杜玉彬　罗红芬　朱磊　鲁惠颖）

第6章 医院收入管理制度

6.1 制度目标、范围、内容及要求

6.1.1 制度建设的目标

（1）合法性目标：加强对医院收入业务的检查和监督，确保收入业务合法合规；

（2）经济性目标：加强对收入业务的管理和监督，防止收入资金流失；

（3）业务性目标：规范收入管理行为，确保收入确认完整、及时，收入资金安全；

（4）内部控制目标：对收入业务关键节点采取有效控制措施，确保不相容岗位互相分离，加强对收入业务的核对，形成符合收入内部控制要求的制衡机制，防范舞弊。

6.1.2 制度规范的范围

（1）根据政府会计准则、制度认定的收入，即报告期内导致医院净资产增加的、含有服务潜力或者经济利益的经济资源的流入，包括财政拨款收入、事业收入、上级补助收入、附属单位上缴收入、经营收入、非同级财政拨款收入、投资收益、捐赠收入、利息收入、租金收入以及其他收入；

（2）虽不作为单位的收入，但应当按照规定上缴国库或财政专户的资金。

6.1.3 制度规范的内容

（1）收入业务的归口管理要求；

（2）收入业务的管理部门、岗位及其职责权限；

（3）各类收入业务的工作流程、审批权限和责任划分；

（4）与收入业务相关的对账和检查。

6.1.4 制度规范的要求

（1）应当符合与收入业务相关的法律法规、政府会计准则制度及内部控制规范的要求；

（2）应当体现本单位业务活动和管理的特点及要求；

（3）应当明确收入业务管理的组织领导及归口管理部门，全面规范本单位各项收入业务的申请审批、收费、核算及对账分析等环节的管理要求，明确所涉及关键岗位的职责权

限，以保证收入业务安全有序进行；

（4）应当明确各项收入业务的主要风险点及防范措施；

（5）制度内容和要求应科学、合理，便于操作和执行。

6.2　制度制定主要依据

1. 制度中关于收入业务范围的规定应根据《事业单位财务规则》（中华人民共和国财政部令第68号）、《政府会计制度——行政事业单位会计科目和报表》（财会〔2017〕25号）、《行政事业单位内部控制规范（试行）》（财会〔2012〕21号）的规定；

2. 收入业务的归口管理要求，应根据《行政事业单位内部控制规范（试行）》（财会〔2012〕21号）的相关规定；

3. 收入业务的不相容岗位分离设置，应根据《中华人民共和国会计法》（中华人民共和国主席令〔1999〕第24号，2017年中华人民共和国主席令第81号修订）、《会计基础工作规范》（财会字〔1996〕19号，2019年3月中华人民共和国财政部令第98号修订）、《行政事业单位内部控制规范（试行）》（财会〔2012〕21号）相关规定；

4. 收入的确认条件及会计处理，应符合《政府会计准则——基本准则》（中华人民共和国财政部令第78号）和《政府会计制度——行政事业单位会计科目和报表》（财会〔2017〕25号）的规定；

5. 严格执行"收支两条线"的业务要求，应符合《医院财务制度》（财社〔2010〕306号）、《事业单位财务规则》（中华人民共和国财政部令第68号）、《关于深化收支两条线改革　进一步加强财政管理意见》（国办发〔2001〕93号）的要求；

6. 关于非税收入的管理要求及业务流程，应符合《政府非税收入管理办法》（财税〔2016〕33号）、《行政事业单位内部控制规范（试行）》（财会〔2012〕21号）的要求；

7. 关于收费票据的使用和管理内容，应符合《中华人民共和国发票管理办法》（1993年中华人民共和国财政部令第6号，根据2010年中华人民共和国国务院令第587号修改）、《财政票据管理办法》（中华人民共和国财政部令第70号）的规定；

8. 对收入业务进行对账与检查的要求，应符合《行政事业单位内部控制规范（试行）》（财会〔2012〕21号）、《会计基础工作规范》（财会字〔1996〕19号，2019年3月中华人民共和国财政部令第98号修订）的相关规定；

9. 互联网＋医疗服务（含远程医疗）的收入的财务管理要求，应符合《关于做好公立医疗机构"互联网＋医疗服务"项目技术规范及财务管理工作的通知》（国卫财务函〔2020〕202号）的相关规定。

6.3　制度所规范经济业务流程图及关键节点

6.3.1　收入业务流程

（1）业务流程图。收入业务流程主要包括收入申请审批、收款、缴库及记账、收入对账分析及报告等，具体业务流程如图 6-1 所示。

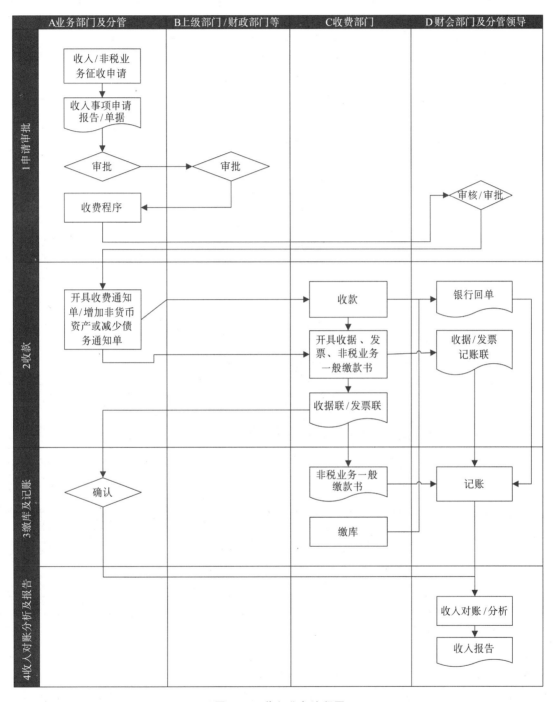

图 6-1　收入业务流程图

（2）关键节点、关键岗位和岗位职责。与上述收入业务流程图相对应，收入业务的关键节点、关键岗位及主要职责如表 6-1 所示。

表 6 – 1 关键节点、关键岗位和岗位职责

关键节点	关键岗位	岗位职责
A1 收入业务审批	业务部门相关岗位及分管领导	1. 按会计准则、制度要求，根据收费许可或有关事项准备报签文件 2. 按医院制度完成收入事项的业务审批流程 3. 按规定需上级部门/财政部门审批的事项，向上级部门/财政部门报批
D1 财务审核审批	会计审核岗	对收入事项的合规性及原始凭证的合理性、准确性、完整性进行审核
	财务部门负责人	按医院制度，对收入事项进行权限内财务审批
	财务主管领导	按医院制度，对收入事项进行权限内财务审批
A2 收费通知	业务部门相关岗位	向缴款人开具收费通知单（包括电子或纸质形式）；若无须收款的收入业务，出具增加非货币资产或减少债务等收入确认通知单据
C2 收款与开票	收费岗/出纳岗	1. 核对前置审核审批程序是否已完成 2. 在被授权的收费业务范围内，根据已完成审核、审批的收费通知单进行收费结算 3. 根据收费业务类型，开具收据、发票、非税业务一般缴款书
	门诊/住院收费组长（或其他业务收费岗位）	1. 生成收费汇总日报表，与收费岗个人日报表进行核对。核对无误后将原始凭证移交财务部门指定岗位 2. 对医疗欠费病人情况向财务部门报告
A3 收费确认	业务部门相关岗位	对收入事项的办理情况进行确认
C3 缴库	出纳岗	凭非税业务一般缴款书完成缴库
D3 记账	会计核算岗	根据票据记账联和银行回单，按政府会计制度要求进行账务处理
	票据管理岗	将已使用或已作废的票据和缴款凭证（按顺序和金额）进行核对后核销
	会计档案管理岗	按期整理、装订会计凭证等会计资料，集中归档保管
D4 收入对账分析及报告	对账分析岗	1. 按制度要求定期对收入业务进行对账及分析。发现问题查明原因，明确责任主体。在权限内进行处理，权限外的向财务部门负责人报告 2. 按制度要求进行收入分析，并报告
	财务部门负责人	1. 权限内组织处理发现的问题，权限外问题上报财务分管领导 2. 对分析报告进行审核
	财务分管领导	1. 权限内组织处理发现的问题，权限外问题上报院长 2. 对分析报告进行审核

6.3.2 退费业务流程

（1）业务流程图。退费业务流程主要包括退费申请审批、退款、记账及核对等，具体业务流程如图 6 – 2 所示。

（2）关键节点、关键岗位和岗位职责。与上述退费业务流程图相对应，退费业务的关键节点、关键岗位及主要职责如表 6 – 2 所示。

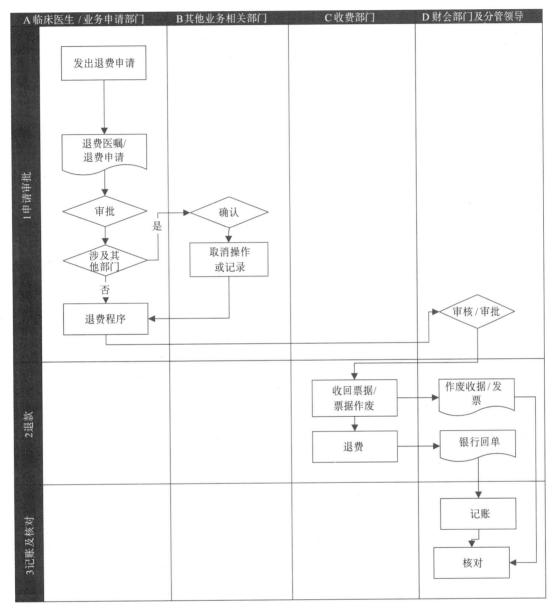

图 6 - 2　退费业务流程图

表 6 - 2　　　　　　　　　　　关键节点、关键岗位和岗位职责

关键节点	关键岗位	岗位职责
A1 退费业务审批	业务/部门相关岗位	根据退费需求开具退费医嘱或发起退费申请，并按医院制度完成审批（包括系统内/外）
B1 退费确认	其他业务相关部门	根据医院制度对退费事项进行确认及操作，如医技操作的医疗项目退费由医技科室确认并取消预约，退药由药房确认并验药入库，医保退费由医保管理科室进行确认并申请医保退费等

续表

关键节点	关键岗位	岗位职责
D1 退费财务审批	会计审核岗/收费组长	对退费事项的合规性及原始凭证的合理性、准确性、完整性进行审核
	财务部门负责人	按医院制度，对退费事项进行权限内财务审批
	财务分管领导	按医院制度，对退费事项进行权限内财务审批
C2 退款	收费岗/出纳岗	1. 根据退费申请和审核记录办理退费 2. 收回已开具的收据联或发票联，作废或冲红处理
	门诊/住院收费组长（或其他业务收费岗位）	对退费原始凭证及报表进行复核，核对无误后将原始凭证移交财务部门相关岗位
D3 记账及核对	会计核算岗	根据票据记账联和银行回单，按政府会计制度要求进行账务处理
	票据管理岗	对退费收回的作废票据进行逐张确认、核销
	对账分析岗	按制度要求对退费业务进行检查

6.4　制度所规范经济业务主要风险点及防范措施

各单位应结合收入业务的实际情况和业务流程，分析各类收入事项的主要风险点，并采取有效的防范措施。收入业务应考虑的主要风险点和防范措施如表6-3所示。

表6-3　　　　　　　　　　　　　主要风险点及防范措施

主要风险点	主要防范措施
收入管理业务分散，缺乏统一管理和监督，存在账外账、私设"小金库"的风险	对各项收入实施归口管理，明确归口管理责任。所有收入由财务部门统一组织收取并入账，对收入业务定期对账、分析及检查
收入业务相关岗位设置不合理，不相容岗位未实现互相分离，导致错误或舞弊的风险	按照内部控制要求，合理设置收入业务相关岗位，明确岗位职责权限，确保不相容岗位相互分离，形成制衡机制。主要的不相容岗位包括：收款与会计核算岗位；收款与会计档案保管岗位；票据领用与票据核销岗位等。禁止由一人办理收入业务的全过程
未按收费许可规定的项目和标准收费，存在违规收费的风险	加强对收费合规性的检查与监督
票据、印章管理松散，存在收入资金流失的风险	1. 建立制度，规定票据专人、转账、专柜管理责任，以及财政票据、发票等各类票据的申领、启用、核销、销毁应当履行的手续 2. 加强票据使用管理，明确按照顺序号使用、不得拆本、做好废旧票据管理等要求 3. 强化对票据的检查责任，不得违规转让、出借、代开、买卖票据，不得擅自扩大票据使用范围，不得开具虚假票据等 4. 从岗位职责上确认印章分开、专人保管；明确印章的使用审批流程；加强使用登记管理

续表

主要风险点	主要防范措施
退费管理不到位、权责不清晰、审批不到位，存在虚假退费风险	1. 建立制度，明确退费流程，以及退费过程中涉及的各岗位职责、权限 2. 加强退费审批（系统内/外）控制，避免不合规退费、虚假退费
未建立收入的定期核查机制而导致的收入金额不实、应收未收等风险，如未按合同、协议等及时确认收入，医嘱漏费等	1. 建立制度，明确归口管理部门对收入业务的定期核查责任，要求业务部门在涉及收入的合同协议签订后及时将有关材料提交财务部门作为账务处理依据，确保各项收入应收尽收，及时入账 2. 完善收入系统内控建设，加强控制 3. 定期对医疗收费行为进行核对、检查
信息系统内控建设不健全导致的资金安全风险，如收费系统与医技系统不关联，系统内收费流程不封闭，系统数据安全控制不到位等	加强信息系统内控建设，合理设置系统权限、系统内业务流程，加强系统数据安全控制
因制度不完善，存在随意减免收费的风险	建立制度，明确费用减免、折扣/折让等优惠适用范围及审批权限
收入对账不到位、不及时，导致差错、舞弊等行为不能被及时发现的风险	建立制度，明确收入对账职责。如发现问题，需明确责任主体，并上报
非税收入管理不规范，收支两条线管理规定执行不到位，存在截留、挪用非税收入资金的风险	由财务部门归口管理非税收入业务，严格执行收支两条线规定，及时、足额上缴国库或财政专户，不得以任何形式截留、挪用、私分

6.5 制度框架

××医院收入管理制度

第一章 总则

一、制度制定目标：确保医院收入管理业务达到合法性、经济性、业务性及内部控制等目标。

二、制度范围：明确本制度的适用范围。

三、制度制定依据：与医院收入管理相关的法律法规、政策。

四、制度制定原则：制度制定应坚持科学性、合规性、适应性等基本原则。

第二章 收入业务归口管理

五、归口管理部门：应明确归口管理部门，对医院收入业务进行统一管理的要求。

六、明确归口管理职责。应当明确收入业务归口管理部门的职责，如：

（一）制定收入内部管理制度；

（二）全面掌握医院各类业务的收费项目，做好收费许可证的年检，确保各项收费项目符合国家有关规定；

（三）要求各业务/职能部门在涉及收入的合同协议签订后及时将合同等有关材料提交财务部门作为账务处理依据，确保各项收入应收尽收，及时入账；

（四）按照国家统一的会计制度规定对收入业务进行会计核算，及时完整地记录、反映医院的收入业务；

（五）对收入业务进行分析和对账。根据收入预算、所掌握的合同情况对收入收取情况的合理性进行分析，定期与业务/职能部门对账，判断有无异常情况；

（六）对收入业务进行检查，包括检查收入款项的存缴情况、应收未收情况原因的查明和责任落实等。

第三章　收入业务的管理部门、岗位及其职责权限

七、医院收费部门及职责：一般情况下，医院门诊收费处负责收取患者在门诊就诊产生的医疗费用；住院收费处负责收取患者在住院期间产生的医疗费用；对于停车收费、食堂卡充值收费以及其他各项费用、款等，医院应根据收费许可及管理需求归入相应的收费部门职责。

其他科室和个人未经授权不得办理收款业务。

八、收入业务其他管理部门及职责：收入业务其他管理部门涉及医保物价管理部门、监察（内审）部门等，应对其职责予以明确。例如：医保物价管理部门负责检查、指导医院物价政策的执行情况，稽核医疗收费的合法合规性等；监察（内审）部门负责组织对医院收入活动的审计监督等。

九、收入业务关键岗位设置要求。

（一）明确收入业务关键岗位及职责，如收费岗、会计核算岗、票据管理岗、对账分析岗等。

（二）明确不相容岗位互相分离的要求，如收款与会计核算等不相容岗位互相分离等。

第四章　收入业务工作流程、审批权限和职责划分

十、收入业务的管理要求：应当明确对医院收入业务的具体管理要求。包括合法合规收费的要求、应收尽收的要求、严格执行"收支两条线"的要求、严禁私设"小金库"、账外账的要求、收入业务信息系统的建设应符合内部控制要求等。

对费用减免及折扣折让政策（包括适用情形及审批权限等）、医疗欠费处理方法也应在制度中或另立制度予以明确。

十一、收入业务工作流程及审批权限：描述各业务流程，需审批的环节应细化审批权限及责任。

第五章　与收入业务相关的对账和检查

十二、加强收入业务对账管理：应当明确归口管理部门定期关于收入业务的对账分析职责，如：对收费部门报来的收入凭证与收费票据存根、银行结算单据进行核对；每月对医疗收入总账金额与收费系统收入月报表金额，收费系统收入金额与医技、体检等业务系统中的记录进行核对；定期对医疗预收款、应收医保款、病人欠费等进行核对；定期就收入总账金额与相应的业务/职能部门进行对账；定期对医院收入进行分析等。对于发现的问题，应查明原因，明确责任并作相应处理或报告等。

十三、对收入业务的检查：应当明确相关职能部门对收入业务的检查职责，如：财务部

门定期对各收入合同、协议的执行情况进行检查；财务部门定期检查收入款项是否及时、足额缴存到规定的银行账户；财务部门定期对退费的资金结算情况与业务/职能部门的相关记录进行核对，检查退费的真实性；检查资金是否按原路退回，未原路退回的是否有充分理由并按规定进行了审批；退费资料是否齐全，是否经收款人的确认等；财务部门定期对财政票据和发票的领用及核销等情况进行检查；医保物价管理部门定期检查医院对医保物价政策的执行情况，是否存在违规多收、错收或漏收费用的情况；监察（内审）室定期组织对医院的收入业务情况进行独立审计等。

第六章　附则

十四、制度效力与修订。

十五、负责制度解释的部门。

十六、制度生效的时间。

（吕宏　周欣悦　胡守惠　陈立群）

第7章 医院支出管理制度

7.1 制度目标、范围、内容及要求

7.1.1 制度建设的目标

（1）合法性目标：通过支出管理制度建设，规范医院支出流程，保证医院各项支出业务活动符合有关法律、政策及制度规定。

（2）经济性目标：通过支出管理制度建设，保证医院各项支出在预算范围内，达到保障收支平衡、支出合理有效、提高资金使用效率的目标。

（3）业务性目标：通过支出管理制度建设，统筹安排支出，保证重点支出，控制一般支出，促进医疗卫生事业高效有序发展，满足人民群众日益增长的卫生健康需求。

（4）内部控制目标：从制度层面建立支出业务控制体系，使支出业务活动符合医院内部控制规范，防范各类支出风险。

7.1.2 制度规范的范围

（1）根据《事业单位财务规则》（中华人民共和国财政部令第 68 号）、《医院财务制度》（财社〔2010〕306 号）、《政府会计准则——基本准则》（中华人民共和国财政部令第78 号）的规定，支出是指医院在开展医疗服务及其他活动过程中发生的资产、资金耗费和损失；

（2）医院支出管理制度所规范的支出应包括事业支出、经营支出、上缴上级支出、对附属单位补助支出、投资支出、债务还本支出、其他支出。

7.1.3 制度规范的内容

医院支出管理制度所规范的内容主要应包括以下 8 个方面：
（1）医院支出管理总体原则；
（2）各类支出业务事项归口管理部门；
（3）与支出相关的内部审核审批岗位职责权限要求；
（4）支出预算管理；
（5）支出执行管理；

（6）支出核算、分析与决算；

（7）开展成本管理要求；

（8）各项具体支出业务开支范围、标准和管理要求。

7.1.4　制度规范的要求

（1）应当符合《预算法》等与支出业务相关的法律、行政法规、国家统一的财务会计制度和内部控制规范的要求；

（2）应当体现本单位支出业务活动和管理的特点和要求；

（3）应当明确支出业务的开支范围、标准和管理要求，全面规范本单位各项支出业务流程，以及所涉及的关键岗位和职责，保证支出业务经济、安全、高效、有序进行；

（4）应当明确支出业务中的主要风险点和防范措施；

（5）制度内容和要求应当科学、合理，便于操作和执行。

7.2　制度制定主要依据

7.2.1　与医院总体支出管理制度相关的法律法规及政策

（1）支出制度的制定原则、业务范围的规定应遵循《中华人民共和国会计法》（中华人民共和国主席令〔1999〕第 24 号，2017 年中华人民共和国主席令第 81 号修订）、《事业单位财务规则》（中华人民共和国财政部令第 68 号）、《医院财务制度》（财社〔2010〕306 号）、《政府会计准则——基本准则》（中华人民共和国财政部令第 78 号）、《政府会计制度——行政事业单位会计科目和报表》（财会〔2017〕25 号）、《国务院办公厅关于建立现代医院管理制度的指导意见》（国办发〔2017〕67 号）等文件的规定；

（2）支出业务的归口管理要求与相关岗位职责权限的规定应遵循《行政事业单位内部控制规范（试行）》（财会〔2012〕21 号）、《会计基础工作规范》（财会字〔1996〕19 号，2019 年 3 月中华人民共和国财政部令第 98 号修订）等文件的规定；

（3）支出业务的预算管理应遵循《中华人民共和国预算法》（中华人民共和国主席令〔2014〕第 12 号）、《中华人民共和国预算法实施条例》（1995 年中华人民共和国国务院令第 186 号发布，2020 年中华人民共和国国务院令第 729 号修订）、《中共中央国务院关于全面实施预算绩效管理的意见》《关于贯彻落实〈中共中央国务院关于全面实施预算绩效管理的意见〉的通知》（财预〔2018〕167 号）等文件的规定；

（4）支出业务的核算应遵循《政府会计准则——基本准则》（中华人民共和国财政部令第 78 号）、《政府会计制度——行政事业单位会计科目和报表》（财会〔2017〕25 号）、《关于深化收支两条线改革　进一步加强财政管理的意见》（国办发〔2001〕93 号）等文件的规定；

（5）投资、基建等资本性支出的管理应遵循《事业单位国有资产管理暂行办法》（中华人民共和国财政部令第 36 号）、《基本建设财务规则》（中华人民共和国财政部令第 81 号）等文件的规定。

7.2.2 与公务经费管理相关的法律法规及政策

（1）公务经费管理总原则应遵循《党政机关厉行节约反对浪费条例》（中发〔2013〕13 号）等文件的规定；

（2）三公经费中公务接待费的管理应遵循《党政机关国内公务接待管理规定》（中共中央办公厅、国务院办公印发）、《中央和国家机关外宾接待经费管理办法》（财行〔2013〕533 号）等文件的规定；

（3）三公经费中因公临时出国（境）费的管理应遵循《因公临时出国经费管理办法》（财行〔2013〕516 号）等文件的规定；

（4）三公经费中公务用车购置及运行费的管理应遵循《党政机关公务用车管理办法》（中共中央办公厅、国务院办公厅印发）等文件的规定；

（5）差旅费的管理应遵循《中央和国家机关差旅费管理办法》（财行〔2013〕531 号）、《财政部关于调整中央和国家机关差旅住宿费标准等有关问题的通知》（财行〔2015〕497 号）等文件的规定；

（6）会议费的管理应遵循《中央和国家机关会议费管理办法》（财行〔2016〕214 号）等文件的规定；

（7）培训费的管理应遵循《中央和国家机关培训费管理办法》（财行〔2016〕540 号）等文件的规定。

7.2.3 与购买服务及委托业务支出管理相关的法律法规及政策

医院购买服务及委托业务费支出应遵循《政府采购货物和服务招标投标管理办法》（中华人民共和国财政部令第 87 号）、《财政部关于推进和完善服务项目政府采购有关问题的通知》（财库〔2014〕37 号）等文件的规定。

7.2.4 与人员经费管理相关的法律法规及政策

（1）工资薪金与津补贴支出管理应遵循《关于印发事业单位工作人员收入分配制度改革方案的通知》（国人部发〔2006〕56 号）、《关于印发〈事业单位工作人员收入分配制度改革实施办法〉的通知》（国人部发〔2006〕59 号）、《国务院办公厅转发人力资源社会保障部财政部关于调整机关事业单位工作人员基本工资标准和增加机关事业单位离休人员离休费三个实施方案的通知》（国办发〔2016〕62 号）、《中共中央组织部 人力资源社会保障部 财政部关于离休干部特需经费标准的通知》（人社部发〔2016〕116 号）、《违规发放津贴补贴行为处分规定》（监察部令第 31 号）等文件的规定；

（2）社会保障支出管理应遵循《国务院关于机关事业单位工作人员养老保险制度改革的决定》（国发〔2015〕2 号）、《国务院办公厅关于全面推进生育保险和职工基本医疗保险合并实施的意见》（国办发〔2019〕10 号）、《失业保险条例》（中华人民共和国国务院令第 258 号）等文件的规定；

（3）住房公积金与住房补贴支出管理应遵循《国务院关于修改〈住房公积金管理条例〉的决定》（中华人民共和国国务院令第 350 号）、《财政部 建设部关于抓紧落实机关事业单位住房补贴资金有关问题的通知》（财综〔2001〕18 号）等文件的规定；

（4）劳务费支出管理应遵循《财政部关于印发〈中央财政科研项目专家咨询费管理办法〉的通知》（财科教〔2017〕128号）等文件的规定。

7.2.5　与专项经费支出管理相关的法律法规及政策

（1）中央财政科研专项资金的管理应遵循《中共中央办公厅 国务院办公厅印发〈关于进一步完善中央财政科研项目资金管理等政策的若干意见〉》（中办发〔2016〕50号）、《国务院关于改进加强中央财政科研项目和资金管理的若干意见》（国发〔2014〕11号）、《国务院印发关于深化中央财政科技计划（专项、基金等）管理改革方案的通知》（国发〔2014〕64号）等文件的规定；

（2）公立医院补助资金的管理应遵循《财政部 卫生计生委 中医药局关于印发〈公立医院补助资金管理暂行办法〉的通知》（财社〔2015〕256号）等文件的规定。

7.3　制度所规范支出业务流程图及关键节点

医院支出管理业务包括支出预算业务，支出执行业务，支出核算、分析与决算业务，成本管理要求等内容。相应地，支出业务流程也可以分为支出预算业务流程、支出执行业务流程、支出核算分析与决算业务流程、成本管理业务流程等。

其中，成本管理业务、支出决算业务、支出分析业务的流程图，以及对应的关键点、关键岗位设置和职责等内容，可分别参照第8章"医院成本管理制度"、第28章"医院财务与决算报告制度"和第30章"财务分析制度"的相关规定，本章不再赘述。

7.3.1　支出预算业务

（1）支出预算业务流程。支出预算业务流程主要包括支出预算编制、支出预算下达和预算执行分析环节，具体业务流程如图7-1所示。

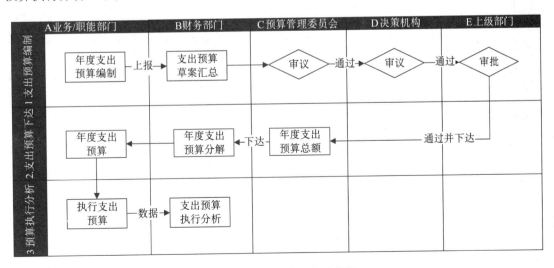

图7-1　支出预算业务流程图

（2）关键节点、关键岗位和职责。与上述支出预算业务流程图相对应，支出预算业务的关键节点、关键岗位和职责如表7-1所示。

表7-1　　　　　　　　　　　　　　　　关键节点、关键岗位和职责

关键节点	关键岗位	岗位职责
A1 年度支出预算编制	职能/业务部门支出预算编制岗	业务/职能部门结合医院发展规划，根据部门下年度工作计划，编制本部门年度支出预算
B1 支出预算草案汇总	财务部门支出预算编制岗	对医院支出预算进行汇总，根据医院事业发展目标、工作任务、人员编制、开支定额和标准、物价等因素，编制医院整体支出预算，含经营性支出与资本性支出
B2 年度预算分解下达	财务部门支出预算分解下达岗	为确保年度预算的顺利执行，财务部门应将经批准下达的预算分解为各部门预算，确保预算分解准确
B3 支出预算执行分析	财务部门支出预算分析岗	财务部门应定期对支出预算执行情况进行分析，抓住关键问题，采取管理措施，切实降低不合理的消耗，提高支出预算执行率

7.3.2　支出执行业务

（1）支出执行业务流程。支出执行业务流程主要包括支出经费申请、业务审核审批、办理报销与付款环节，具体业务流程如图7-2所示。

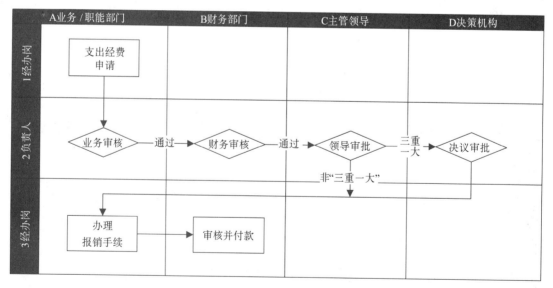

图7-2　支出执行业务流程图

（2）关键节点、关键岗位和职责。与上述支出执行业务流程图相对应，支出执行业务的关键节点、关键岗位和职责如表7-2所示。

表 7 - 2　关键节点、关键岗位和职责

关键节点	关键岗位	岗位职责
A1 支出经费申请	业务部门经办岗	根据部门实际需求，提出经费支出申请，填写经费支出报销审批单，根据医院支出审批流程提交上一级审批
A2 支出业务审核	职能部门负责人	对所属支出业务申请的必要性、真实性、准确性进行审核
B2 财务审核	财务部门负责人	对经过业务审核的支出申请进行程序合规性、资料完整性和真实性财务审核
C2 领导审批	主管领导	对主管部门的支出申请进行业务必要性、程序合规性审批
D2 决议审批	决策机构	对"三重一大"项目的必要性、可行性、合规性、真实性进行审批
A3 支出报销申请	业务部门经办岗	1. 根据审批结果填写支出报销单据 2. 将支出申请审批结果与相关单据、合同等资料提交财务付款审核
B3 财务审核并付款	财务部门审核岗及出纳岗	1. 财务审核岗： (1) 审核审批程序的合规性 (2) 审核开支标准与范围是否符合预算要求 (3) 审核原始凭证的真实性、完整性 (4) 审核金额计算、支付方式、收款单位等信息是否正确 2. 出纳岗位： (1) 根据财务审核岗签章的凭证，经复核后办理款项支付业务 (2) 每日及时编制出纳收支日报表

对各项具体支出业务的开支范围、开支标准以及业务事项所涉及的表单和票据，可在支出执行管理中明确，或单独制定相应管理办法。以几类典型的支出业务为例：

①支出事项开支范围。部分具体支出业务开支范围如表 7 - 3 所示。

表 7 - 3　支出业务开支范围

支出业务事项		开支范围
公务经费	三公经费	公务接待费、因公临时出国（境）费、公务用车购置及运行费。其中： 1. 公务接待费包括出席会议、考察调研、执行任务、学习交流、检查指导、请示汇报工作、外宾接待等公务活动产生的费用 2. 因公临时出国（境）费包括：国际旅费、国外城市间交通费、住宿费、伙食费、公杂费和其他费用 3. 公务用车购置及运行费包括：公务用车的购置费及车辆保险、维修、加油等运行费用
	差旅费	医院工作人员临时到常驻地（设区市含所有市辖区）以外地区公务出差所发生的城市间交通费、住宿费、伙食补助费和公杂费
	会议费	包括会议住宿费、伙食费、会议场地租金、交通费、文件印刷费、医药费等
	培训费	各医院开展培训直接发生的各项费用支出，包括师资费、住宿费、伙食费、培训场地费、培训资料费、交通费以及其他费用

续表

支出业务事项		开支范围
购买服务支出及委托业务支出		1. 购买服务支出包括维持医院日常运行所支付的物业管理费、设备维保费等 2. 委托业务支出包括医院因业务需要对外委托的包括检验检测费用与材料加工费用等
人员经费	工资福利支出	包括基本工资、津贴补贴、绩效工资、社会保障费、住房公积金、购房补助及其他工资福利支出等
	劳务费	劳务费支出范围为非本院职工开支的劳务报酬
专项经费		专项经费开支范围根据经费性质及预算作相应规范

②支出事项开支标准。支出事项开支标准包括外部法定标准与医院内部制定的开支标准。外部法定标准是国家法律法规及政策的规定，医院必须严格执行，不得突破。医院内部可在不突破外部法定标准的情况下，根据单位实际另行制定标准。部分具体支出开支标准如表7-4所示。

表7-4 具体支出业务开支标准

支出业务事项	开支标准
公务经费（三公经费、差旅费、会议费、培训费）	1. 外部法定标准参照本章节第二部分"制度制定主要依据"中"2.2 与医院三公经费、差旅费、会议费、培训费等公务经费管理相关的法律法规及政策" 2. 医院内部可在外部法定标准范围内另行制定开支标准
购买服务支出及委托业务支出	1. 外部法定标准参照本章节第二部分"制度制定主要依据"中"2.3 与医院购买服务及委托业务支出管理相关的法律法规及政策" 2. 医院内部可在外部法定标准范围内另行制定开支标准
工资福利支出	工资福利支出应严格按照国家标准执行，具体标准包括但不限于本章节第二部分"制度制定主要依据"中"2.4 与医院工资福利、劳务费等人员经费管理相关的法律法规及政策"
劳务费	1. 外部法定标准参照本章节第二部分"制度制定主要依据"中"2.4 与医院工资福利、劳务费等人员经费管理相关的法律法规及政策" 2. 医院内部可在外部法定标准范围内另行制定开支标准
专项经费	1. 由上级部门下达的专项经费开支标准应严格遵循上级文件对各类经费的管理办法，管理办法包括但不限于本章节第二部分"制度制定主要依据"中"2.5 与医院专项经费支出管理相关的法律法规及政策" 2. 医院内部设立的专项经费应在外部法定标准范围内单独制定开支标准

③支出事项涉及表单与票据。支出事项所涉及的表单与票据应反映支出业务的明细内容，并经支出审批流程审批。医院应在制度中对各类支出业务报销涉及的表单与票据进行规范，几类典型支出涉及的表单与票据如表7-5所示。

表 7 - 5	支出业务涉及的表单与票据
支出业务事项	涉及的表单与票据
公务经费　三公经费	1. 公务接待费：医院内部审批单、对方单位公函、接待清单（包括接待对象的单位、姓名、职务和公务活动项目、时间、场所、费用等内容）、餐饮发票，若涉及外宾接待的，还包括但不限于住宿发票、交通发票、赠礼发票等 2. 因公临时出国（境）费：医院内部审批单、因公临时出国经费预算审核表、出国任务批件（含日程）、因公临时出国经费决算表、护照（包括签证和出入境记录）复印件、因公临时出国用汇相关凭据，以及国际旅费和国外城市间交通费原始凭证、各项需分摊费用的原始凭证或复印件等 3. 公务用车购置及运行费：医院内部审批单、燃油充值记录表、车辆购置发票、车船使用税发票、保险发票、停车发票、过路过桥发票、洗车发票、ETC 缴费专用发票等
公务经费　差旅费	医院内部审批单、学术会议通知、城市间交通费发票、保险发票、住宿发票等
公务经费　会议费	医院内部审批单、会议服务定点采购协议、会议专家邀请函、专家讲课费清单、会议审批文件、会议通知及实际参会人员签到表、定点会场所等会议服务单位提供的费用原始明细单据等
公务经费　培训费	医院内部审批单、培训服务定点采购协议、讲课专家邀请函、专家讲课费清单、培训计划审批文件、培训通知、实际参训人员签到表以及培训机构出具的收款票据、费用明细等
购买服务支出及委托业务支出	医院内部审批单、政府采购确认书、中标通知书、购买服务协议、购买服务发票等
人员经费　工资福利支出	医院内部审批单、工资福利发放清单等
人员经费　劳务费	医院内部审批单、劳务费发放清单等
专项经费	医院内部审批单、专项经费预算表及其他相关票据等

7.4　制度所规范支出业务主要风险点及防范措施

支出管理制度所规范支出业务的主要风险点和防范措施如表 7-6 所示。

表 7 - 6	主要风险点及防范措施
主要风险点	主要防范措施
未建立健全支出业务内部管理制度，管理混乱，导致支出缺乏依据	建立健全支出业务内部管理制度，确定单位经济活动的各项支出标准，明确支出报销流程，按规定办理支出事项
岗位设置不合理、岗位职责不清晰，不相容岗位未有效分离，产生错误或舞弊的风险	根据支出业务的类型和不相容岗位分离的原则，合理设置支出业务相关岗位及岗位职责权限，确保支出岗位互相制约与监督
支出不在预算控制范围内，出现不合理支出，或与预算不符、超预算支出	加强支出的预算控制，在日常的工作中，支出申请部门应根据业务需要结合预算指标，提出支出申请，经审核通过后开展相关业务

续表

主要风险点	主要防范措施
支出不符合国家法律法规，支出范围及标准不符合相关政策与制度的要求	医院应根据各项支出事项，梳理相关国家法规或地方法规，根据法律法规制定医院内部制度，并严格执行
资金支付由一人全过程负责或资金支付审批权限不明晰，审批程序不规范，存在越权审批，导致资金违规支付	1. 资金审批制度明确支出审批人员的权限、责任和相关控制措施。审批人应当在授权范围内审批，不得越权审批，严禁无审批支出 2. 建立重大经济事项集体决策与责任追究制度，医院重大经济事项的支出，应组织专家进行可行性论证，并实行集体决策，必要时应召开职工代表大会审议通过 3. 强化对审批流程的控制和监督
支出审核不严格，出现虚构支出，以虚假票据套取资金等舞弊手段导致医院资产流失	1. 加强医院支出的审核控制，重点审核单据来源是否合法、单据是否齐全，使用是否准确，内容是否真实、完整 2. 支出凭证应当附反映支出明细内容的原始单据，并由经办人员签字或盖章，经办部门对支出内容的真实性负责
缺少对支出情况的定期分析，缺乏对异常问题的应对措施，可能导致医院支出规划不合理、资金管理失控	1. 建立定期分析、考核机制，加强医院成本费用支出标准及定额和定耗指标执行情况的分析、评价、考核，建立相应的绩效激励体系，将成本控制指标纳入部门绩效考核体系，充分发挥绩效考核的成本控制作用 2. 定期分析支出情况，通过编制支出业务分析报告为医院领导的管理决策提供信息支持，发现异常情况的应及时采取有效措施

7.5   制度框架

××医院支出管理制度

第一章   总则

一、制度制定目标：确保医院支出管理业务达到合法性、经济性、业务性及内部控制等目标。

二、制度范围：明确本制度的适用范围。

三、制度制定依据：与医院支出管理相关的法律法规、政策。

四、制度制定原则：制度制定应坚持科学性、合规性、适应性等基本原则。

第二章   职责与权限

五、支出岗位职责制定原则包括：

（一）不相容岗位分离原则：不得由一人办理资金支付的全过程；

（二）分级授权原则：明确各岗位的支出审批权限，确保逐级审批，杜绝越权审批；

（三）归口管理原则：各归口管理部门按年度支出预算严格执行，资金支付由财务部门统一办理。

六、各项支出业务的归口管理部门：明确不同类型支出业务的归口管理部门。

七、支出业务的岗位职责与权限：明确支出预算、申请、审核审批、报销、决算与检查分析流程中各岗位的职责与权限。

第三章　支出预算管理

八、该章节规范支出预算管理，应与医院的预算管理制度相关内容保持一致。主要条款为：

（一）支出预算编制：明确医院对支出实行预算管理，细化支出预算编制的原则、依据和程序、方法。如：医院应以预算年度的事业发展目标、工作任务、人员编制、开支定额和标准、物价因素等为测算依据，本着既要保证医疗业务正常运行，又要合理节约的原则编制支出预算。

（二）支出预算执行：明确支出预算执行管理的主要程序、方法和标准。如：医院应将经批准下达的预算分解为部门预算，并加强对各项支出的事前和事中的控制。建立根据预算执行进度跟踪项目完成进度机制，加强部门间协调，抓住关键问题，加快项目进度和预算执行进度，控制超预算和无预算支出，提高预算执行率。

（三）支出预算分析：明确分析的范围、内容和要求、方法。如：医院应定期对支出预算执行情况进行分析，从预算执行率、符合率、绩效等方面加强分析研究，抓住关键问题，切实降低不合理的支出，不断提高预算符合率和预算绩效水平。

第四章　支出执行管理

九、支出事前申请：明确申请部门、归口管理部门管理责任，确保各项支出在预算范围内，并明确各项支出申请需提供的资料。

十、支出总体审批程序：根据医院的支出审批制度明确授权审批的权限，审批程序和审批方式、审批人必须在授权范围内审批，不得越权审批。

十一、各项支出业务具体审批程序：医院可在支出管理制度中规范各项具体支出业务的审批程序，或根据总体支出审批程序另行制定各项支出业务的管理办法。

十二、支出财务审核：明确支出财务审核的标准，包括单据来源是否合法，资料是否齐全，内容是否真实、完整，是否符合预算，审批流程是否规范，审批手续是否齐全。

十三、支出报销管理：明确报销管理要求。如：支出申请必须按要求填写，确保要素齐全、内容真实完整，如有因公借款的，需根据医院内部制度办理借款手续等。

十四、资金支付：根据内部控制规定，明确资金支付的管理要求，如：对资金支出严格把关，不得由一人办理资金支付的全过程，对一切审批手续不完备的资金使用事项，必须拒绝办理等。

第五章　支出核算、分析与决算管理

十五、支出核算：财务部门应确保各项支出入账的及时性、准确性与完整性。

十六、支出分析：明确分析责任部门，明确分析范围、内容、时间和要求、方法，及支出分析报告呈送和使用规定。

十七、支出决算：明确支出决算具体要求。

第六章　成本管理要求

十八、对医院开展成本管理提出总体要求。包括：成本规划与计划、成本核算、成本控制、成本分析和成本考核等。

第七章　附则

十九、制度效力与修订。

二十、负责制度解释部门。

二十一、制度生效时间。

（章月丽　许莹颖　许一路　金萍妹　章芸）

第8章 医院成本管理制度

8.1 制度目标、范围、内容及要求

8.1.1 制度建设的目标

（1）合法性目标：准确计算医院的成本，客观反映不同成本对象的消耗费用，确保各项成本开支的合法性、合规性；

（2）经济性目标：从节约成本的角度，优化医院业务流程，促进医院医疗活动优质、高效、低耗，合理配置有限的卫生资源，以最小的投入和消耗，取得最大的社会效益和经济效益；

（3）业务性目标：通过实施成本管理，分解、落实运营目标，改善医院经济管理的方法和手段，促进医院成本管理的科学化、现代化；

（4）内部控制目标：通过明确各部门成本目标及责任，能更好地实现对各部门的监督、控制和考核。成本管理可以帮助医院识别和预测内部控制中的薄弱环节，对医院内控风险进行评估和预警。

8.1.2 制度规范的范围

医院成本是在医院运营过程中所耗费必要劳动价值的货币表现。具体包括人员经费、药品费、卫生材料费、固定资产折旧、无形资产摊销、提取医疗风险基金和其他费用七大类。

为正确反映医院正常业务活动的成本和管理水平，在进行医院成本核算时，凡属下列业务所发生的支出，一般不应计入成本范围：

（1）不属于医院成本核算范围的其他核算主体及其经济活动所发生的支出；

（2）为购置和建造固定资产、购入无形资产和其他资产的资本性支出；

（3）对外投资的支出；

（4）各种罚款、赞助和捐赠支出；

（5）在各类基金中列支的费用；

（6）国家规定的不得列入成本的其他支出。

8.1.3 制度规范的内容

成本管理制度主要规范以下内容：

（1）成本管理的组织架构；

（2）成本管理的业务流程、关键岗位及职责；

（3）成本管理的主要方法；

（4）成本管理的主要内容，包括成本规划与计划、成本控制、成本核算、成本分析和成本考核；

（5）成本管理的信息系统建设与功能要求。

8.1.4　制度规范的要求

（1）成本管理制度应当符合医院财务管理的相关法律、行政法规和国家统一的财务会计和成本管理制度的要求；

（2）应当体现医院业务活动和成本管理的特点和要求；

（3）应当明确成本管理流程、方法和管控措施，确保成本核算内容完整，成本计算及时、准确，为医院成本管理和政府主管部门决策提供可靠的信息；

（4）应当明确成本管理中的主要风险点和防范措施；

（5）制度内容和要求应当科学、合理，便于操作和执行。

8.2　制度制定主要依据

（1）关于组织架构与岗位职责、成本控制内容，应遵循《医疗机构财务会计内部控制规定》（卫规财发〔2006〕227号）；

（2）关于成本规划与计划内容，应遵循《中华人民共和国预算法实施条例》（1995年中华人民共和国国务院令第186号发布，2020年中华人民共和国国务院令第729号修订）、《浙江省党政机关厉行节约反对浪费实施细则》（浙委发〔2014〕13号）、《关于印发疾病诊断相关分组（DRG）付费国家试点技术规范和分组方案的通知》（医保办发〔2019〕36号）；

（3）关于成本核算内容，应遵循《政府会计准则——基本准则》（中华人民共和国财政部令第78号）、《政府会计制度——行政事业单位会计科目和报表》（财会〔2017〕25号）、《医院财务制度》（财社〔2010〕306号）；

（4）关于成本考核内容，应遵循《国务院办公厅关于建立现代医院管理制度的指导意见》（国办发〔2017〕67号）、《加强三级公立医院绩效考核工作的意见》（国办发〔2019〕4号）。

8.3　制度所规范经济业务流程图及关键节点

成本管理制度的内容，可分为成本规划与计划、成本控制、成本核算、成本分析、成本考核等。对应的，成本管理制度流程，也可以分为成本规划与计划流程、成本控制流程、成本核算流程、成本分析流程、成本考核流程等。

8.3.1　成本规划与计划业务

（1）成本规划与计划业务流程图。成本规划与计划业务流程主要包括编制年度成本计划、成本规划需求汇总、编制医院成本规划方案等，具体流程如图 8－1 所示。

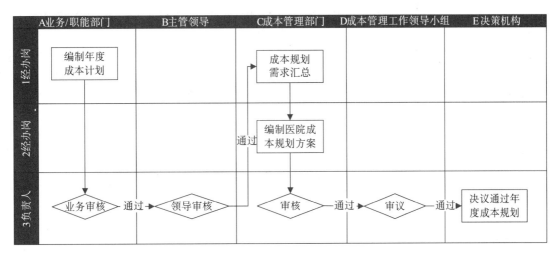

图 8－1　成本规划与计划业务流程图

（2）关键节点、关键岗位和岗位职责。与上述成本规划与计划业务流程图相对应，成本规划与计划业务的关键节点、关键岗位和职责如表 8－1 所示。

表 8－1　　　　　　　　　　　　关键节点、关键岗位和岗位职责

关键节点	关键岗位	岗位职责
A1 编制年度成本计划	业务/职能部门成本计划编制岗位	根据业务/职能部门发展需要，按照医院发展规划，编制本部门年度成本计划
A3 年度成本计划的审核	业务/职能部门负责人	部门负责人对本部门年度成本计划的可行性、合理性及数据的可靠性进行审核
B3 领导审核	业务/职能部门主管领导	对主管部门的分项和汇总年度成本计划的可行性、合理性进行审核
C1 成本规划需求汇总	成本管理办公室成本规划需求汇总岗	对全院各部门的成本计划需求进行汇总，确保数据完整、正确
C2 编制成本规划方案	成本管理办公室成本规划方案编制岗	根据汇总的各部门成本计划，形成整体成本规划方案，确保方案科学、完整、准确
C3 成本规划方案审核	成本管理部门负责人	对成本规划方案的科学性、完整性、准确性进行审核
D3 规划方案审议	成本管理工作领导小组成员	小组成员对成本规划方案的程序性、科学性、完整性、准确性进行审议
E3 规划方案决议审批	决策机构成员	决策机构成员对经成本管理小组审核通过的成本规划方案进行表决审批

8.3.2　成本控制业务

（1）成本控制业务流程图。成本控制业务流程主要包括成本控制计划指标分解、成本控制比较、持续成本控制等，具体流程如图8-2所示。

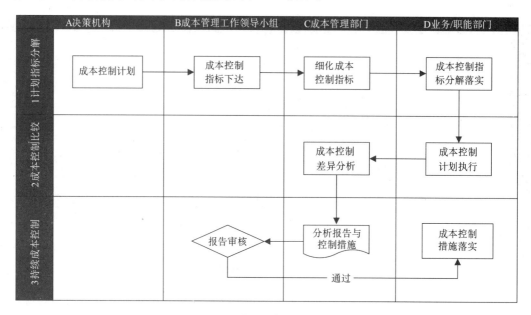

图8-2　成本控制业务流程图

（2）关键节点、关键岗位和岗位职责。与上述成本控制业务流程图相对应，成本控制业务的关键节点、关键岗位和职责如表8-2所示。

表8-2　　　　　　　　　　　关键节点、关键岗位和岗位职责

关键节点	关键岗位	岗位职责
A1 确定成本控制计划	决策机构成员	决策机构成员确定成本控制计划，并下达给成本管理工作领导小组
C1 细化成本控制指标	成本管理部门成本控制指标分解岗和负责人	将经过成本管理工作领导小组下达的成本控制计划指标分解细化到归口业务及职能部门
D1 成本控制指标分解与落实	业务/职能部门成本控制岗负责人	根据业务需要，将成本控制指标在部门进行分解落实
D2 成本控制计划执行	业务/职能部门的业务决策岗和业务执行岗位	1. 决策岗位在成本控制计划范围内做出成本支出相关业务的决策 2. 执行岗位按照决策指令和成本控制要求，执行相关成本支出业务
C2 成本控制差异分析	成本管理部门成本控制分析岗	以成本核算单元为对象，进行成本控制执行与计划差异情况的分析
C3 编制成本分析报告	成本管理部门成本报告编制岗	定期编制成本分析报告，提出改进措施
B3 审核分析报告与改进措施	成本管理领导小组成员	审核成本分析报告与改进措施
D3 成本控制措施落实	业务/职能部门的业务决策岗和业务执行岗位	有效落实成本控制措施

8.3.3　成本核算业务

（1）成本核算流程图。成本核算业务流程主要包括成本核算初始化设置、成本数据采集、成本计算、编制成本核算报告等，具体流程如图 8-3 所示。

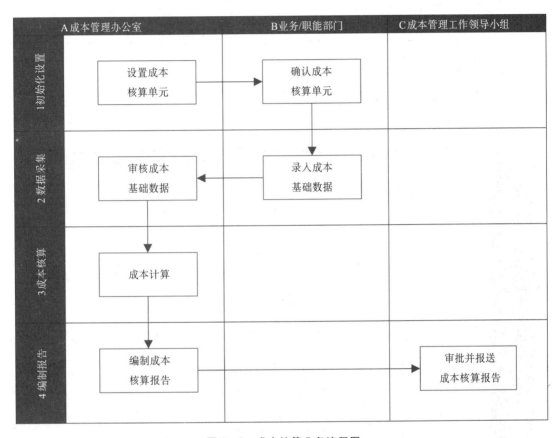

图 8-3　成本核算业务流程图

（2）关键节点、关键岗位和岗位职责。与上述成本核算业务流程图相对应，成本核算业务的关键节点、关键岗位和职责如表 8-3 所示。

表 8-3　　　　　　　　　　　　　　关键节点、关键岗位和岗位职责

关键节点	关键岗位	岗位职责
A1 设置成本核算单元	成本管理办公室经办岗	根据已确定的成本核算对象设置成本核算单元
B2 录入成本基础数据	业务/职能部门	根据医院有关成本费用开支范围，对医疗服务过程中的各项耗费进行基础数据采集和录入
A2 审核成本基础数据	成本管理办公室成本核算岗	根据医院有关成本费用开支范围和成本核算要求，对成本基础数据的真实性、完整性、准确性进行审核
A3 成本计算	成本管理办公室成本核算岗	通过对成本数据的归集、分摊和计算，及时、准确计算科室成本、医疗服务项目成本、病种成本、诊次床日成本和疾病诊断相关分组（DRG）成本等

续表

关键节点	关键岗位	岗位职责
A4 编制成本核算报告	成本管理办公室成本核算岗与负责人	成本核算岗按要求定期编制成本核算报告，并经负责人审核通过，提交成本管理工作领导小组审批
C4 成本核算报告审批	成本管理工作领导小组成员	对成本报表的内容和质量进行审批，并按要求及时报送主管领导

8.3.4 成本分析流程

（1）成本分析流程图。成本分析业务流程主要包括撰写成本分析报告、成本分析讨论、分析改进等，具体流程如图8-4所示。

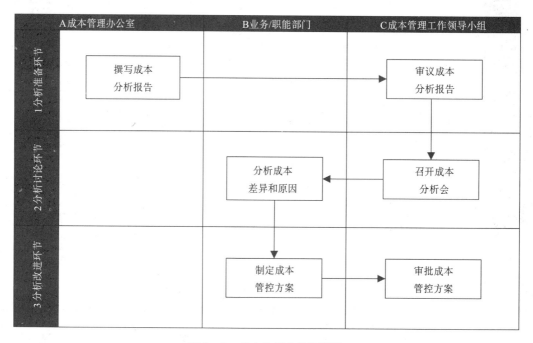

图8-4 成本分析业务流程图

（2）关键节点、关键岗位和岗位职责。与上述成本分析业务流程图相对应，成本分析业务的关键节点、关键岗位和职责如表8-4所示。

表8-4 关键节点、关键岗位和岗位职责

关键节点	关键岗位	岗位职责
A1 撰写成本分析报告	成本管理办公室成本分析岗	结合医院经济运营活动和成本规划目标，综合运用分析方法开展成本费用分析，检查成本费用预算完成情况，分析产生差异的原因，寻求降低成本费用的途径和方法，提出管控的手段，并形成成本分析报告
C1 审议成本分析报告	成本管理工作领导小组成员	成本分析报告需经过成本管理工作领导小组审批同意，并及时组织召开成本分析会议

续表

关键节点	关键岗位	岗位职责
B2 部门成本分析	成本分析会全体参会人员	各业务/职能部门结合实际情况分析自身的成本执行与成本控制情况及存在的问题
B3 制定成本管控方案	成本分析会全体参会人员	根据成本分析结论,结合成本控制目标和差异,制定切实可行的成本管控方案
C3 管控方案审批	成本管理工作领导小组成员	对管控方案的科学性及实施的可行性进行审批,并监督落实

8.3.5　成本考核流程

（1）成本考核流程图。成本考核业务流程主要包括形成成本考核结果初稿、考核结果反馈、考核结果审核等,具体流程如图 8-5 所示。

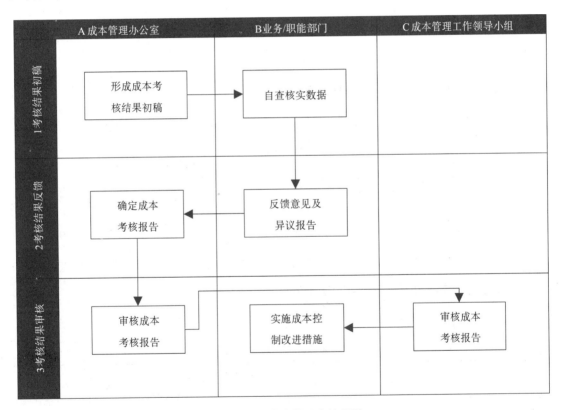

图 8-5　成本考核业务流程图

（2）关键节点、关键岗位和岗位职责。与上述成本考核业务流程图相对应,成本考核业务的关键节点、关键岗位和职责如表 8-5 所示。

表 8 – 5 关键节点、关键岗位和岗位职责

关键节点	关键岗位	岗位职责
A1 形成成本考核结果初稿	成本管理办公室成本考核岗	根据医院成本考核评价制度和成本考核指标体系，进行实际完成值与目标值对比分析，对盈亏、效率等进行评价，形成成本考核结果初稿
B1 自查核实考核数据	业务/职能部门成本考核岗和部门负责人	对成本管理办公室提供的成本考核初稿进行自查核实
B2 提交反馈意见及异议报告	业务/职能部门成本考核岗和部门负责人	将自查核实数据进行汇总，及时编制并提交真实、完整的异议报告
A2 确定成本考核报告	成本管理办公室成本考核岗	对各部门反馈考核结果异议报告逐一进行核实调整，编制完整、准确的成本考核报告
A3 报告审核	成本管理办公室负责人	对成本考核报告内容进行审核，确保内容真实、完整、数据准确
C3 领导审批	成本管理工作领导小组成员	对经审核确认的成本考核报告进行审批，并要求各部门落实成本控制改进措施

8.4 制度所规范经济业务主要风险点及防范措施

8.4.1 成本规划与计划的主要风险点和防范措施

成本规划与计划环节的主要风险和防范措施如表 8 – 6 所示。

表 8 – 6 主要风险点及防范措施

主要风险点	主要防范措施
成本规划审核审批程序不合理，没有进行集体决策	制定完善的成本规划审批程序，成本规划编制完成后经医院负责人审批，并进行集体决策
成本规划与计划编制不合理，与医院业务经营活动不符	以医院战略目标为导向，根据科室临床业务特点，科学合理地编制成本规划与计划

8.4.2 成本控制的主要风险点和防范措施

成本控制环节的主要风险和防范措施如表 8 – 7 所示。

表 8 – 7 主要风险点和防范措施

主要风险点	主要防范措施
成本控制系统不完善不健全，未建立全面成本控制管理的体系	建立科学的成本控制系统，实行全面成本控制管理，实现事先成本预测、事中成本控制、事后成本评价反馈的全过程成本控制机制
成本控制指标设立不恰当，成本控制指标下达与分解细化不明确	成本控制指标体系的建立应根据医院经济活动的实际情况，并结合外界政策环境变化，参考同行业同规模医院成本控制指标制定
成本控制方法不恰当，未能针对不同经济业务事项采用有针对性的成本管控方法	建立以业务科室为成本控制的起点，职能管理部门适当引导，财务部门统筹指导的自下而上、相互配合的多层次全方位、全员全成本管控体系。针对不同的成本要素和成本项目，适当采用不同的成本管控方法

8.4.3 成本核算的主要风险点和防范措施

成本核算环节的主要风险和防范措施如表 8-8 所示。

表 8-8　　　　　　　　　　　　主要风险点及防范措施

主要风险点	主要防范措施
成本核算单元设置不合理	根据成本核算对象合理设置成本核算单元，医疗、财务、信息、人事部门等多部门共同参与
成本数据采集不完整、不真实，没有严格的审核审批程序	成本核算员要做好信息的收集与初步审核工作；成本核算员统计的成本信息应由部门负责人审核，并报送成本管理办公室审核，对信息失真情况应追究当事人责任
成本数据的归集、分配方法不合理，导致成本核算结果不准确	条件允许情况下，医院可采用信息系统采集成本数据，由业务端直接生成成本数据，避免由于人为因素少计或多计支出而影响成本数据的真实性和完整性
成本分摊方法不合理，导致成本核算结果不准确	成本分摊过程中，结合医院经济运营的实际情况，采用科学合理的分摊标准，并对特殊情况予以区分

8.4.4 成本分析的主要风险点和防范措施

成本分析环节的主要风险和防范措施如表 8-9 所示。

表 8-9　　　　　　　　　　　　主要风险点及防范措施

主要风险点	主要防范措施
成本分析未发现成本管理过程中的问题	成本管理办公室应深入了解临床业务实质，密切结合实际情况，对成本状况进行分析总结，找出成本管理不当的原因
成本分析未与临床科室进行有效沟通，使临床科室不能充分了解本科室的成本管控问题	成本管理办公室应通过有效的方式将成本分析中发现的问题及时传达到业务科室和有关部门
相关部门不重视成本分析，分析结果未能给予管理参考意见	业务科室负责人应对本科室的成本分析充分了解，并结合科室临床业务特点，分析有针对性的成本管控重点

8.4.5 成本考核的主要风险点和防范措施

成本考核环节的主要风险和防范措施如表 8-10 所示。

表 8-10　　　　　　　　　　　　主要风险点及防范措施

主要风险点	主要防范措施
成本考核制度不健全，标准不统一，考核指标不完善	考核指标体系的建立参考行业内通用的指标，或结合医院实际情况设立专门考核指标，目标值参考科室历史水平和同行业同规模医院科室的水平

续表

主要风险点	主要防范措施
成本考核方法未根据实际情况选取适当的考核评价方法	考核方法可以采用定性评价法和定量评价法，通过效率指标，保证考核结果公正、合理
考核结果无反馈，考核工作未起到应有作用	成本考核结果要求业务科室和职能部门限期向成本管理办公室提交成本考核反馈报告

8.5　制度框架

××医院成本管理制度

第一章　总则

一、制度制定依据：与成本管理相关的法律法规、政策。

二、成本管理的定义与范围：明确成本管理的定义及所适用范围。

三、成本管理目标：结合医院战略目标及实际运营需要制定科学合理的成本管理目标。

四、成本管理原则：制度制定应坚持科学性、合规性、适应性等基本原则。

第二章　组织体系与岗位职责

五、成本管理的组织体系：医院成立成本管理领导小组，明确领导小组成员及相关科室成本核算员岗位。

六、成本管理岗位职责：明确各个成本管理岗位职责的具体内容。

第三章　成本规划与计划

七、制定成本规划与计划目标：根据医院年度目标和工作计划，制定合理、科学、符合医院战略发展的成本规划与计划目标。在 DRG 医保付费模式下，医院成本规划目标应重点转向以 DRG 为中心的成本规划目标。

八、成本规划与计划编制：明确成本规划与计划编制的具体要求及内容。如 DRG 支付方式下的成本规划编制，应以临床路径管理为基础，在加强医院成本核算信息化建设的基础上，确定合理的 DRG 成本核算及分析方法，制定以 DRG 医保付费为标准的成本考核方案。

九、成本规划与计划审批流程：制定成本规划的审批流程。

第四章　成本控制

十、成本事前控制：明确事前控制的内容、路径、流程和方法，如建立成本计划和成本费用预算管理制度等。

十一、成本事中控制：制定与成本形成过程相关的过程控制流程，如成本支出审批控制、成本项目控制、DRG 成本控制等，并就通过信息手段加强事中控制作出规定，提高控制效率与效果。

十二、成本事后控制：明确事后控制的主要程序和方法，如成本分析、成本考核与评价、成本考核结果运用等。

第五章　成本核算

十三、确定成本核算对象及核算单元：根据成本规划可确定成本核算对象并设置不同成本核算单元，如：医院总成本核算、科室成本核算、医疗服务项目成本核算、诊次床日成本核算、DRG 成本等。

十四、制定成本核算方法：明确科室成本、项目成本、病种成本、DRG 成本等各成本对象费用归集的方法及途径，科学合理地制定费用分配方法及成本核算流程。

十五、成本报表：根据行业和上级主管部门要求及医院成本管理需要，明确成本会计报表内容及报表的报送使用规定。

第六章　成本分析

十六、确定成本分析方法：结合医院经济运营活动，明确成本分析方法。如：按照分析目的和要求不同，可以分为全面分析、局部分析、专题分析等；按照指标比较方法不同，可以分为比较分析法、结构分析法、趋势分析法、因素分析法、本量利分析法等。

十七、分析检查成本计划完成情况：明确检查的内容、流程、方法及时间要求等。

十八、分析成本差异原因：包括分析成本规划目标差异原因、寻求减少差异的途径及方法、确定管控重点及关键点、提出成本管控方案等。

第七章　成本考核

十九、制定成本考核方案。

二十、制定成本考核流程：包括成本考核方案审批、下发、反馈流程等。

二十一、编制成本考核报告：包括成本考核结果发布流程及报告规范要求。

第八章　成本管理信息系统

二十二、主要功能：成本规划与计划、核算、控制、分析、考核和决策等成本管理主要方面。

二十三、建设要求：如业务、资产、财务等信息系统一体设计，数据共享互通，实现对成本的实时核算分析与控制等。

第九章　附则

二十四、制度效力与修订。

二十五、负责制度解释部门。

二十六、制度生效时间。

（许一路　章月丽　许莹颖　金萍妹　章芸）

第9章 医院价格管理制度

9.1 制度目标、范围、内容及要求

9.1.1 制度建设的目标

（1）合法性目标：保障医院严格遵守国家价格法律法规、方针政策和医疗服务价格标准；

（2）经济性目标：科学测算医疗服务成本，加强价格执行管理，防止乱收、漏收，维护患者与医疗机构的合法权益；

（3）业务性目标：明确价格管理的范围、内容和要求，规范医疗服务价格申报、执行、监督管理，保障医院价格管理科学有序进行；

（4）内部控制目标：加强对价格执行的控制，防止价格舞弊现象的发生。

9.1.2 制度规范的范围

医疗机构因提供基本医疗服务、销售药品、销售医用耗材及与医疗服务相关的业务，所涉及的价格相关的管理。

9.1.3 制度规范的内容

（1）明确制度规范的范围、内容及要求；

（2）健全价格管理组织架构，各部门参与价格管理业务的岗位分工及岗位职责应当明确；

（3）制定制度所规范经济业务的流程图及关键节点；

（4）制度所规范经济业务的主要风险点及防范措施。

9.1.4 制度规范的要求

（1）应当符合价格法等法律法规；

（2）应当体现本单位业务活动和管理的特点和要求；

（3）明确业务流程。针对本制度规范的价格测算、价格申请、价格公示、价格投诉、价格监督考核等业务，分类规范各项业务的具体业务流程；

（4）明确主要风险点和防范措施。针对上述业务流程，确定各项业务的主要风险点，并提出有效的风险防范措施，包括但不限于授权、审核、审批、不相容岗位分离等；

（5）制度内容和要求应当科学、合理，便于操作和执行。

9.2 制度制定主要依据

1. 关于价格公示管理应当遵循《关于规范全省医疗行业明码标价的通知》（浙价检〔2001〕463 号）的规定；

2. 关于价格投诉管理应当遵循《信访条例》（中华人民共和国国务院令〔2005〕第 431 号）；《浙江省省级医疗单位医疗服务价格管理责任追究制度》（浙卫发〔2006〕244 号）的规定；

3. 关于价格调整、价格改革管理应当遵循《中华人民共和国价格法》（中华人民共和国主席令〔1997〕第 92 号）、《关于做好当前医疗服务价格动态调整工作的意见》（医保发〔2019〕79 号）、《关于印发医疗机构内部价格行为管理规定的通知》（国卫财务发〔2019〕64 号）、《关于规范医疗服务价格管理及有关问题的通知》（发改价格〔2012〕1170 号）、《关于印发推进医疗服务价格改革意见的通知》（发改价格〔2016〕1431 号）的规定。

9.3 制度所规范经济业务流程图及关键节点

9.3.1 价格申报、调整环节

（1）业务流程图。价格申报、调整流程包括项目申请、价格测算、审核审批等，具体流程如图 9-1 所示。

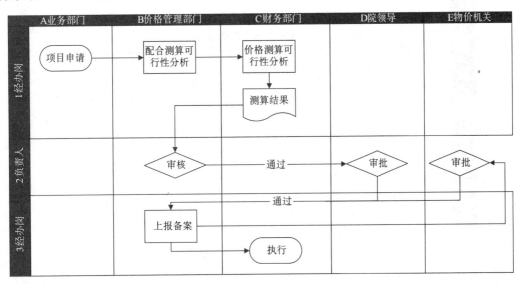

图 9-1 价格申报、调整业务流程图

（2）关键节点、关键岗位和岗位职责。与上述价格申报、调整业务流程图相对应，价格申报、调整业务的关键节点、关键岗位和岗位职责如表9－1所示。

表9－1　　　　　　　　　　　　关键节点、关键岗位和岗位职责

关键节点	关键岗位	岗位职责
A1 申报调整申请	业务部门经办岗	1. 准备价格测算各项所需基础资料。项目申请需书面形式，要求内容完整、数据真实正确，手续完备。结合物价政策文件，确定价格方案 2. 配合相关职能部门完成申报、调整、备案等工作
B1 申报调整审批	相关职能部门经办岗	对项目可行性进行临床分析认定，确认项目开展的必要性及可行性
C1 申报调整申请	财务部门经办岗	1. 对价格申报可行性进行测算认证 2. 按照规范流程格式提供价格申报材料
D2 申报调整审批	物价部门负责人	1. 做好申报资料汇总工作，指导科室进行项目申报、调整、报批等工作 2. 根据国家相关规定，填写申报材料，提交院领导审批通过后上报上级物价部门 3. 配合信息部门做好价格信息调整工作

9.3.2　价格投诉环节

（1）业务流程图。价格投诉业务包括投诉接待、投诉处理两个阶段，具体业务流程如图9－2所示。

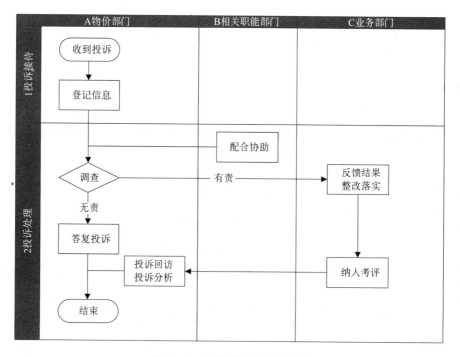

图9－2　价格投诉业务流程图

（2）关键节点、关键岗位和岗位职责。与上述价格投诉业务流程图相对应，价格投诉业务的关键节点、关键岗位、岗位职责具体如表9－2所示。

表 9 - 2　　　　　　　　　　　　　　关键环点、关键岗位、岗位职责

关键节点	关键岗位	岗位职责
A1 投诉接待	物价部门经办岗	1. 接待投诉 2. 如实完整登记投诉相关信息
B2 投诉处理	相关职能部门经办岗	1. 配合物价部门开展投诉调查工作 2. 接受投诉反馈情况 3. 积极落实整改
C2 投诉处理	物价部门经办岗	1. 结合物价政策对投诉深入调查 2. 确认事实责任，提出整改落实措施 3. 反馈科室，监督整改落实
C2 投诉处理	物价部门负责人	1. 根据业务科室反馈情况及时与投诉人进行联系，做好沟通工作 2. 对投诉事项进行分析，落实责任追究

9.3.3　住院费用复核环节

（1）业务流程图。住院费用复核业务包括费用核对、出院结账等，具体业务流程如图 9 - 3 所示。

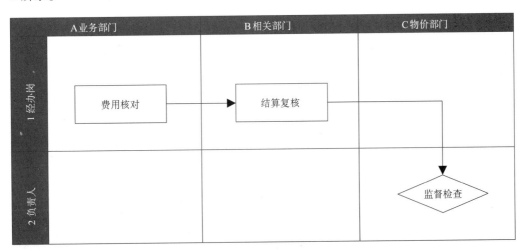

图 9 - 3　住院费用复核业务流程图

（2）关键节点、关键岗位和岗位职责。与上述信院费用复核业务流程相对应、住院费用复核业务的关键节点、关键岗位、岗位职责具体如表 9 - 3 所示。

表 9 - 3　　　　　　　　　　　　　　关键节点、关键岗位、岗位职责

关键节点	关键岗位	岗位职责
A1 费用核对	业务部门物价员岗	1. 业务部门物价管理员对医嘱计费情况、物价收费情况进行核对，确保收费准确无误 2. 配合医院内部及上级部门做好价格检查工作
B1 结算复核	出入院收费岗	1. 根据岗位职责流程核对项目数量金额，检查逻辑合理性 2. 及时反馈沟通检查问题，办理结账手续

续表

关键节点	关键岗位	岗位职责
C2 监督检查	物价管理员岗	1. 定期对单位的医疗服务价格进行监督、检查 2. 对核查后存在问题的业务科室进行反馈，督促整改 3. 查实患者投诉，与业务部门考评结合

9.4　制度所规范经济业务主要风险点及防范措施

价格管理制度所规范经济业务的主要风险点及防范措施，具体如表9-4所示。

表 9-4　　　　　　　　　　　主要风险点及防范措施

主要环节	主要风险点	主要防范措施
价格管理申报、调整审批	1. 申报、调整的佐证资料不符合政策法规，测算依据不充分 2. 审核，未按照要求从专业角度履行职责，流于形式 3. 审批，未按流程、越权审批	1. 加强申报调整规范管理，内容完整、依据充分、流程规范，实行表单化管理 2. 规范审核审批流程，落实价格申报调整及测算等多部门协同
价格管理实施	1. 物价管理部门，未及时跟踪物价政策落地情况；物价岗位人员对物价政策了解不清晰，履职不到位 2. 执行部门，未按价格管理制度进行收费	1. 加强信息沟通，强化岗位责任制，动态掌握物价政策，严格贯彻执行 2. 落实价格收费政策，提升信息化水平，融合执行与监控
价格管理考核监督考评	1. 无价格政策执行情况自查和奖惩机制，或者执行流于形式 2. 未成立价格监督领导小组，未建立价格监督机制 3. 未执行价格公示制度，引起医患纠纷	1. 健全完善内部控制和自查奖惩制度，并严格执行 2. 完善价格管理组织体系和体制机制，明确职责流程 3. 严格执行价格公示制度，职责到人
价格管理归档	1. 价格管理相关的资料记录保管不善导致资料丢失，影响纠纷的有效处理 2. 未建立价格信息安全保密机制，致使涉及的国家秘密、工作秘密或商业秘密泄露，导致单位或国家利益遭受损失 3. 价格库信息维护不及时，价格与医嘱计费准确性关联不到位而引起单位损失或医患纠纷	1. 健全保管制度流程，实施清单化管理，完善岗位职责，落实核对保管、复核责任 2. 完善保密机制，签订保密合同，严格责任追究，定期监督检查 3. 落实价格库信息维护机制流程，加强信息软件维护开发验收管理，确保安全有效，信息融通

9.5　制度框架

××医院价格管理制度

第一章　总则

一、价格管理目标：至少应当包含合法性目标、经济性目标、业务性目标、内部控制目标四方面。

二、价格的定义与范围：明确本价格管理制度的适用范围。

三、价格管理原则：在价格业务管理中应当坚持归口管理与不相容岗位相互分离等原则。

四、制度订立依据：与价格管理相关的法律法规、政策。

第二章　组织架构与岗位职责

五、健全价格管理组织体系。确定本项业务的组织领导及归口管理部门；明确价格申请部门、归口管理部门、审核与审批部门、监督部门以及各部门岗位分工及各个部门岗位职责的具体内容。

第三章　价格测算

六、根据不同的收费行为，建立不同的测算申报类型，如：医疗服务项目价格测算申报、药品（自制制剂）价格调整测算申报、医用耗材（加工）收费测算申报。

第四章　价格实施

七、价格收费管理：物价政策落实情况，价格申报调整审批过程中具体流程处理建议，价格费用的核查，价格数据库维护措施。

八、价格公示管理：采用多种方式在医院服务场所显著位置进行宣传告知，公布物价部门的举报电话。

九、价格投诉管理：投诉接待工作记录在档，有相应投诉处理制度，明确投诉整改措施。

第五章　监督与考核

十、监督的内容：物价政策执行情况、价格行为规范性、医患投诉情况、监督整改情况等。

十一、考核政策：医患投诉、违规收费、部门查处等情况的奖惩措施。

第六章　资料保管

十二、价格管理归档的内容：医药价格的政策文件，价格管理过程中产生的基础数据、内部讨论的会议纪要、相关建议，医院收费文件、价格数据库等相关资料。

十三、价格管理资料的业务流程：归档、借阅、销毁等流程规定。

第七章　附则

十四、制度效力与修订。

十五、负责制度解释部门。

十六、制度生效时间。

（何铁方　沈颖婵　罗红芬　朱磊　鲁惠颖）

第10章 医院接受捐赠管理制度

10.1 制度目标、范围、内容及要求

10.1.1 制度建设的目标

（1）合法性目标：应遵循《中华人民共和国公益事业捐赠法》及《关于进一步加强省级医疗卫生计生单位接受公益事业捐赠管理的通知》等相关规定；

（2）经济性目标：规范捐赠和受赠行为，保护捐赠人、受赠人和受益人的合法权益，促进公益事业的发展；

（3）业务性目标：规范日常捐赠业务的决策、执行、报告与信息公开等行为；

（4）内部控制目标：防控捐赠业务风险，强化捐赠财产的监督，切实保障捐赠受赠人及受益人的合法权益。

10.1.2 制度规范的范围

自然人、法人或者其他组织自愿无偿向医疗卫生健康单位捐赠财产的接受、管理、使用等。

10.1.3 制度规范的内容

（1）制度制定目的、适用范围及原则；

（2）组织架构及部门职责；

（3）接受捐赠各业务环节的具体管理规定。如：申请受理、风险评估、决策、签约、捐赠财产接受等事务；

（4）捐赠财产的接受和使用管理；

（5）财产清查与处置；

（6）报告及监督管理。

10.1.4 制度规范的要求

（1）应当符合与捐赠业务相关的法律、行政法规，国家统一的财务会计制度和内部控制规范的要求；

（2）应当体现本单位业务活动和管理的特点和要求；

（3）应当明确接受捐赠管理业务的组织领导及归口管理部门，全面规范本单位各项捐赠业务申请、风险评估、接受、使用、公示各环节的管理要求，以及所涉及的关键岗位和职责，保证接受捐赠管理业务安全、有序进行；

（4）应当明确接受捐赠管理业务中的主要风险点和防范措施；

（5）制度内容和要求应当科学、合理，便于操作和执行。

10.2　制度制定主要依据

1. 自然人、法人或者其他组织自愿无偿向依法成立的公益性社会团体和公益性非营利的事业单位捐赠财产，用于公益事业的，应遵循《中华人民共和国公益事业捐赠法》（中华人民共和国主席令〔1999〕第 19 号）；

2. 捐赠和受赠行为，应遵循《加强医疗卫生行风建设"九不准"》（国卫办发〔2013〕49 号）；

3. 用于各级各类卫生计生事业单位、各级卫生计生行政部门和中医药管理部门业务主管的公益性社会团体、基金会和其他公益性社会组织的捐赠和受赠行为，在《中华人民共和国公益事业捐赠法》的基础上，应遵循《关于印发卫生计生单位接受公益事业捐赠管理办法（试行）的通知》（国卫财务发〔2015〕77 号）；

4. 国外政府、制药企业或相关组织、机构自愿无偿向国内受赠人捐赠药品，应当遵循捐赠药品进口管理规定（食药监药化管〔2016〕66 号）；

5. 省级医疗卫生计生单位接受公益事业捐赠行为，应当遵循《浙江省卫生计生委关于进一步加强省级医疗卫生计生单位接受公益事业捐赠管理的通知》（浙卫发〔2018〕8 号）。

10.3　制度所规范经济业务流程图及关键节点

10.3.1　捐赠业务流程图

捐赠业务流程主要包括捐赠申请提出与受理、风险评估、决策审议、协议签订、财产接受与确认、财产使用、信息公开和监督等，具体流程如图 10 - 1 所示。

10.3.2　关键节点、关键岗位和岗位职责

与上述捐赠业务流程图相对应，捐赠业务的关键节点、关键岗位和职责如表 10 - 1 至表10 - 4 所示。

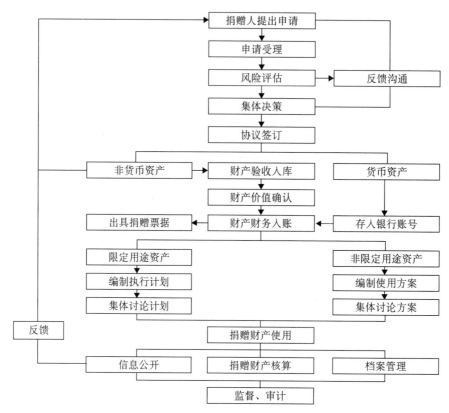

图 10 - 1　捐赠业务流程图

表 10 - 1　关键节点、关键岗位和岗位职责

关键节点	关键岗位	岗位职责
捐赠申请提出与受理	接受捐赠管理岗位	捐赠财产申请人相关信息受理的登记
风险评估	风险评估岗位	1. 建立接受捐赠预评估工作制度 2. 组织风险评估，撰写评估报告
决策及审批	决策及审批岗位	1. 捐赠管理部门将接受归集捐赠人信息及预评估意见提交单位领导班子集体研究决策，并形成书面决议资料 2. 对于达到规定金额，需要上报主管部门审批的，在单位领导班子形成集体决策后报批
协议签订	协议签订岗位	1. 捐赠管理部门应按《关于印发卫生计生单位接受公益事业捐赠管理办法（试行）的通知》规定签订捐赠协议 2. 核对签订协议的真实性、完整性 3. 规范使用公章，防止已签署协议被篡改

表 10 - 2 关键节点、关键岗位和岗位职责

关键节点	关键岗位	岗位职责
财产接受与确认	接受捐赠财产岗位	按照接受捐赠协议 1. 及时对非货币性资产捐赠物资验收,并做好入库登记 2. 货币资产捐赠存入单位银行账户,财务部门及时入账
出具捐赠票据	出具捐赠票据岗位	财务部门要根据实际收到的捐赠财产价值,开具财政部门统一印制的公益事业捐赠票据。不得以行政事业单位资金往来结算票据或其他票据代替
使用方案编制与审批	使用捐赠财产计划岗位	1. 编制捐赠财产使用方案和执行计划 2. 审核拟使用部门的申请 3. 报决策机构审定方案及计划
财产使用	使用捐赠财产执行岗位	1. 核实审批表完整性、真实性 2. 根据审批表用途使用及发放 3. 做好去向台账记录 4. 整理资料,提请财务使用账务手续

表 10 - 3 关键节点、关键岗位和岗位职责

关键节点	关键岗位	岗位职责
财产清查	财产清查岗位	1. 制定财产清查方案,编制清查计划 2. 根据捐赠协议的用途和使用、发放记录,进行清查 3. 汇总分析盘点结果,对账实不符的清查原因 4. 对盘盈、盘亏财产进行原因分析,落实处理意见
财产处置	财产处置岗位	1. 提出财产处置申请,对财产基本情况及报废原因等相关信息进行说明 2. 进行技术评估,并上报领导审批 3. 根据审批意见进行财产处置,并将处置资料移交财务进行账务处理

表 10 - 4 关键节点、关键岗位和岗位职责

关键节点	关键岗位	岗位职责
信息公开	信息公开岗位	捐赠事项信息公开应及时、完整、真实、准确。受赠项目完成后,捐赠管理部门应及时主动向捐赠人反馈受赠项目实施情况,听取捐赠人的意见或建议。按照《关于印发卫生计生单位接受公益事业捐赠管理办法(试行)的通知》规定,在单位门户网站或当地主要新闻媒体主动公开受赠信息
监督	监督岗位	1. 监督接受情况,接收手续是否完备;是否及时完整登记入账;接收捐赠物资的部门是否严格审核查验受赠物资,确保来源合法、安全有效 2. 接受捐赠财产分配使用情况 3. 监督捐赠财产台账管理、资金拨付和物资调拨手续、仓储情况 4. 监督是否按规定要求信息公开

10.4　制度所规范经济业务主要风险点及防范措施

医院接受捐赠管理的主要风险点及主要防范措施如表 10 - 5 所示。

表 10 - 5　　　　　　　　　　　主要风险点及防范措施

关键环节	主要风险点	主要防范措施
管理制度及岗位设置	1. 捐赠管理制度不健全，管理行为无法可依、无规可循 2. 设立了制度未严格按制度执行，导致捐赠财产管理风险 3. 岗位设置不合理，没有实现恰当的岗位分离，产生舞弊的风险	1. 建立捐赠管理制度，管理行为有法可依、有规可循 2. 严格按制度执行，防范捐赠财产管理风险 3. 合理设置岗位，不相容岗位相分离
接受捐赠财产	1. 接受财产未经归口部门统一受理，形成多头接受，存在管理风险，或接受了不得接受的捐赠财产 2. 无评估或审核不充分 3. 接受前应报批未报批，验收未按规定，财产未及时入账等 4. 接受了不得接受的捐赠财产	1. 设立统一接受财产的归口部门 2. 建立接受捐赠预评估工作制度和重大经济事项集体决策及相关审批程序，捐赠管理部门应将接受捐赠预评估意见提交单位领导班子集体研究决策，并形成书面决议资料 3. 应建立专项报告制度。单笔在规定限额以上的捐赠应填报审批表，报经主管部门审批同意后方可签订捐赠协议；应建立受赠财产验收制度 4. 明确可接受的捐赠范围和不可接受捐赠范围。建立制度规范接受财产的流程和要求
使用捐赠财产	1. 未经重大经济事项集体决策及相关审批程序 2. 货币及非货币捐赠财产的使用未按照捐赠人的意愿及协议用途或公益用途 3. 物资的领用没有及时、正确登记，可能造成实物财产账实不符	1. 强化重大经济事项集体决策及相关审批程序 2. 捐赠管理部门应当根据捐赠协议、《关于印发卫生计生单位接受公益事业捐赠管理办法（试行）的通知》以及相关的财务资金、资产管理等制度，编制捐赠财产使用方案和执行计划，报单位领导集体研究审定 3. 建立出入库管理制度，物资的领用需及时、正确登记
保管捐赠财产	1. 因保管不善、操作不当导致财产丢失、毁损 2. 未及时得到合理分配，造成捐赠物资使用效率低下、资源浪费	1. 建立捐赠资产保管规定，并严格执行 2. 合理编制捐赠财产使用方案，对捐赠财产的使用编制绩效评估报告
清查核实	1. 财产清查风险。各部门清查核实职责不清，各组织主体的财产清查程序不规范，清查内容不全面，会出现清查随意性、重复清查等现象；清查报告内容不完全，不能如实反映捐赠财产状况 2. 财产核实风险。财产核实程序不规范，各验收、使用部门核实管理权限不清，财产核实资料不全，导致财产核实达不到预期效果	1. 设立清查核实规定、明确职责及清查报告的要素涵盖范围 2. 规范财产核实程序

续表

关键环节	主要风险点	主要防范措施
财产处置	1. 未设立相关制度 2. 处置没有履行规定的审批程序，造成财产处置行为不合法、不合规或存在舞弊现象，可能导致财产流失	1. 建立健全财产处置管理制度。对待处置财产要进行综合评估 2. 按规定审批及上交相关收益
监管、信息公示	1. 缺乏对捐赠财产全过程监管的风险。捐赠财产管理是一个多部门协作的管理，缺乏对全过程监管的认识，缺乏多部门协作，导致财产毁损缺失 2. 未按要求公开受赠信息，影响受赠使用和管理工作的透明度及捐赠人知晓受赠项目实施情况	1. 设立监管岗位，制定岗位职责 2. 明确捐赠事项信息公开应及时、完整、真实、准确。受赠项目完成后，捐赠管理部门应及时主动向捐赠人反馈受赠项目实施情况，听取捐赠人的意见或建议，在单位门户网站或当地主要新闻媒体主动公开受赠信息

10.5　制度框架

××医院接受捐赠管理制度

第一章　总则

一、制度制定目的。

二、制度制定依据：如与接受捐赠管理相关的法律法规、政策。

三、捐赠的定义及适用范围。

四、捐赠应遵循的原则：如遵守国家法律法规；自愿；符合公益目的；非营利性；信息公开，强化监管等。

第二章　建立组织架构，明确工作职责

五、明确归口管理部门和工作小组。如各单位应按照《捐赠管理办法》要求，明确承接捐赠事项的归口管理部门（以下简称捐赠管理部门），负责捐赠管理日常事务，并会同资产管理、财务、监察、内审等相关部门成立捐赠管理工作小组。

六、明确各部门工作职责。如：归口管理部门、资产管理、财务、监察、内审等相关部门的工作职责。

第三章　捐赠财产的接受和使用管理

七、明确可以接受捐赠的范围。如：用于医疗机构患者医疗救治费用减免；用于公众健康等公共卫生服务和健康教育；用于卫生计生人员培训和培养；用于卫生计生领域学术活动；用于卫生计生领域科学研究；用于卫生计生机构公共设施设备建设；用于其他卫生计生公益性非营利活动。

八、明确不可接受捐赠的范围。如：不符合国家法律法规规定；涉及商业营利性活动；涉嫌不正当竞争和商业贿赂；与本单位采购物品（服务）挂钩；附有与捐赠事项相关的经

济利益、知识产权、科研成果、行业数据及信息等权利和主张；不符合国家有关质量、环保等标准和要求的物资；附带政治目的及其他意识形态倾向；损害公共利益和其他公民的合法权益；任何方式的索要、摊派或者变相摊派；承担政府监督执法任务机构，不得接受与监督执法工作有利害关系的捐赠。

九、加强流程管理，规范捐赠接受使用。如：捐赠申请提出与受理；风险评估；集体决策；联络反馈；协议签订；接受与确认；出具捐赠票据；使用方案编制与审批；财产使用；信息公开。

第四章　受赠财产清查和处置

十、建立受赠财产清查核实规定，规范受赠财产核实范围和程序。

十一、医院受赠财产处置需遵循的原则及应履行的手续。

十二、医院处置受赠财产的流程。

第五章　建立报告制度，强化监督管理

十三、建立专项报告制度。

十四、建立监督检查机制。

第六章　附则

十五、制度效力与修订。

十六、负责制度解释部门。

十七、制度生效时间。

（章芸　金萍妹　章月丽　许一路　许莹颖）

第11章 医院科研项目经费管理制度

11.1 制度目标、范围、内容及要求

11.1.1 制度建设的目标

（1）合法性目标：贯彻落实中央关于深化改革创新，形成充满活力的科技管理和运行机制的要求，保证科研项目经费管理符合国家法律法规，规范科研项目经费立项、使用、验收与结题执行均符合相关规定；

（2）经济性目标：完善科研项目经费管理，提高科研项目经费使用效益，确保科研项目经费的合理分配和有效使用；

（3）业务性目标：通过建立完善科研项目经费制度，按照能放尽放的要求赋予科研人员更大的人财物自主支配权，调动科研人员积极性，对科研的立项、经费使用、审计、结题、验收等实行全过程管理，确保项目顺利实施及绩效目标的实现，提升科研能力，多出高水平成果；

（4）内部控制目标：遵循内部控制规范，规范科研项目经费使用，防范科研项目经费使用风险，提高科研项目经费预算绩效。

11.1.2 制度规范的范围

包括纵向项目经费、横向经费、配套经费、临床药物试验经费等。

11.1.3 制度规范的内容

（1）科研项目经费的定义与范畴；
（2）组织架构及相关职责；
（3）科研项目经费立项管理；
（4）科研项目经费支出管理；
（5）科研资产管理；
（6）科研项目经费跟踪及验收结题管理；
（7）科研项目经费监督与绩效评价。

11.1.4 制度规范的要求

（1）应当符合与科研项目经费相关的法律、行政法规、国家统一的财务会计制度和内

部控制规范的要求；

（2）应当体现本单位业务活动和管理的特点和要求；

（3）应当明确科研项目经费的组织领导及归口管理部门，全面规范本单位科研项目经费立项、经费使用等各环节的管理要求，以及所涉及的关键岗位和职责，坚持"放管服"结合；规范经费管理，明确科研项目经费支出要求、报销流程，提升管理绩效；

（4）应明确科研项目经费管理中的主要风险点和防范措施；

（5）制度内容和要求应科学、合理，便于操作和执行。

11.2　制度制定主要依据

11.2.1　国家部委相关管理制度

（1）优化科研项目，强化项目绩效评价应遵循《国务院关于优化科研管理提升科研绩效若干措施的通知》（国发〔2018〕25 号）；

（2）为贯彻落实中央关于深化改革创新、形成充满活力的科技管理和运行机制的要求，进一步完善中央财政科研项目资金管理等政策，应遵循《关于进一步完善中央财政科研项目资金管理等政策的若干意见》（中办发〔2016〕50 号）；

（3）针对各类科技计划（专项、基金等）申报项目、资源配置等问题应遵循《关于深化中央财政科技计划（专项、基金等）管理改革方案的通知》（国发〔2014〕64 号）；

（4）国家重点研发计划资金管理和使用应遵循《国家重点研发计划资金管理办法》（财科教〔2016〕113 号）；

（5）国家重点研发计划资金的预算编制和评估应遵循《国家重点研发计划资金管理办法》配套实施细则（国科发资〔2017〕261 号）；

（6）就国家重点研发计划组织实施有关问题应遵循《关于进一步优化国家重点研发计划项目和资金管理》（国科发资〔2019〕45 号）；

（7）国家自然科学基金项目资金的管理和使用，应遵循《国家自然科学基金资助项目资金管理办法》（财教〔2015〕15 号）、《关于进一步完善科学基金项目和资金管理的通知》（国科金发财〔2019〕31 号）；

（8）国家社会科学基金项目资金使用和管理，应遵循《国家社会科学基金项目资金管理办法》（财教〔2016〕304 号）、《关于进一步完善国家社会科学基金项目管理的有关规定》（社科工作领字〔2019〕1 号）。

11.2.2　浙江省相关管理制度

（1）基础科学研究应遵循浙江省人民政府关于《全面加强基础科学研究的实施意见》（浙政发〔2019〕23 号）；

（2）科技专项资金管理应遵循《浙江省科技发展专项资金管理办法》（浙财科教〔2019〕7 号）；

（3）关于科研机构和科研人员的自主权应遵循浙江省人民政府办公厅关于印发《浙江省

加快落实赋予科研机构和人员更大自主权有关文件工作要点的通知》（浙政办发〔2019〕13 号）；

（4）浙江省财政科研项目资金管理应遵循中共浙江省委办公厅、浙江省人民政府办公厅关于《进一步完善省财政科研项目资金管理等政策的实施意见》（浙委办发〔2017〕21 号）；

（5）科技创新应遵循浙江省人民政府办公厅关于《补齐科技创新短板的若干意见》（浙政办发〔2016〕75 号）。

11.3 制度所规范经济业务流程图及关键节点

11.3.1 科研项目经费业务流程图

科研项目经费业务流程主要包括立项、科研项目经费支出、科研项目经费预算执行分析与调整、科研项目经费核算、财务管理、财务报销、科研资产管理、结题、验收、审计、结余经费等，具体业务流程如图 11 - 1 所示。

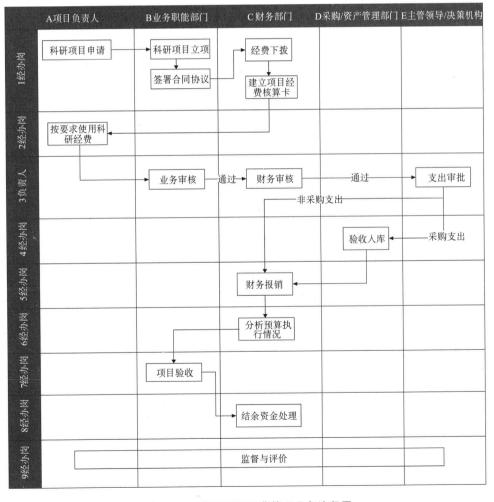

图 11 - 1 科研项目经费管理业务流程图

11.3.2 关键节点、关键岗位和岗位职责

与上述业务流程相对应，医院科研项目经费管理的关键节点、关键岗位和岗位职责，主要如表 11-1 所示。

表 11-1 关键节点、关键岗位和岗位职责

关键节点	关键岗位	岗位职责
A1 B1 立项	科研项目管理岗	1. 建立和健全科研项目经费管理责任制和监管机制 2. 负责科研项目经费管理有关政策、制度的制定、贯彻执行及宣传、培训 3. 明确相关职能部门和项目负责人的职责权限 4. 加强对科研项目经费的监督和检查 5. 严格保管专用章（或公章），规范用章 6. 组织项目申报、验收，按规定组织重大项目中期评估
A2 科研项目经费支出	科研项目负责人	1. 编制科研项目经费预算和决算 2. 按要求使用科研项目经费 3. 及时填报科研项目经费使用信息公开工作
C6 科研项目经费预算执行分析与调整	科研项目经费预算执行岗	1. 指导、审核科研项目经费预算编制 2. 定期对项目经费预算执行情况进行分析、及时将预算执行情况反馈给项目负责人 3. 为维护预算的严肃性，经费预算一般不予调整，确需调整的，按规定报有权限的单位或部门审批后执行
B3 C3 科研项目经费核算、财务管理	科研项目经费核算、财务管理岗	1. 负责科研项目经费的转拨审核、经费使用、分析、决算、结转等工作 2. 审核科研项目经费的使用 3. 负责科研项目经费的专款专用，独立核算
C5 财务报销	财务报销岗	1. 按开支标准、审批程序报销 2. 填写科研项目经费报销单 3. 附上发票原件、自制原始凭证（劳务费发放表等）以及必要的附件（合同、会议等相关资料）。发票原件必须由经手人与项目负责人两人签字有效 4. 对公支出、对个人支出，按照相关规定，经审核、分级审批签字后，执行报销手续
D4 科研资产管理	科研资产管理岗	1. 课题经费购置的资产均属于国有资产，其使用权和产权归医院，必须纳入医院的固定资产账户核算与管理，严格执行国家和医院国有资产管理、使用规定 2. 资产的处置按国家的有关规定执行，防止国有资产的流失
C8 结题、验收、审计、结余经费	结题、验收、审计、结余经费岗	1. 按照规定时限和程序组织开展项目验收，有明确应用要求的，在项目验收后不定期组织对成果应用情况的现场抽查、后期评估 2. 根据项目类别及完成情况，对结余资金采取不同的处理 3. 根据项目经费额度实施外部或内部审计

续表

关键节点	关键岗位	岗位职责
A9　B9　C9　D9　E9 科研项目经费监督与绩效评价	科研项目经费监督、评价岗	1. 确定监督评价的归口管理部门和具体实施部门，按照科研项目经费管理规定以及国家和医院的有关财务管理制度使用科研项目经费 2. 加强对科研项目经费的监督和检查，健全科研项目经费使用管理的监督和约束 3. 协同科研项目经费内、外部审计检查工作 4. 依据任务书在项目期末进行综合绩效评价。围绕项目目标、研究内容、研究主要指标等完成情况，预算执行情况，经费使用的合规性、有效性、相关性及时性进行监督评价 5. 监督评价结果的应用 6. 监督与评价的形成：日常与规定时间相结合；外部与内部相结合

11.4　制度所规范经济业务主要风险点及防范措施

科研项目经费管理的主要风险点和防范措施，包括但不限于如表 11-2 所示。

表 11-2　　　　　　　　　　主要风险点及防范措施

关键环节	主要风险点	主要防范措施
管理制度及岗位设置	1. 科研项目经费管理制度不健全 2. 没有严格按照制度执行 3. 岗位设置不合理，没有实现内控岗位分离，存在舞弊风险	1. 建立科研项目经费管理制度，管理行为有法可依、有规可循 2. 严格按制度执行，防范科研项目经费管理风险 3. 合理设置岗位，采购执行与验收、申请与审批、需求制定与内部审批、合同（协议）的签订与验收、记账和保管、付款审批和付款执行、业务经办和会计核算等不相容岗位相分离
经费预算与使用	1. 立项审核不严格，使得不成熟项目通过审核，造成项目超期超预算，或达不到预期成果 2. 没有按科研活动实际需要编制预算 3. 经费未按预算使用，预算执行不到位 4. 项目预算调整、研究内容和项目承担单位变更等未按规定报备或审批 5. 差旅、会议、培训、出国等三公经费的开支，其范围、标准、审批程序，是否符合相关规定 6. 经费支出不合理，经费使用管理不严，存在支出真实性风险 7. 费用审核不严 8. 劳务费发放是否按标准支出及其是否真实 9. 未严格按照预算明细使用，造成结题后经费难以归集	1. 建立和健全科研项目经费管理责任制和监管机制，规范政策，并加强宣传教育，建立追责机制 2. 加强立项论证，关注绩效目标、研究内容、方法、项目可行性论证，提高中标率及项目可执行率 3. 建立预算执行分析制度，加强对预算执行的监督 4. 经费预算一般不予调整，确需调整的，按规定报有权限的单位或部门审批后执行 5. 规范三公经费的开支范围，严格按程序支出 6. 项目经费预算分别书面交送科教部和财务部，作为经费使用的依据。经费来源渠道等信息建立项目经费核算卡，下达项目经费预算 7. 加强费用的审核。出纳、审核岗位严格审核经费的报销，应将项目经费预算、各类开支标准、合法原始凭证、货物、服务采购、验收等管理规定等作为报销依据 8. 规范和明确劳务费开支比例和范围 9. 加强过程控制，科研人员按期及时将发生费用报经费管理人员统计，定期与财务部门进行明细账核对，及早发现不合理支出并及时更正

续表

关键环节	主要风险点	主要防范措施
采购与验收	1. 货物、服务等采购未执行采购制度 2. 未归口采购，可能产生账外资产 3. 业务采购的真实性 4. 未按内控要求实施验收	1. 严格执行采购制度 2. 纳入统一归口采购 3. 建立出入库管理制度，物资的领用需及时、正确登记 4. 加强采购业务的审核 5. 加强按内控要求验收
科研资产管理	1. 科研采购的资产管理不严，缺乏动态监管 2. 大型设备利用率低	1. 纳入医院的固定资产账户核算与管理，严格执行国家和医院国有资产管理、使用规定 2. 大型设备应共享共用，提高大型设备利用率

11.5　制度框架

××医院科研项目经费管理制度

第一章　总则

一、制度制定目标：确保医院科研项目经费业务达到合法性、经济性、业务性及内部控制等目标。

二、制度范围：明确本制度的适用范围。

三、制度制定依据：与科研项目经费相关的法律法规、政策。

四、制度制定原则：制度制定应坚持科学性、合规性、适应性等基本原则。

第二章　科研项目经费的定义与范畴

五、各类科研项目经费的定义。

六、科研项目经费管理范畴：纵向项目经费、横向经费、配套经费、临床药物试验经费等。

第三章　组织构架及相关职责

七、明确归口管理部门。

八、科研项目经费管理相关职责。

第四章　科研项目经费立项管理

九、规范科研项目经费申报管理。

十、明确科研项目经费立项依据。

十一、科研项目经费立项程序。

十二、科研项目经费预算编制。

十三、根据项目经费类别、经费来源渠道等信息建立项目经费核算卡，下达项目经费预算。

十四、签订协议。

第五章　科研项目经费支出管理

十五、科研项目经费的开支范围：包括在项目组织实施过程中与研究开发活动密切相关的费用，如设备费、材料费、化验加工费、差旅费、会议费和国际合作交流费等。

十六、明确各类开支标准。

十七、科研项目经费支出总体审批程序与权限。

十八、科研项目经费报销管理程序。

十九、科研项目经费预算执行分析与调整规定。

第六章　科研资产管理

二十、明确课题经费购置的资产管理规定：必须纳入医院的固定资产账户核算与管理，严格执行国家和医院国有资产管理、使用规定。

二十一、资产处置的相关规定。

第七章　科研项目经费验收结题管理

二十二、项目完成后的验收与结题：明确验收、报批和审计相关规定。

二十三、项目经费结余处理：根据项目类别及完成情况，对结余资金采取不同的处理规定。

如：纵向科研项目经费结余，在相关管理办法或合同、任务书、协议等对科研项目结余经费管理和使用范围有明确规定或约定的，从其规定或约定，如没有明确规定或约定的，医院可以参照相关管理办法在制度中明确规定；横向项目科研项目经费结余，医院可以参照相关管理办法在制度中明确规定；配套经费结余，可与纵向经费一并考虑，特殊情况由集体决策讨论。

第八章　科研项目经费监督与绩效评价

二十四、确定监督评价的归口管理部门和具体实施部门。

二十五、监督与评价的内容：围绕项目目标、研究内容、研究主要指标等完成情况，预算执行情况，经费使用的合规性、有效性、相关性及时性进行监督评价。

二十六、监督与评价的形成：日常与规定时间相结合；外部与内部相结合。

二十七、监督评价结果的应用。

第九章　附则

二十八、制度效力与修订。

二十九、负责制度解释部门。

三十、制度生效时间。

（章芸　金萍妹　章月丽　许一路　许莹颖）

第12章　医院绩效考核分配管理制度

12.1　制度目标、范围、内容及要求

12.1.1　制度建设的目标

（1）合法性目标：加强和规范医院绩效分配工作，确保医院的绩效分配符合国家政策规定；

（2）经济性目标：建立健全医院收入分配的激励约束机制，实现绩效分配的科学化和规范化，着力体现医务人员技术劳务价值，调动医务人员积极性；

（3）业务性目标：通过医院绩效考核分配方案制定、实施、评价与调整等过程管理，激励医务人员提高医疗服务质量与效率，促进医疗卫生事业的健康发展；

（4）内部控制目标：加强医院绩效分配业务的流程管理，不相容岗位相分离，合理设置绩效分配岗位，明确职责，确保医院绩效分配合规合理，核算与发放准确及时。

12.1.2　制度规范的范围

医院各类绩效工资的分配。

12.1.3　制度规范的内容

（1）明确绩效考核分配的目标、原则；

（2）明确绩效考核分配组织机构设置及相关职责；

（3）设定绩效考核指标，确定绩效核算和分配方法；

（4）明确绩效分配方案的审批流程；

（5）明确绩效分配方案的评价与调整流程。

12.1.4　制度规范的要求

（1）应当符合与绩效业务相关的法律法规、国家政策和内部控制规范的要求；

（2）应当体现本单位绩效管理的特点和要求，明确绩效方案的制定、实施、评价与调整等业务，分类规范具体业务流程；

（3）应当明确绩效考核分配的组织领导，成立绩效管理委员会，明确归口管理部门以

及关键岗位和职责，保证绩效管理规范有序进行；

（4）应当明确绩效业务主要风险点，并提出有效防范措施，包括但不限于授权、审核、审批、不相容岗位分离等；

（5）制度内容和要求应科学、合理，便于操作和执行。

12.2　制度制定主要依据

1. 关于绩效分配制度建立的基本原则和指导思想应遵循《人力资源社会保障部、财政部、国家卫生计生委、国家中医药管理局关于开展公立医院薪酬制度改革试点工作的指导意见》（人社部发〔2017〕10 号）及《浙江省人力资源和社会保障厅 浙江省财政厅 浙江省卫生和计划生育委员会关于印发浙江省公立医院薪酬制度改革指导意见的通知》（浙人社发〔2018〕93 号）关于健全激励约束机制，以增加知识价值为导向进行分配，着力体现医务人员技术劳务价值，规范收入分配秩序等相关规定；

2. 关于绩效收入的核算应遵循《国家卫生计生委　国家中医药管理局关于印发加强医疗卫生行风建设"九不准"的通知》（国卫办发〔2013〕49 号）及《国务院办公厅关于建立现代医院管理制度的指导意见》（国办发〔2017〕67 号）关于医务人员薪酬不得与药品、卫生材料、检查、化验等业务收入挂钩等相关规定；

3. 关于绩效方案的制定应遵循《浙江省人民政府关于印发浙江省深化医药卫生体制改革综合试点方案的通知》（浙政发〔2016〕19 号）关于制定符合行业特点的薪酬改革方案，既充分体现医务人员的劳动价值，又反映医务人员良好的医德医风和规范的诊疗行为的相关规定；

4. 关于不同类别人员性质的绩效考核应遵循《浙江省人民政府办公厅关于建立现代医院管理制度的实施意见》（浙政办发〔2018〕3 号）关于完善公立医院聘用和岗位管理制度、加快推进公立医院薪酬分配制度改革的相关规定；

5. 关于绩效方案的制定、审批等流程应遵循《浙江省人力资源和社会保障厅 浙江省财政厅关于加强省直事业单位绩效考核的指导意见》（浙人社发〔2013〕109 号）单位的绩效考核方案要广泛征求意见，在本系统、本单位内公示公开，保障绩效考核工作公正透明的原则。

12.3　制度所规范经济业务流程图及关键节点

12.3.1　业务流程图

绩效考核分配业务主要包括方案制定、实施、评价与调整等环节，具体业务流程如图 12 - 1 所示。

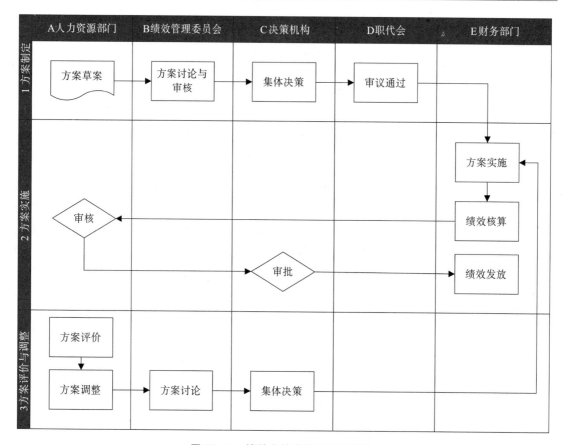

图 12 - 1 绩效考核分配业务流程图

12.3.2 关键节点、关键岗位和岗位职责

与上述绩效考核分配业务流程相对应，绩效考核分配业务的关键节点、关键岗位和岗位职责如表 12 - 1 所示。

表 12 - 1 关键节点、关键岗位和岗位职责

关键节点	关键岗位	岗位职责
A1 人力资源部门方案制定	绩效方案起草岗位	会同医务、财务、护理、质管等部门学习掌握国家政策、充分调研医院临床业务情况，根据"多劳多得，优绩优酬"的原则制定绩效分配草案
B1 绩效管理委员会方案讨论与审核	绩效方案审核岗位	根据国家绩效管理相关政策，对拟定的绩效分配草案，从公益性、合规性、激励性等方面充分讨论，保证方案的科学性和合理性
E2 财务部门方案实施	绩效核算、发放岗位	收集病案、质管、医保等部门及 HIS 等系统财务数据、业务数据，根据绩效分配方案核算绩效分配结果；经审核、审批后发放绩效
A2 人力资源部门审核	绩效核算结果审核岗位	根据绩效考核方案审核财务部门提交的绩效核算结果，保证准确性
A3 人力资源部门方案评价与调整	绩效方案评价与调整岗位	根据医院发展、医改形势变化及实施过程中遇到的问题，对绩效方案的科学性、合理性进行评价，并提出调整方案

12.4　制度所规范经济业务主要风险点及防范措施

绩效考核分配业务的主要风险点及防范措施如表 12 – 2 所示。

表 12 – 2　　　　　　　　　　　　　主要风险点及防范措施

环节	主要风险点	主要防范措施
方案制定	1. 绩效分配方案未结合综合医改相关要求，医院公益性弱化 2. 未全面考虑岗位服务量、服务质量、技术能力等因素，无法调动医务人员积极性 3. 违反医疗卫生行业"九不准"规定，绩效分配与药品、耗材、检查化验等业务收入挂钩，按开单提成 4. 成本控制指标设置不合理，无法引导员工进行成本控制 5. 未对科室二级分配提出要求及指导性意见，导致科室二级分配流于形式 6. 绩效分配方案未进行集体决策并经职代会审议	1. 全面收集、学习医改相关政策文件，严格按照政策要求制定方案 2. 充分调研临床业务情况，根据"多劳多得，优绩优酬"原则制定绩效分配草案 3. 学习"九不准"相关政策文件，严格按照政策要求制定方案 4. 做好绩效相关成本分析，科学设置成本控制指标 5. 制定科室二次分配指导意见，明确基本分配原则 6. 确保绩效分配方案制定、审批等流程合规性
方案实施	1. 财务部门未严格按照绩效分配方案进行核算，导致核算结果错误 2. 未发现信息系统存在的风险，导致核算结果错误 3. 人力资源部未按照绩效分配方案对核算结果进行审核，导致核算错误未被发现	1. 确保财务部门绩效分配核算与复核岗位相互分离，保证方案执行的准确性 2. 定期评估信息系统，复核、比较核算结果，对异常情况进行溯源追踪 3. 加强内审部门的监督，会同财务部门、人力资源部门对绩效分配结果进行抽检复核
方案评价与调整	1. 未对方案实施效果进行评价并及时调整，导致方案的激励约束作用不强或与医院发展及国家政策不符 2. 未经审批随意调整方案	1. 定期评价方案适用性，实时关注医改和绩效相关政策，结合医院发展重点，及时调整方案 2. 确保绩效分配方案调整流程合规性

12.5　制度框架

××医院绩效考核分配管理制度

第一章　总则

一、绩效分配目标：明确绩效分配的目标是调动医务人员的积极性，不断提高医疗服务质量与效率。

二、制度订立依据：应当符合国家相关政策。

三、绩效分配范围：明确本制度的适用范围是医院月度奖励性绩效工资。

四、绩效分配原则：明确绩效分配的公益性、按劳分配、成本控制、持续改进等原则。

第二章　组织机构设置及职责

五、明确绩效管理委员会的构成：一般由院长、副院长、总会计师（财务总监）、财务、人力资源、医务、护理、质管、医保、门诊部等相关职能部门负责人以及临床、护理、医技等部门代表组成。

六、明确绩效管理委员会及绩效考核分配相关职能部门的职责。

第三章　方案制定与实施

七、核算科室（单元）的划分：明确哪些科室作为绩效分配的核算科室。

八、明确绩效考核指标与核算方法。

九、绩效核算与发放要求：明确绩效核算数据的提供部门与时间，以及绩效发放时间。

第四章　方案评价与调整

十、应当定期评价方案适用性，及时调整。

第五章　审批流程

十一、明确绩效考核分配方案审批流程，方案应经过绩效管理委员会、决策机构、职代会审议。

十二、明确绩效核算结果审批流程，应经人力资源部门审核并经决策机构审批。

十三、明确绩效考核分配方案调整审批流程，方案调整应经过绩效管理委员会、决策机构审议，重大调整还需职代会审议通过。

十四、明确科室二次分配方案报备流程，方案应在科室内部公开，并报人力资源部门、财务部门备案。

第六章　附则

十五、负责制度解释部门。

十六、制度生效时间。

（赵卫群　鲁荣赟　郭玮　孙静琴　戴银莲）

第13章 医院资金结算管理制度

13.1 制度目标、范围、内容及要求

13.1.1 制度建设的目标

（1）合法性目标：从制度上规范资金结算业务操作，使其符合国家相关法律法规要求，降低违规风险；

（2）经济性目标：合理设置资金结算操作岗位，明确岗位责任，加强操作的准确性、提高效率，使资金结算成本效益最大化；

（3）业务性目标：规范资金结算业务操作行为，加强控制，确保操作规范、准确、及时，资金安全；

（4）内部控制目标：有效地规范资金结算业务相关岗位职责，使其符合内控规范的基本要求，防范舞弊风险。

13.1.2 制度规范的范围

本制度所规范的经济业务活动范围应包含医院与其他单位或个人之间所发生的所有货币资金（包括本币和外币）收付业务，包括：

（1）现金收付业务；

（2）通过银行、城市信用合作社、农村信用合作社（以下简称银行）进行的货币收付及其资金清算的行为，包括使用票据、信用卡和汇兑、托收承付、委托收款等结算方式；

（3）通过非金融机构进行的货币资金转移业务，包括支付宝、微信支付等网络支付、预付卡、银行卡收单等结算方式；

（4）通过经营外汇业务的银行进行的外汇结算业务，包括结汇、购汇和付汇。

此外还应包括医院账户间的资金归集和调拨。

13.1.3 制度规范的内容

本制度主要规范以下内容：

（1）制度制定的目的、依据和适用范围；

（2）各资金结算业务的管理部门、岗位及其职责权限；

（3）对各类资金结算业务、结算方式的管理要求；

（4）对资金结算业务的监督。

13.1.4　制度规范的要求

（1）应当符合与《中华人民共和国票据法》《支付结算办法》等资金结算业务相关的法律、法规及内部控制规范的要求；

（2）应当体现本单位业务活动和管理的特点及要求；

（3）应当明确资金结算业务的组织领导及归口管理部门，全面规范本单位各种资金结算方式的管理要求，明确业务关键岗位的职责、权限，以保证资金结算业务安全、有序地进行；

（4）应当明确资金结算业务的主要风险点及防范措施；

（5）制度内容和要求应科学、合理，便于操作和执行。

13.2　制度制定主要依据

1. 制度中关于现金结算方式的内容，应遵循《中华人民共和国现金管理暂行条例》（中华人民共和国国务院令〔1988〕第 12 号）及《现金管理暂行条例实施细则》（银发〔1988〕288 号）的规定；

2. 关于通过银行、城市信用合作社、农村信用合作社（以下简称银行）进行的，包括使用票据、信用卡和汇兑、托收承付、委托收款等结算方式，应遵循《中华人民共和国票据法》（中华人民共和国主席令〔1995〕第 49 号，2004 年修订）、《票据管理实施办法》（中华人民共和国国务院令〔1997〕第 588 号，2011 年修订）及《支付结算办法》（银发〔1997〕393 号）的规定；

3. 关于通过非金融机构进行的货币资金转移业务，包括支付宝、微信等网络支付、预付卡、银行卡收单等结算方式，应遵循《非金融机构支付服务管理办法》（中国人民银行令〔2010〕第 2 号）、《非银行支付机构网络支付业务管理办法》（中国人民银行公告〔2015〕第 43 号）、《关于公立医院开展网络支付业务指导意见的通知》（国卫办财务发〔2018〕23 号）的规定；

4. 关于通过经营外汇业务的银行进行的外汇结算业务，包括结汇、购汇和付汇，应遵守《中华人民共和国外汇管理条例》（中华人民共和国国务院令〔1996〕第 193 号，〔2008〕532 号修订）及《结汇、售汇及付汇管理规定》（中国人民银行令〔1996〕第 1 号）的规定；

5. 关于不相容岗位的分离设置，应遵循《中华人民共和国会计法》（中华人民共和国主席令〔1999〕第 24 号，2017 年中华人民共和国主席令第 81 号修订）、《会计基础工作规范》（财会字〔1996〕19 号，2019 年中华人民共和国财政部令第 98 号修订）及《行政事业单位内部控制规范（试行）》（财会〔2012〕21 号）的相关规定。

13.3　制度所规范经济业务关键节点

资金结算业务的关键节点、关键岗位及岗位职责如表 13 - 1 所示。

表 13 - 1　　　　　　　　关键节点、关键岗位及岗位职责

关键节点	关键岗位	岗位职责
A1 结算方式的选择	资金结算管理岗	根据资金结算申请内容及相关法规的适用范围，选择、确认适合的结算方式。某些结算方式的选择，如网络支付等，必须经过前期评估及审批
A2 资金结算	资金结算操作岗/出纳岗	1. 核对结算申请的审核、审批是否完整 2. 在被授权的资金结算业务范围内，根据已完成审核、审批的结算申请及结算方式要求进行资金结算操作
	资金结算复核岗	对资金结算操作进行权限内复核

13.4　制度所规范经济业务主要风险点及防范措施

各单位应结合资金结算的实际情况，分析各种结算方式的主要风险点，并采取有效的防范措施。主要风险点和防范措施如表 13 - 2 所示。

表 13 - 2　　　　　　　　主要风险点及防范措施

主要风险点	主要防范措施
货币资金管理岗位设置不合理，岗位职责不明确，不相容岗位未分离，未形成相互制约和监督的管理机制，导致错误和舞弊的风险	按照内部控制要求，合理设置资金结算业务相关岗位，明确岗位职责权限，确保不相容岗位相互分离，形成制衡机制。主要的不相容岗位包括：货币资金支付业务的审批人与执行人；出纳与稽核、会计档案保管和收支账目的会计核算人员；出纳与货币资金核对人员；完成资金结算业务所需的全部印鉴、密钥不得一人保管
资金结算申请的审核、审批、控制（包括系统内/外）程序不到位，结算依据不充分，存在资金安全隐患及徇私舞弊的风险	1. 建立制度明确资金结算申请的审核、审批流程及权限 2. 在收付费系统内设置审核、审批流程，并按内控要求设置权限 3. 要求资金结算操作必须根据已完成审核、审批的资金结算申请进行
密钥、印章保管不善，存在由一人保管办理资金结算业务所需的全部密钥、印章等现象，导致资金安全及舞弊的风险	1. 根据业务需要设置资金结算分级复核权限，严禁一人保管资金结算业务所需的全部密钥或支付密码 2. 根据授权，银行预留印鉴分开并专人保管，严禁一人保管资金结算业务所需的全部印章。严格履行用印手续
退费资金结算、网络支付业务单边账项处理流程不明确，存在套取资金的风险	在制度中明确退费资金结算、网络支付业务单边账项处理流程及审批权限

续表

主要风险点	主要防范措施
未按法规条例的要求使用现金，存在套取现金、侵吞国有资产等违法行为的可能	1. 明确按法规条例规范使用现金的要求，明确现金结算的业务范围 2. 加强对库存现金的盘点管理
未按相关法规条例执行，如签发空头支票、未按规定进行外汇管理等违法违规行为，存在受到处罚的风险	1. 明确按法规条例进行资金结算操作的职责要求 2. 加强对资金结算操作人员的法规培训
资金结算岗位操作错误、履职不到位，未按规定时间、要求等进行资金结算操作而导致的资金安全、效率及权益受损等风险，如持票超过规定期限提示付款而被拒绝受理、丧失对前手追索权，持有的票据丢失等	1. 明确按法规条例进行资金结算操作的职责要求 2. 加强对资金结算操作人员的业务培训
网络支付结算业务开展前的评估不到位，对拟合作机构资质审核不严，对风险预估不足，结算业务合同中规定的责任不清等导致的网络支付结算资金安全风险	1. 网络支付结算业务开展前，应对政策导向、自身条件、前期投入、合作方资质、业务量、业务成本及系统风险等方面进行充分评估 2. 加强合同管理，合同中需明确双方职责，以及出现问题的解决方案等 3. 应与合作的网络支付机构约定审计条款，定期执行审计
开展网络支付信息化系统建设不健全，如未达到国家网络安全法和有关部门要求的技术标准，未能处理好数据安全、内外系统互联之间的关系，无法确保医院信息系统与支付平台数据传输安全稳定，信息原始数据可修改或删除，网络支付故障应急机制建设不完善等系统风险	1. 按照国家网络安全法和有关部门要求的技术标准建设网络支付的信息系统；建立网络支付故障应急机制，保障数据完整性 2. 根据医院的信息化管理制度及具体操作规范，合理设置各岗位操作权限，确保网络支付原始数据不被修改，保证数据的真实性
网络支付故障应急机制建设不完善，导致事故的影响超出可控的范围；灾难恢复能力不足，灾难导致业务中断的影响超出承受范围	1. 加强日常监控，及时发现问题并及早处理，建立事故响应机制，有效应对网络支付故障 2. 制定业务连续性计划和灾难恢复计划，充分测试并定期演练，保证灾难发生时信息系统能够在满足 RTO 和 RPO 的条件下恢复并支持关键业务的连续运行

13.5 制度框架

××医院资金结算管理制度

第一章 总则

一、制度制定目标：确保资金结算业务达到合法性、经济性、业务性及内部控制等目标。

二、制度范围：明确本制度的适用范围。

三、制度制定依据：与资金结算相关的法律法规、政策。

四、制度制定原则：制度制定应坚持科学性、合规性、适应性等基本原则。

第二章 资金结算业务管理部门、岗位及其职责权限

五、医院资金结算业务部门及权限。

六、岗位设置及职责。设置部门权限及岗位职责时要符合以下四个方面要求：

（一）建立健全资金结算管理岗位责任制，明确财务部门、收款职能业务部门及相关岗位的职责权限，确保办理资金结算业务的不相容岗位相互分离、相互制约和相互监督。未经授权的部门和人员不得办理资金结算业务；

（二）加强对出纳人员的管理，包括对出纳人员不得兼任的岗位要求、回避要求等。出纳岗位不得由临时人员担任；

（三）加强印章、密钥及密码管理。严禁一人保管资金结算业务所需的全部印章、密钥或支付密码，必要时设置资金结算分级复核权限；

（四）加强资金结算业务前的授权审批控制。出纳及收费岗人员应根据严格履行审批手续的凭据进行资金结算操作。

第三章 对各类资金结算业务、结算方式的管理要求

七、对资金结算业务管理要求：明确对资金结算业务的具体管理要求，如资金结算操作应以经充分审批或控制的收付凭证为依据、某些结算方式的选择需经论证、审批等。

八、规范资金结算操作：

（一）应当明确按《现金管理暂行条例》规定的开支范围使用现金结算的要求。不属于现金开支范围的业务应当通过银行办理转账结算；

（二）应当明确严格按照《票据法》《支付结算办法》等国家有关规定办理银行结算业务的要求；

（三）应当明确加强网络支付业务管理的要求，如：网络支付业务开展前需进行评估论证，网络支付业务信息系统建设需符合内控的要求，加强网络支付业务资金入账情况的检查核对，明确网络支付业务单边账项处理流程；

（四）应当明确严格按照《中华人民共和国外汇管理条例》《结汇、售汇及付汇管理规定》等国家规定办理外汇结算业务的要求；

（五）强化退费资金结算管理的要求。退费资金原则上应当原路返还，无法原渠道返回的，应当经过审批；

（六）加强资金结算业务档案管理的要求。

资金结算业务凭证，包括网络支付业务交易记录、账目核对等资料，应当按会计档案管理制度要求保存。

第四章 对资金结算业务的监督

九、对资金结算业务的财务监督：应明确财务部门通过对资金结算相关岗位的合理设置，有效落实岗位责任制，资金结算申请的审核、审批，结算操作的分级复核，货币资金的对账等手段，对资金结算业务进行财务监督。

十、对资金结算业务的内部审计监督责任：应当明确医院内部审计部门定期组织对资金

结算业务的独立审计要求。

第五章　附则

十一、制度效力与修订。

十二、负责制度解释部门。

十三、制度生效时间。

（吕宏　周欣悦　胡守惠　陈立群）

第14章　医院货币资金管理制度

14.1　制度目标、范围、内容及要求

14.1.1　制度建设的目标

（1）合法性目标：保证货币资金业务符合国家法律法规，确保货币资金的取得、使用及保管均符合相关规定；

（2）经济性目标：合理调配资金，资金收益得到有效保障；优化货币资金业务收付流程，提高管理效率；

（3）业务性目标：保证货币资金各项业务的真实性，同时确保会计记录及时、准确、完整；

（4）安全性目标：加强对资金收付、保管的内部控制，保证货币资金安全、完整，避免损失。

14.1.2　制度规范的范围

货币资金包括现金、银行存款、零余额账户用款额度、其他货币资金，其中其他货币资金包括银行汇票存款、银行本票存款、信用卡存款、支付宝、微信、市民卡、POS 机以及其他各类方式结算的资金。

14.1.3　制度规范的内容

（1）货币资金业务的管理岗位及其职责权限；

（2）现金管理，现金库存限额、缴款时限、使用范围、盘点；

（3）银行存款管理，银行账户的开设、变更和撤销，银行款项的结算，定期存款存放，网银管理，对账管理；

（4）零余额账户用款额度管理，零余额账户的开设，财政国库支付令的签发，对账管理；

（5）其他货币资金管理，其他货币资金账户的开设、结算管理和对账管理。

14.1.4　制度规范的要求

（1）应当符合与货币资金业务相关的法律、行政法规、国家统一的财务会计制度和内

部控制规范的要求；

（2）应当体现本单位业务活动和管理的特点和要求；

（3）应当明确本单位货币资金业务收付、存放等各环节的管理要求，确定其关键节点、关键岗位和对应的职责权限；

（4）应当明确货币资金业务主要风险点和防范措施。针对货币资金收付、存放等业务流程，确定各项业务的主要风险点，并提出有效的风险防范措施，包括但不限于授权、审核、审批、不相容岗位分离、核查控制等；

（5）制度内容和要求应科学、合理，便于操作和执行。

14.2　制度制定主要依据

1. 货币资金岗位设置及分工，应符合《会计基础工作规范》（中华人民共和国财政部令〔2019〕第98号）、《行政事业单位内部控制规范（试行）》（财会〔2012〕21号）、《内部会计控制规范——货币资金（试行）》（财会〔2001〕41号）等规定；

2. 货币资金对外捐赠、损失核销，应符合《浙江省财政厅关于调整省级行政事业单位国有资产处置权限等有关事项的通知》（浙财资产〔2018〕83号）规定；

3. 收取货币资金开具票据，应符合《财政部关于全面推开财政电子票据管理改革的通知》（财综〔2018〕62号）、《财政票据管理办法》（中华人民共和国财政部令〔2012〕第70号）、《行政事业单位资金往来结算票据使用管理暂行办法及补充通知》（财综〔2010〕1号、〔2010〕111号）、《浙江省行政事业单位非经营服务性收入收款收据》（浙财综〔2010〕136号）等规定；

4. 库存现金限额、现金缴存银行要求、现金账目管理等，应符合《中华人民共和国现金管理暂行条例》（中华人民共和国国务院令第12号）、《现金管理暂行条例实施细则》（银发〔1988〕288号）等规定；

5. 各类款项支付使用现金范围，应符合《中华人民共和国现金管理暂行条例》（中华人民共和国国务院令第12号）、《现金管理暂行条例实施细则》（银发〔1988〕288号）、《行政事业单位工资和津贴补贴有关会计核算办法》（财库〔2006〕48号）、《中央财政科研项目专家咨询费管理办法》（财科教〔2017〕128号）、《浙江省财政厅关于进一步深化省级预算单位个人公务卡改革的通知》（浙财预执〔2014〕17号）、《浙江省科技发展专项资金管理办法》（浙财科教〔2019〕7号）、《浙江省社会科学界联合会关于印发浙江省哲学社会科学专项资金管理办法》（浙财科教〔2019〕9号）等规定；

6. 银行账户开设、使用、变更、撤销，应符合《人民币银行结算账户管理办法》（中国人民银行令〔2003〕第5号）、《关于印发浙江省省级预算单位银行账户管理暂行办法》（浙财预执〔2015〕16号）等规定；

7. 银行款项结算，应符合《支付结算办法》（银发〔1997〕393号）规定；

8. 公款竞争性存放，应符合《关于防止领导干部在公款存放方面发生利益冲突和利益输送的办法》（浙委办发〔2015〕8号）、《浙江省省级行政事业单位公款竞争性存放管理暂行办法》（浙政办发〔2015〕91号）、《浙江省财政厅关于进一步规范省级行政事业单位公款竞争性存放管理的通知》（浙财预执〔2018〕5 号）等规定；

9. 零余额账户设置、开设、使用，除符合银行账户开设一般规定外，还应符合《关于零余额账户管理有关事项的通知》（财库〔2009〕47 号）规定；

10. 支付宝、微信、市民卡、POS 机等第三方平台资金对账、结算、退费，应符合《关于印发公立医院开展网络支付业务指导意见的通知》（国卫办财务发〔2018〕23 号）等规定；

11. 支付宝、微信、市民卡、POS 机等第三方平台资金账务处理，应符合《政府会计准则制度解释第 1 号》（财会〔2019〕13 号）规定。

14.3　制度所规范经济业务流程图及关键节点

14.3.1　货币资金收付业务

（1）业务流程图。货币资金收付业务流程主要包括收付申请、审核审批、收付款、记账、对账等，具体业务流程如图 14－1 所示。

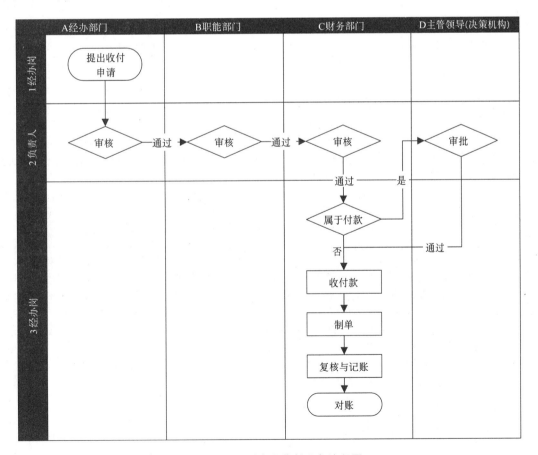

图 14－1　货币资金收付业务流程图

（2）关键节点、关键岗位和岗位职责。与上述货币资金收付业务流程图相对应，货币资金收付业务关键节点、关键岗位和职责如表14-1所示。

表14-1　　　　　　　　　　关键节点、关键岗位和岗位职责

关键节点	关键岗位	岗位职责
A1 收付申请	经办部门经办岗	1. 根据医院各部门岗位职责分工，办理具体的经济事项，对经济业务的真实性、合法性负责 2. 提出收付款申请，提供必要的业务处理凭据，如收款提供规定收费标准、协议等，付款根据规定附上借款单、报销单、差旅费报销单、退费单、劳务费支出表、发票、费用明细、合同（协议）、验收报告、入库单、出差审批表、公务接待审批表、出国任务批件、院长办公会（党委会）抄告单、现金支付情况说明书等
C2 审核	财务部门负责人	1. 审核经办人提交支付申请的批准范围、权限、程序是否正确，审批手续及相关单证是否齐备，费用开支范围和标准是否符合规定，金额计算是否准确，支付方式、支付单位是否妥当等 2. 审核收款是否符合规定，有无收款依据不足或违规收款
D2 审批	主管领导（决策机构）	根据《医院支出审批制度》规定的权限逐级进行审批，在授权范围内，对经办人提交经济事项的必要性、真实性、合法合理性等进行审批
C3 收付与记账	财务部门经办岗（开票）	1. 负责开票的人员，对收取的款项，根据票据管理制度规定的开票内容正确选择票据类型，各项要素填写完整 2. 非电子发票，及时把发票（据）联给缴款人或由经办人转交缴款人；记账联交财务制单人员入账，无记账联的门诊住院机打发票，将开票清单交由制单人员记账；存根联交票据管理员。电子发票，及时通过电子邮件、短信发送给缴款人，开票清单交由制单人员记账
	财务部门经办岗（收费员）	1. 收费员向票据管理员领取门诊住院收费票据、门诊诊察费（挂号）票据、住院预缴款收据，并自行妥善保管。门诊住院收费收据必须连号，收费员自行每天装订成册，同时在封面贴上门诊收费个人日报表，妥善保管 2. 按规定收取挂号门诊住院费用，严格执行医院退费管理制度，按规定流程审批后退费 3. 严格执行现金管理制度，妥善保管好备用金，合理使用；不得挪用、截留医院现金收入；收付现金做到唱收唱付，当面点清，备足零钱 4. 及时上交当日收入日报表等各项报表，严禁涂改或弄虚作假；负责将当日收取的现金、转账支票、银行本（汇）票、POS机刷卡消费单等核对整理，并于当天下午把个人收入日报表中所列现金收入足额缴存医院银行账户；每日进行现金盘点，做到日清月结
	财务部门经办岗（出纳）	1. 根据审核无误的原始凭证办理款项收付，复核现金使用范围是否符合规定，并对现金收款凭证加盖"现金收讫"印章，付款凭证加盖"付讫"印章，避免漏收款项或重复付款 2. 领用支票、本票、汇票视同借款，按规定审批审核后予以办理，不予签发要素不完整的支票，特殊情况领用金额未确定的支票，要备注限额，同时做好登记 3. 根据已办理完毕的凭证，按顺序逐笔核对确认现金、银行存款、零余额用款额度、其他货币资金日记账 4. 现金收入原则上应于当日及时送存银行，不得坐支，直接将现金收入用于支出。遵守现金库存限额的规定，超过库存额部分的现金存入银行 5. 每日做好现金盘点，确保其安全和完整 6. 银行存款账面余额要及时与银行对账单核对，未达账项要及时查询、清理 7. 妥善保管法人章、本人网银密匙、本人财政数字证书、银行空白票据、收款票据等，严格按规定用途使用

续表

关键节点	关键岗位	岗位职责
C3 收付与记账	财务部门经办岗（制单）	根据审核无误的原始凭证，录入记账凭证，准确运用会计科目，确保金额正确，确保项目往来单位等辅助信息完整准确、摘要简明扼要
	财务部门经办岗（复核）	1. 对经过初次稽核的原始凭证再次复核，核对审批流程是否到位、开支范围和标准是否符合规定 2. 审核记账凭证编制的准确性
C3 对账	财务部门经办岗（对账）	1. 定期和不定期对出纳、收费人员进行抽盘现金 2. 每月编制银行存款余额调节表及零余额账户核对表，核对银行对账单、银行总账、日记账，审核是否账实相符、账账相符 3. 每天对支付宝、微信、市民卡、POS 机等第三方平台账户资金与医院 HIS 系统进行核对；每月编制第三方平台账户其他货币资金余额调节表，核对第三方平台账户与财务账是否一致

14.3.2　账户开设与货币资金存放业务

（1）业务流程图。账户开设与货币资金存放业务流程主要包括开户与存放申请、办理存放、存单支取等，具体业务流程如图 14-2 所示。

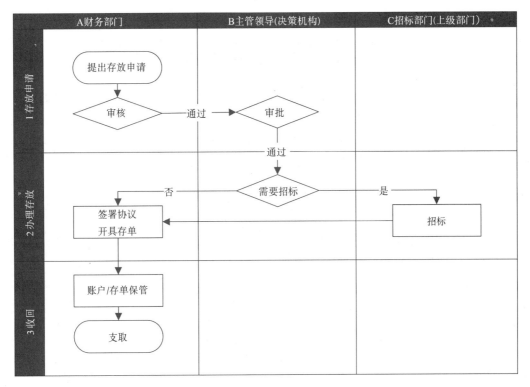

图 14-2　账户开设与货币资金存放业务流程图

（2）关键节点、关键岗位和岗位职责。与上述账户开设与货币资金存放业务流程图相对应，账户开设与货币资金存放业务关键节点、关键岗位和职责如表 14-2 所示。

表 14 - 2 关键节点、关键岗位和岗位职责

关键节点	关键岗位	岗位职责
A1 开户与存放申请	财务部门经办岗（开户）	根据实际需求，提出开设银行账户的申请
	财务部门经办岗（存放）	定期分析医院资金流情况，根据分析情况综合考虑资金安全性、流动性、收益性，提出资金存放申请
B1 审批	主管领导（决策机构）	根据《医院资金审批制度》规定的权限逐级进行审批，属于"三重一大"事项经党委会讨论决定
A2 存放	财务部门负责人	1. 需要招标的公款存放项目，按规定上报上级主管部门统一招标或根据授权自行组织招标 2. 招标完成后或不需要招标的项目，与中标（开户）银行签署协议，按协议约定进行公款存放
A3 收回	财务部门经办岗（保管）	1. 核实定期及通知存款开户证实书（存单）真实性 2. 做好开户证实书登记、保管，防止丢失、被盗、逾期
	财务部门经办岗（支取）	1. 按规定及时支取到期的存单 2. 根据协议核对收益是否正确

14.4 制度所规范经济业务主要风险点及防范措施

货币资金管理业务的主要风险和防范措施如表 14 - 3 所示。

表 14 - 3 主要风险点和防范措施

关键环节	主要风险点	主要防范措施
岗位设置	岗位不健全，不相容岗位未实现有效分离，容易出现财会人员舞弊的可能	1. 出纳不得兼任稽核、档案保管和收支费用债权债务的登记工作等 2. 货币资金支付审批与执行相分离 3. 严禁一人保管或接触支付款项所需的全部印鉴、网银密匙、财政数字证书以及第三方平台结算密码 4. 开票和收款相分离 5. 未经授权的部门和人员不得办理货币资金业务或接触货币
款项收付及票据管理	1. 未按合同、制度规定办理款项的收付 2. 银行票据签发和保管不规范 3. 收款票据管理不规范	1. 严格按医疗服务收费标准、合同、资金审批制度等规定办理款项收付 2. 规范银行票据管理和签发，签发票据各要素填写完整，不得签发空白支票、空头票据，尚未使用的票据不得提前盖好印章，按规定存放保管票据 3. 严格收款票据管理，指定专人进行领购、登记、保管、核销

续表

关键环节	主要风险点	主要防范措施
账户及存款管理	银行账户（含第三方平台资金账户）管理不善，多头开户，不及时销户，违规存放公款，为违规转移隐匿单位资金提供便利	1. 加强银行账户管理，按规定审批权限和程序开设、变更和撤销银行账户，严禁出租出借账户 2. 由医院财务部门统一办理开户和使用第三方平台资金账户 3. 按规定实施公款竞争性存放
现金保管	现金（含门诊和住院收费）缴款入账不及时，运送保管不规范，易发生丢失、挪用、盗抢风险	1. 现金缴款、入账要及时，收费点及时将款项交财务或银行，出纳及时将款项交银行并登记入账 2. 规范现金运送保管，大额现金运送指定保安等人员陪同，库存现金按规定放入保险箱
货币资金核查	资金核查制度执行不到位，可能导致资金丢失和会计人员舞弊风险	1. 由出纳以外的人员定期或不定期盘点现金（含门诊住院收费点） 2. 每月编制银行存款、第三方平台账户余额调节表，查明差异的原因，并由编制以外的人员进行复核 3. 银行存款（含第三方平台）对账后，及时处理未达账项，原则上不得超过一个月

14.5　制度框架

××医院货币资金管理制度

第一章　总则

一、制度制定目标：确保医院货币资金管理达到合法性、经济性、业务性及内部控制等目标。

二、制度范围：明确本制度的适用范围。

三、制度制定依据：与货币资金管理相关的法律法规、政策。

四、制度制定原则：制度制定应坚持科学性、合规性、适应性等基本原则。

第二章　岗位分工及职责

五、岗位分工：明确不相容岗位相分离、回避制度、印章及支付证书的保管、货币资金收付管理。

六、岗位职责：明确货币资金业务各个岗位的职责。

第三章　现金管理

七、现金管理要点：明确现金库存限额、缴款时间、使用范围、盘点等规定。

八、特殊事项处理：明确特殊情况超出现金使用范围支付现金的审批流程。

九、现金盘盈盘亏处理：明确盘盈盘亏处理流程。

第四章　银行存款管理

十、银行账户管理：明确银行账户的开设、变更及撤销流程。

十一、公款竞争性存放规定：明确医院定期存款管理规定与流程。

十二、网银支付管理：明确网上银行实行分级支付管理，规定具体的级数及标准。

十三、银行对账管理：明确银行存款余额调节表编制、对账及审核处理要求。

第五章　零余额账户用款额度

十四、零余额账户管理：明确零余额账户开设流程。

十五、国库支付管理：明确财政国库支付系统支付令签发规定。

十六、零余额账户对账管理：明确零余额账户核对表编制、对账及审核处理要求。

第六章　其他货币资金

十七、其他货币金账户管理：明确其他货币资金账户开设流程和审批权限规定，如：支付宝、微信等。

十八、其他货币金账户对账管理：明确其他货币资金账户余额调节表编制、对账及审核处理要求。

十九、其他货币资金档案管理：明确网络支付业务交易记录、账目核对等资料的保管要求。

第七章　监督检查

二十、纪检监察及审计部门检查范围：检查主要内容、范围。

二十一、问题处理流程：检查中发现薄弱环节或问题处理流程要求。

第八章　附则

二十二、制度效力与修订。

二十三、负责制度解释部门。

二十四、制度生效时间。

（王壮志　王钟炎　张红霞　陈洁）

第 15 章　医院存货管理制度

15.1　制度目标、范围、内容及要求

15.1.1　制度建设的目标

（1）合法性目标：建立健全存货管理内部制度，使医院存货管理、核算有章可循、有据可依，保证医院存货管理、核算符合国家法律法规和制度规定；

（2）经济性目标：提高存货的使用管理水平，盘活资产，提高资产使用效率，合理设置采购批量和存货库存水平，确保存货在供应顺畅的情况下采购仓储成本最低；

（3）业务性目标：存货采购、验收、保管、领用、处置及核算等环节的管理规范、有效，保障业务需要，保证存货安全，杜绝浪费；

（4）内部控制目标：存货管理岗位设置合理、岗位职责明确，不相容岗位分离，建立存货授权审批制度，管理流程清晰高效，核算真实完整，账账、账实相符，确保实物资产安全完整。

15.1.2　制度规范的范围

医院开展业务活动及其他活动中未耗用或出售而储存的资产，包括药品、卫生材料、其他材料、低值易耗品等物品，以及未达到固定资产标准的用具、装具、动植物等。

15.1.3　制度规范的内容

（1）明确存货管理基本原则；
（2）明确存货管理的归口管理部门与审批权限；
（3）确定存货管理的职责和要求；
（4）确定存货管理流程、路径与控制要求；
（5）确定存货管理关键节点与相关岗位设置、职责和要求。

15.1.4　制度规范的要求

（1）应当符合与存货业务相关的法律、行政法规、国家统一的财务会计制度和内控规范的要求；

（2）应当体现本单位存货管理活动的特点和要求；

（3）应当明确制度制定适用范围、内容、归口管理部门及相关岗位职责，规范存货在采购、验收、入库、保管、领用、处置和核算各业务环节的流程；

（4）应当明确存货管理各环节中可能存在的风险点及风险防范措施，使其严格验收、准确入库、安全存放、领用控制、核算真实完整，达到存货出入账面清晰无误，确保账账相符、账实相符，以达到规避风险的内部控制要求；

（5）制度内容和要求应科学、合理，便于操作和执行。

15.2　制度制定主要依据

1. 关于存货管理活动，应遵循《事业单位国有资产管理暂行办法》（根据 2019 年 3 月 29 日《财政部关于修改〈事业单位国有资产管理暂行办法〉的决定》第二次修改）、《财政部关于进一步规范和加强行政事业单位国有资产管理的指导意见》（财资〔2015〕90 号）规定；

2. 关于存货管理风险点管控，应遵循《行政事业单位内部控制规范（试行）》（财会〔2012〕21 号）、《医疗机构财务会计内部控制规定（试行）》（卫规财发〔2006〕227 号）规定；

3. 关于存货管理财务核算，应遵循《会计基础工作规范（2019 年修改）》（中华人民共和国财政部令第 98 号）、《政府会计准则——基本准则》以及《政府会计准则第 1 号——存货》规定。

15.3　制度所规范经济业务流程图及关键节点

15.3.1　存货采购、出入库及盘点的日常管理

（1）业务流程图。存货采购、出入库及盘点的日常管理流程主要包括采购申请、组织采购、验收入库、保管盘点及领用出库等，具体流程如图 15－1 所示。

（2）关键节点、关键岗位和岗位职责。与上述存货日常管理业务流程图相对应的关键节点、关键岗位和职责，如表 15－1 所示。

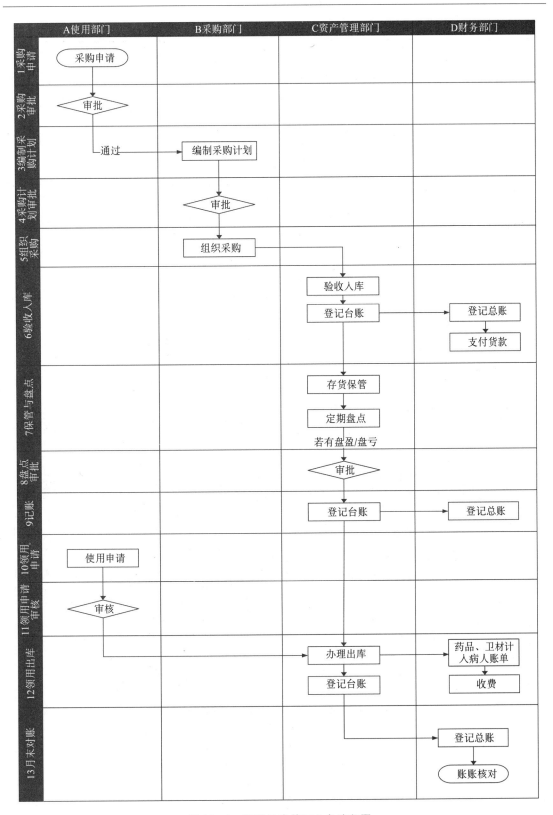

图 15-1　存货日常管理业务流程图

表 15 - 1　　　　　　　　　　　　关键节点、关键岗位和岗位职责

关键节点	关键岗位	岗位职责
A1 采购申请	使用部门经办岗	1. 药品采购：使用部门结合用药情况编制申购药品清单，提交部门负责人审核后向药品采购部门申报药品采购需求 2. 卫生耗材及总务耗材：使用部门专人根据需求编制申购卫生耗材、总务耗材清单，提交部门负责人审核
A2 采购审批	使用部门负责人	审核采购申请员编制的药品、耗材需求
B3 采购申请	采购部门经办岗	1. 药品采购：收集各业务部门、药房、医生的建议，遵循"计划采购、定额管理、加速周转、保证供应"的原则，合理制定医院用药计划并上报决策机构讨论后批准，编制或更新用药目录；采购专员根据药品的实际使用情况及使用部门的临时需求提出并填写药品采购单，提交药库负责人审核 2. 卫生耗材及总务耗材：收集、汇总业务部门提交的卫生耗材采购计划，并提交负责人审核、签字确认
B4 采购计划审批	采购部门负责人	结合预算指标，审核采购计划，若存在预算外采购，则需向预算管理委员会提交调整预算或追加预算的申请，若无预算指标，则退回采购计划
B5 组织采购	采购部门经办岗	药品采购：认真执行有关的药品招标采购政策，在省药械平台上进行药品集中采购；卫生耗材采购：认真执行耗材阳光采购政策，确保线上采购率指标达标，线下采购需严格执行政府采购相关规定组织采购；总务耗材采购：严格执行政府采购相关规定组织采购
C6 验收入库	资产管理部门经办岗（验收入库）	1. 收到供应商送来的物资后，按验收程序对入库物资质量、数量把关，核对物资名称、规格、剂型、数量、金额、批号是否与实际货品一致，核对物资是否在有效期内，需要冷藏保存的是否冷链配送等 2. 需将验收合格后的物资在系统中以进价入库处理，同时将相关验收凭证提交相关采购人员审核签字。对验收不合格物资则向相关管理部门汇报后交由相关采购人员联系供应商进行退、换货处理 3. 严格履行存货验收程序对存货进行分类验收管理，并编制入库报表并审核
	资产管理部门负责人	需审核药品、卫生材料是否按进价入库、存货入库报表及相关凭证是否相符、真实、完整
D6 登记台账并付款	财务部门经办岗	1. 根据验收报告、送货发票等相关验收资料对入库产品登记总账 2. 对形成的应收、预付款项进行审核、核对、记账 3. 根据医院制度进行货款支付
C7 存货保管与盘点	资产管理部门经办岗（保管）	1. 需考虑部分存货的特殊性，进行妥善保管，对特殊药品需要求限制性接触 2. 需综合考虑使用部门的需求及仓库存储量，确定合理的存货仓储量，对存货的库存量设定警戒点 3. 根据存货的储存要求对存货进行妥善储存 4. 定期检查在库物资的仓储状态，重点关注有无到期、有无霉变、毁损，发现异常情况及时上报并处理，对滞销存货等不能解决的问题要及时报请部门负责人处理 5. 对药品、卫生材料调价按规定及时处理，并编制调价汇总表

续表

关键节点	关键岗位	岗位职责
C7 存货保管与盘点	资产管理部门经办岗（盘点）	1. 根据制度要求对存货进行盘点，库房会计对存货进行监盘，一年至少一次全盘 2. 盘点完成后编制盘存汇总表，对盘点差异及差异原因进行分析，签字确认后提交库房部门负责人、分管院长审核签字，重大盈亏需上报决策机构集体讨论
C8 盘点审批	资产管理部门负责人	对提交的盘存汇总报告、滞销存货汇总报告等进行审核，并批示处理意见，金额较大的还需提请决策机构集体讨论
C9 记账	资产管理部门经办岗	将资产管理部门负责人审核完毕或决策机构集体讨论通过的报告结果登记台账
D9 记账	财务部门经办岗	根据审批后的盘存汇总表、滞销存货汇总表等的处理意见进行相应的会计处理
A10 存货领用申请	使用部门经办岗	1. 各使用部门、药房根据医疗服务的开展，提出存货领用申请，提交负责人审批 2. 对已申领的存货及时提供给患者使用，对已申领未使用的备货需妥善保存，定期清理盘点
A11 存货领用申请审核	使用部门负责人	使用部门、药房负责人审批存货领用申请
C12 存货领用出库	资产管理部门经办岗（领用）	1. 及时接受并审批业务部门的申领业务，实耗实销，物资系统中作出库处理，同时将存货出库报表交给负责人审核签字 2. 定期检查存货使用情况，检查业务部门有无对存货造成浪费 3. 需定期对存货的使用情况进行绩效评价
D12 存货领用出库	财务部门经办岗（收款）	将出库至病人的药品、卫生材料计入病人账单内，并向病人收费
	财务部门经办岗（核算）	1. 对收费处上报的报表进行审核 2. 对药品、卫材的使用情况进行绩效评价，检查其收入与费用配比情况
D13 月末对账	财务部门经办岗（核算）	根据库房提供的出库报表进行会计处理 月末根据库房提供的报表进行账账核对，并形成核对记录

15.3.2　对外调拨、对外捐赠、报废毁损存货管理

（1）业务流程图。对外调拨、对外捐赠、报废毁损存货管理流程主要包括处置申请、审核鉴定、上级审批等，具体流程如图 15-2 所示。

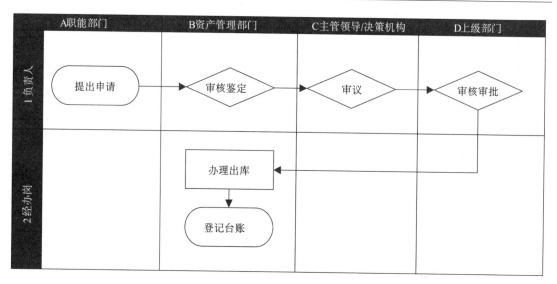

图 15 – 2　存货处置业务流程图

（2）关键节点、关键岗位和岗位职责。与上述存货处置业务流程图相对应的关键节点、关键岗位和职责，如表 15 – 2 所示。

表 15 – 2　　　　　　　　　　关键节点、关键岗位和岗位职责

关键节点	关键岗位	岗位职责
A1 处置申请环节	职能部门负责人	根据实际业务开展的需要、资产的实际使用状况提出对外调拨、对外捐赠、报废毁损申请，并提交资产管理部门审核
B1 审核鉴定环节	资产管理部门经办岗	1. 需对拟处置的存货进行审核鉴定，如产权是否清晰、存货是否符合处置条件等 2. 对拟处置存货的数量、型号、性能等进行鉴定，必要时邀请专业人员或机构参与 3. 办理存货的处置审批程序，办理出库
	资产管理部门负责人	对拟处置存货鉴定结果进行审核
C1 审议	主管领导审批或决策机构集体审议	审批、审议资产管理部门审核通过的拟处置存货
D1 上级审批环节	上级部门负责人	医院申请处置存货需上报主管部门，待主管部门审核同意后，报省财政部门审批，未经审批不得擅自处理

15.3.3　接受捐赠存货管理

（1）业务流程图。接受捐赠存货管理流程主要包括物资评估、签订捐赠协议、捐赠物资管理等，具体流程如图 15 – 3 所示。

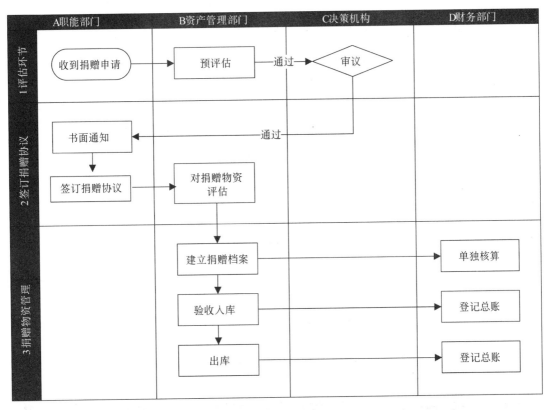

图 15 - 3　接受捐赠存货业务流程图

（2）关键节点、关键岗位和岗位职责。与上述接受捐赠存货业务流程图相对应的关键节点、关键岗位和职责，如表 15 - 3 所示。

表 15 - 3　　　　　　　　　关键节点、关键岗位和岗位职责

关键节点	关键岗位	岗位职责
A1 评估环节	职能部门经办岗	1. 收到捐赠物资申请时及时向资产管理部门汇报，并提请对捐赠物资进行预评估 2. 预评估结果不予接受的需及时告知捐赠人，并进行解释说明
B1 评估环节	资产管理部门经办岗	1. 医院应当建立接受捐赠综合评估制度，对捐赠物资的必要性、质量、资质及是否存在不正当竞争和商业贿赂等情况进行评估，必要时可以引入第三方机构及有关监管部门参与评估 2. 及时将评估结果告知职能部门
C1 评估环节	主管领导审批或决策机构集体审议	医院主管领导或决策机构对综合评估意见作出表决
A2 签订捐赠协议环节	职能部门负责人	1. 书面通知捐赠人接受物资的捐赠 2. 负责与捐赠人协商一致，自愿平等签订书面捐赠协议。捐赠协议由单位法定代表人或经法定代表人书面授权与捐赠人签订，并加盖受赠法人单位公章

续表

关键节点	关键岗位	岗位职责
B2 签订捐赠协议环节	资产管理部门经办岗（评估）	资产管理部门需客观公正地对捐赠物资的价值进行评估，必要时需委托第三方评估机构对非货币捐赠财产价值进行评估、确认或公证
B3 捐赠物资管理环节	资产管理部门经办岗（管理）	1. 需对捐赠物资建立专门的台账，加强捐赠财产使用管理，根据捐赠人的意愿使用捐赠物资，确需改变用途的，应当征得捐赠人书面同意 2. 需对已经接受但不使用的捐赠物资进行妥善处理，受赠单位接受的捐赠财产一般不得用于转赠其他单位，不得随意变卖处理。对确属不易储存、运输或者超过实际需要的物资，在征得捐赠人同意后可以处置，所取得的全部收入，应当用于捐赠目的
D3 捐赠物资管理环节	财务部门经办岗	1. 需对捐赠物资纳入医院统一管理、单独核算 2. 需对捐赠物资按评估价确认记账 3. 会计年度结束后，受赠单位应当将本年度接受捐赠财产情况在年度财务报告中专门说明

15.3.4　存货盘点、对账、核算管理

（1）业务流程图。存货盘点、对账、核算管理主要包括盘点结果审核审批、盘点差异原因查找等，具体流程如图 15 - 4 所示。

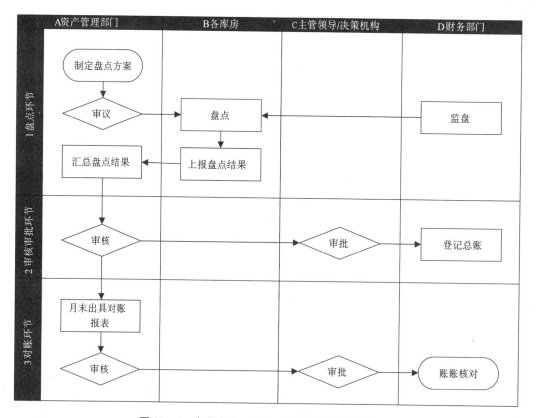

图 15 - 4　存货盘点、对账、核算管理业务流程图

（2）关键节点、关键岗位和岗位职责。与上述存货盘点、对账、核算管理业务流程图相对应的关键节点、关键岗位和职责，如表 15 - 4 所示。

表 15 - 4　　　　　　　　　　　　　关键节点、关键岗位和岗位职责

关键节点	关键岗位	岗位职责
A1 盘点环节	资产管理部门经办岗	1. 制定盘点方案 2. 汇总各库房盘点结果，并提交资产管理部门负责人审批
	资产管理部门负责人	1. 审核盘点方案 2. 审核盘点汇总结果，在汇总表上签字确认
B1 盘点环节	各库房经办岗	1. 对各自所在的库房存货进行盘点 2. 形成盘点结果，注明盘点差异及原因，并在盘点人一栏签字
	各库房负责人	对盘点结果审核、签字确认
D1 盘点环节	财务部门经办岗	对各库房盘点进行监盘，并在监盘人一栏签字
C2 审核审批环节	主管领导审批或决策机构集体审议	1. 主管领导审批盘点方案 2. 主管领导对盘点结果进行审批、签字，若有重大盈亏，需提交决策机构集体审议
D2 会计处理环节	财务部门经办岗	根据审批后的盘存汇总结果进行相应会计处理
A3 对账环节	资产管理部门经办岗	月末出具各库房对账报表，并提交审核
	资产管理部门负责人	审核对账报表，并签字确认
D3 对账环节	财务部门负责人	负责各库房物资账账核对工作

15.4　制度所规范经济业务主要风险点及防范措施

存货在采购、验收、入库、保管、盘点各环节的主要风险点及主要防范措施，如表 15 - 5 所示。

表 15 - 5　　　　　　　　　　　　　主要风险点及防范措施

关键环节	主要风险点	主要防范措施
存货采购	1. 无预算指标情况下采购存货，导致采购行为不规范 2. 存货计划编制不合理 3. 在集中采购目录内或采购限额标准以上的存货未按规定编制政府采购预算，导致预算与实际执行不符 4. 未依法实施政府采购，导致采购程序不合规	1. 加强预算编制与执行的严肃性 2. 存货请购、审批与采购岗位分离 3. 根据要求编制政府采购确认书，不漏编、错编 4. 存货询价与确定供应商岗位相分离，依法实施政府采购，规范采购流程，可邀请医院监察部门参与采购

续表

关键环节	主要风险点	主要防范措施
存货验收	1. 未履行验收手续，或未进行实物验收，直接凭票入库，导致不合格存货入库 2. 未核对关键要素，如存货名称、规格、数量、单价、金额、有效期、注册证等信息，或有错误但未能核对发现	1. 采购与验收岗位分离 2. 严格根据验收流程进行验收 3. 设置验收审核审批岗，对验收情况进行复核
存货入库计量	1. 未做入库手续或相关手续缺失、不到位，导致存货入库金额不实 2. 入库单入库数量、金额等信息出错，导致存货入库金额错误 3. 未及时按调价通知对存货调价，导致医疗收费不合法 4. 多付、少付存货供应商货款	1. 制单与审核岗位相分离 2. 医院监察部门定期监察 3. 存货采购、验收与付款岗位相分离
存货保管	1. 场地不具有相应的配备条件、存货存放不符合规定或特殊商品保管不规范，导致过期、毁损 2. 存货保管不严，导致仓储期间存货丢失、被盗窃 3. 未制定存货储备定额标准，未设定库存量预警线，导致盲目采购货物存货短缺或积压不能满足医疗需求	1. 存货保管与登记岗位相分离 2. 制定存货保管相应的制度文件，合理分配仓储场地，落实责任人 3. 制定合理的存货储备标准
存货领发	1. 未建立专人领用制度，导致存货申领人不具有申领资格、申请手续不符合要求 2. 未办出库手续或相关手续缺失、不到位，导致出库单出库数量、金额等信息出错	1. 明确存货专人申领 2. 存货申领、制单与审批岗位相分离
存货盘点处置	1. 未按定时盘点，导致账实不符的情况难以及时发现 2. 盘盈盘亏核销手续不到位，导致核销不符合相关制度规定	1. 存货处置与审批岗位相分离 2. 制定存货盘点相关制度
存货核算	1. 月末未根据库房报表数进行账账核对 2. 货款支付手续不齐全	1. 明确岗位职责，落实责任人 2. 加强货款支付环节审核工作

15.5　制度框架

××医院存货管理制度

第一章　总则

一、制度制定目的：为开展各项医疗活动，有效管理好财产物资，维护国家财产安全、完整，充分发挥其使用效益，确保存货业务达到合法性、经济性、业务性及内部控制等目标。

二、制度规范的范围：存货采购、验收、入库、保管、盘点、出库、处置等。存货类型：按存货的性质，分为药品、卫生耗材、总务耗材等。

三、制度订立的依据：与存货管理相关的法律法规、政策制度。

第二章 存货采购

四、采购申请：根据采购存货的类型、采购审批权限等明确采购申请提交、审批流程。

五、组织采购：加强药品采购管理，认真执行有关的药品招标采购政策，降低进价成本，按供应计划组织订货和采购。对属于省政府采购管理办公室文件规定的采购目录以内或采购限额标准以上的库存物资，必须按规定编制年度政府采购预算，依法实施采购。

六、采购管理：合理制定物资储备定额标准，防止盲目购进，造成积压、浪费。

第三章 存货验收、入库、保管、出库

七、存货验收：根据存货类型明确验收程序及验收要求，对验收不合格的存货需明确退、换货流程。

八、存货入库：根据存货类型确认存货归口库房，明确入库流程、入库信息要素及相关岗位设置要求。

九、存货保管：根据存货的类型及保管要求，合理确定符合储藏条件的保管地点。各存货归口库房需根据医疗实际需求，确定合理的存货储藏量。

十、存货盘点：明确存货盘点的频次、流程及手续。

十一、存货出库：明确各业务部门、药房的存货申领权限，存货归口库房的存货申领的审批程序。

第四章 存货处置

十二、存货处置情形：无偿调拨（划转）、对外捐赠、出让、转让、报废毁损等。

十三、存货处置基本流程及要求：明确存货处置申请流程，待处置存货审核鉴定需客观真实，处置审核审批符合法律法规要求。

第五章 附则

十四、制度效力与修订。

十五、负责制度解释的部门。

十六、制度生效的时间。

（孙静琴　戴银莲　郭玮　赵卫群　鲁荣赟）

第16章 医院固定资产管理制度

16.1 制度目标、范围、内容及要求

16.1.1 制度建设的目标

（1）合法性目标：加强和规范医院国有资产配置、采购、使用、处置等管理工作，确保医院的固定资产管理工作符合相关规定；

（2）经济性目标：提高固定资产管理水平，维护国有资产安全完整，盘活资产，提高资产绩效；

（3）业务性目标：保证固定资产采购、验收、保管、领用、维护使用、处置及核算等环节的管理规范、有效，保障业务需要，促进医院事业发展；

（4）内部控制目标：固定资产管理岗位设置合理、岗位职责明确，资产归口管理、分级负责、责任到人，管理流程清晰高效，不相容岗位分离，核算真实完整，账账、账实相符，确保固定资产安全完整。

16.1.2 制度规范的范围

医院为满足自身开展业务活动或其他活动需要而控制的，使用年限超过1年（不含1年）、单位价值在规定标准以上，并在使用过程中基本保持原有物质形态的资产，一般包括房屋及构筑物、专用设备、通用设备等及单位价值虽未达到规定标准，但是使用年限超过1年（不含1年）的大批同类物资，如图书、家具、用具、装具等。

16.1.3 制度规范的内容

（1）明确资产归口管理部门；

（2）明确资产管理各相关部门岗位职责；

（3）规范固定资产的确认计量、账务处理、折旧计提；

（4）规范固定资产的配置采购、日常使用管理、维修维护、处置、绩效评价等业务活动；

（5）制度所规范经济业务流程图及关键节点；

（6）制度所规范经济业务主要风险点及防范措施。

16.1.4　制度规范的要求

（1）应当符合固定资产管理相关的法律、行政法规、国家统一的财务会计制度和内部控制规范的要求；

（2）应当体现本单位固定资产配置、采购、使用、处置等业务活动的特点和要求，分类规范各项业务的具体业务流程；

（3）应当结合固定资产管理相关流程，确定和规范固定资产各业务流程的关键节点、关键岗位，保证相关业务安全、有序进行；

（4）应当明确主要风险点并提出有效的风险防范措施，包括但不限于授权、审核、审批、不相容岗位分离等；

（5）制度内容和要求应科学、合理，便于操作和执行。

16.2　制度制定主要依据

1. 关于固定资产的配置、使用、处置、评估、清查、管理等应遵循《事业单位国有资产管理暂行办法》（中华人民共和国财政部令第 36 号）及《财政部关于进一步规范和加强行政事业单位国有资产管理的指导意见》（财资〔2015〕90 号）的规定；

2. 关于固定资产的业务流程控制要符合《行政事业单位内部控制规范（试行）》（财会〔2012〕21 号）的规定；

3. 关于固定资产的增减、使用的会计核算，账证核对、账账核对、账实核对等应遵循《会计基础工作规范（2019 年修订）》（中华人民共和国财政部令第 98 号）的规定；

4. 关于固定资产的会计核算、账务处理等应遵循《政府会计制度——行政事业单位会计科目和报表》（财会〔2017〕25 号）、《〈政府会计准则第 3 号——固定资产〉及应用指南》（财会〔2017〕4 号）、《关于医院执行〈政府会计制度——行政事业单位会计科目和报表〉的补充规定和衔接规定的通知》（财会〔2018〕24 号）的相关规定。

16.3　制度所规范经济业务流程图及关键节点

16.3.1　固定资产采购及使用业务

（1）业务流程图。固定资产采购及使用业务流程主要包括配置申请、资产请购、采购计划编制、组织采购、验收入库、资产领用、使用保管、维修维护、绩效评价等，具体流程如图 16 - 1 所示。

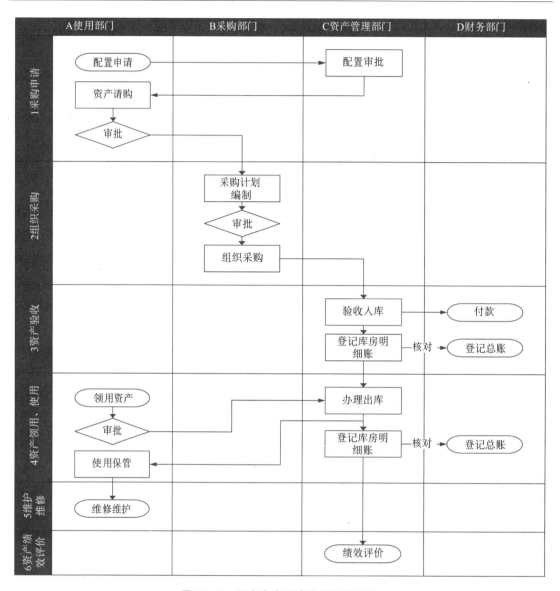

图 16 – 1   固定资产采购及使用流程图

（2）关键节点、关键岗位和岗位职责。与上述固定资产采购及使用业务流程图相对应，固定资产采购及使用业务的关键节点、关键岗位和职责如表 16 – 1 所示。

表 16 – 1   关键节点、关键岗位和岗位职责

关键节点	关键岗位	岗位职责
C1 配置审批	配置审批岗	根据使用部门业务需要，按照国家有关法律法规、规章制度规定和医院预算计划，审批使用部门的配置申请
B2 采购计划编制及采购	采购岗	根据批准的采购预算和计划，按政府采购有关规定及医院采购办法组织采购

续表

关键节点	关键岗位	岗位职责
C3 验收入库	验收岗	在固定资产到货后，根据相关批准文件、合同、协议、发票、到货清单、验收报告等单据办理固定资产验收入库手续
D3 审核付款	审核支付岗	根据付款申请，对照付款条款，审核付款资料并根据合同约定付款
A4 资产使用、保管	使用管理岗	按规定办理固定资产领用手续并妥善保管本部门领用的固定资产，做好日常维护
A5 资产维修维护	维修维护岗	定期检查固定资产的使用情况，做好资产维修维护记录
C6 绩效评价	绩效评价岗	对固定资产的使用状况进行综合或单项分析，考核固定资产利用率及经济效益、社会效益

16.3.2　固定资产捐赠及使用业务

（1）业务流程图。固定资产捐赠及使用业务流程主要包括资产捐赠受理、资产评估、集体决策、价值确认、票据出具、编制使用计划等，具体流程如图 16 - 2 所示。

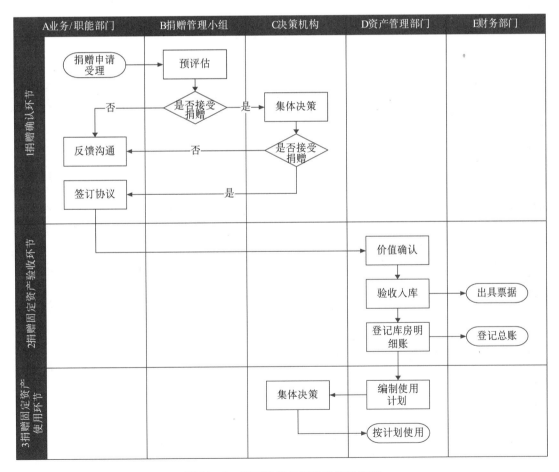

图 16 - 2　固定资产捐赠及使用流程图

（2）关键节点、关键岗位和岗位职责。与上述固定资产捐赠及使用业务流程图相对应，固定资产捐赠及使用业务的关键节点、关键岗位和职责如表 16 - 2 所示。

表 16 - 2　　　　　　　　关键节点、关键岗位和岗位职责

关键节点	关键岗位	岗位职责
D2 资产确认、验收	资产确认、验收岗	1. 及时按照书面捐赠协议和相关制度规定确认财务价值入账，必要时可委托第三方评估机构进行评估、确认或公证 2. 根据受赠固定资产类别验收入库
D3 资产管理使用	资产管理岗	1. 将该受赠固定资产纳入单位资产统一管理，并严格执行固定资产管理相关规定 2. 根据捐赠协议以及相关规定，编制捐赠财产使用方案和执行计划，报医院决策机构研究审定

16.3.3　固定资产处置业务

（1）业务流程图。固定资产处置业务流程主要包括固定资产处置申请、技术评估、处置审批、处置执行等，具体流程如图 16 - 3 所示。

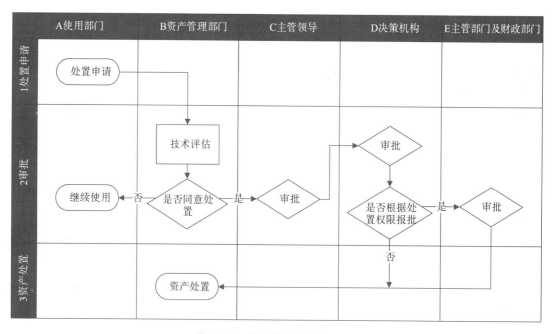

图 16 - 3　固定资产处置流程图

（2）关键节点、关键岗位和岗位职责。与上述固定资产处置业务流程图相对应，固定资产处置业务的关键节点、关键岗位和职责如表 16 - 3 所示。

表 16 – 3　　　　　　　　　　　　关键节点、关键岗位和岗位职责

关键节点	关键岗位	岗位职责
A1 处置申请	处置申请岗	提出固定资产处置申请，注明固定资产基本情况及处置原因等相关信息
B2 技术评估	处置审核评估岗	进行技术评估，将同意处置的固定资产汇总报主管领导审批
D2 处置审批	处置审批岗	决策机构通过后提出处置意见，对需要报批的固定资产报主管部门及财政部门审批
B3 资产处置	处置执行岗	根据审批意见进行固定资产处置，并将处置材料移交财务部进行账务处理

16.3.4　固定资产盘点业务

（1）业务流程图。固定资产盘点业务流程主要包括编制盘点计划、盘点实施、汇总分析盘点结果、盘点处理、上报核销等，具体流程如图 16 – 4 所示。

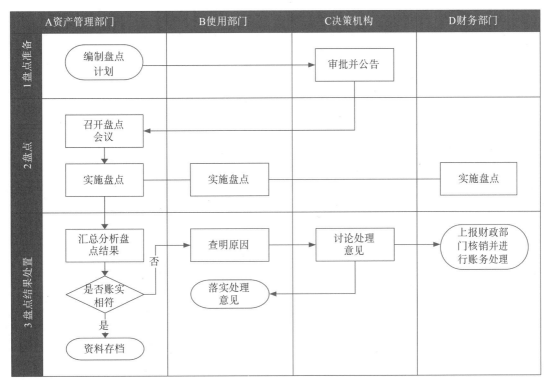

图 16 – 4　固定资产盘点流程图

（2）关键节点、关键岗位和岗位职责。与上述固定资产盘点业务流程图相对应，固定资产盘点业务的关键节点、关键岗位和职责如表 16 – 4 所示。

表 16 – 4　　　　　　　　　　　　关键节点、关键岗位和岗位职责

关键节点	关键岗位	岗位职责
A1 编制盘点计划	盘点组织岗	根据医院资产管理的要求，制定固定资产清查方案，编制盘点计划
A2 实施盘点	盘点实施岗	会同财务部门、使用部门根据固定资产盘点计划对固定资产进行盘点核对

续表

关键节点	关键岗位	岗位职责
A3 盘点结果分析	盘点分析岗	汇总分析盘点结果，对账实不符的清查原因
D3 财务核算	财务核算岗	上报财政部门核销资产并进行相应账务处理
B3 落实处理意见	盘点处理岗	落实处理意见并对处理结果进行追踪评价

16.3.5　固定资产对外投资、出租、出借业务

（1）业务流程图。固定资产对外投资、出租、出借等业务流程主要包括可行性分析、资产价值评估、讨论决策、主管部门审批、协议签订、资产移交、收入确认等，具体流程如图 16-5 所示。

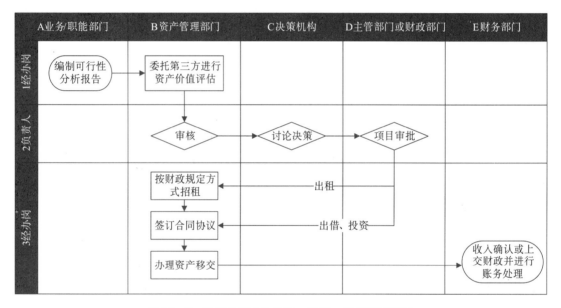

图 16-5　固定资产对外投资、出租、出借等流程图

（2）关键节点、关键岗位和岗位职责。与上述固定资产对外投资、出租、出借等业务流程图相对应，固定资产对外投资、出租、出借等业务的关键节点、关键岗位和职责，如表 16-5 所示。

表 16-5　　　　　　　　　　关键节点、关键岗位和岗位职责

关键节点	关键岗位	岗位职责
A1 编制可行性分析报告	出租、出借申请岗	对确需出租、出借固定资产的情形，提出申请，进行可行性分析后按流程提交审批
B2 资产价值评估	审核评估岗	审核，委托第三方进行资产价值评估
C2 讨论决策	审批岗	决策机构讨论同意后，报经主管部门及财政部门审批。未经批准，不得对外投资、出租、出借

续表

关键节点	关键岗位	岗位职责
B3 固定资产出租	执行岗	对于出租的固定资产，出租方式必须按照当地财政部门规定执行
E3 财务核算	财务核算岗	对出租、出借固定资产取得的收入，按规定进行收益确认或上缴财政，并进行相应的账务处理

16.4　制度所规范经济业务主要风险点及防范措施

针对上述固定资产管理各环节中存在的主要风险点，提出相应的防范措施，如表 16 - 6 所示。

表 16 - 6　　　　　　　　　　　主要风险点及防范措施

关键环节	主要风险点	主要防范措施
采购	1. 资产配置缺乏可行性分析或超规模配置，导致资产浪费，与业务发展不符 2. 采购政策风险及廉政风险 3. 固定资产取得时未经验收，导致未发现固定资产在质量或数量等方面不符合合同要求，给医院造成损失	1. 固定资产采购申请和审核岗位相互分离，严格审核采购申请，对固定资产各配置参数及可行性分析进行把关 2. 固定资产采购申请和审批、执行岗位相互分离，根据政府采购相关政策要求选择合适的采购方式 3. 固定资产采购和验收岗位相互分离，要求资产管理部门和使用科室一起验收，严格按照说明书、清单等检查、调试，保证固定资产符合合同要求后验收入库
捐赠	1. 未按照书面捐赠协议和相关制度规定确认财务价值入账 2. 对协议有限定用途的资产，擅自改变捐赠财产用途	1. 严格按照规定流程确认受赠固定资产价值 2. 加强信息公开，建立监督检查机制
领用	固定资产随意领用、转移且未办理相关手续，可能导致资产遗失	固定资产的领用、审核、审批相关权限分离，只有手续完整才可办理领用等手续
日常管理	1. 固定资产保管不善，造成资产流失、毁损 2. 未建立固定资产有效记录和清查盘点制度；盘盈盘亏未能及时处理，造成责任不清，不能及时弥补管理漏洞 3. 固定资产投资、出租等收益未及时收取，导致医院利益受损 4. 固定资产处置没有履行规定的审批程序，造成资产处置行为不合法、不合规或存在舞弊现象，可能导致资产流失、医院利益受损 5. 固定资产未检查维修，导致资产毁损浪费	1. 采取"谁使用，谁保管"的原则，使用科室负有安全管理的职责 2. 建立资产清查制度，由资产管理部门和使用科室等定期或不定期检查，同时保证固定资产实物保管和账务登记岗位相互分离。资产管理部门对于盘盈盘亏情况要查明原因并提出处置意见 3. 建立固定资产投资、出租等收益核对机制，对于未及时收取收益按归口科室落实催收 4. 严格按资产管理制度履行资产处置程序，使用科室不得随意提出处置申请，对待处置资产要进行综合评估，保证固定资产处置的审批和执行权限分离 5. 定期检查固定资产的使用情况，做好资产维修维护记录
绩效评价	缺乏资产绩效评价，不能充分实现资产使用效益	建立资产绩效评价制度，将评价结果纳入考核

16.5 制度框架

××医院固定资产管理制度

第一章 总则

一、制度制定目标：明确制定本制度的目的是维护固定资产安全完整，提高固定资产使用效益。

二、制度范围：明确本制度的适用范围，医院为满足自身开展业务活动或其他活动需要而控制的固定资产。

三、制度制定依据：与固定资产管理相关的法律法规、政策，政府会计制度相关规定。

四、制度制定原则：制度制定应坚持科学性、合规性、适应性等基本原则。

第二章 管理机构及职责

五、成立资产管理部门，明确其相关权责。

六、明确医院固定资产管理各相关职能科室职责。

第三章 资产配置

七、资产配置的原则：医院固定资产配置要符合相关规定，没有规定配置标准的，应当从严控制，合理配置；对于大型设备购置要进行充分的可行性论证。

八、资产配置报批程序：医院资产管理部门应会同财务部审核固定资产存量，提出下一年度拟购置资产的品目、数量、金额，报决策机构审批。

第四章 资产采购管理

九、应根据批准的采购预算和计划，按政府采购法及医院采购管理制度规定组织采购。

十、资产的验收、登记及账务处理。资产管理部门应根据相关批准文件、合同、协议、发票、到货清单、验收报告等办理固定资产验收入库手续，并完成账簿登记工作。

第五章 资产使用与维修

十一、资产使用与维护维修。明确使用部门根据医院规定妥善保管并维护本部门领用的固定资产，配合资产管理部门定期盘点等日常管理要求。明确固定资产维修管理职责，规范不同类型的固定资产维修流程。

十二、资产定期对账与盘点。资产管理部门应会同财务部、使用部门定期对固定资产进行盘点清查，做到账账、账卡、账实相符。

第六章 资产处置

十三、明确固定资产处置情形，包括无偿转让、出售、置换、报损、报废等。

十四、明确医院固定资产处置需遵循的原则、应履行的手续及根据当地财政规定可以采取的方式。

十五、明确医院固定资产处置流程及账簿记录工作，包括对外投资、出租、出借和担保等业务程序，应进行必要的可行性论证，报主管部门审核，报同级财政部门审批。

第七章　绩效考核评价

十六、考核资产归口管理部门、资产管理、使用部门是否履行相应责任。

十七、对固定资产的使用状况进行综合或单项分析，考核设备利用率及经济效益、社会效益。

第八章　附则

十八、制度效力与修订。

十九、负责制度解释部门。

二十、制度生效时间。

（鲁荣赟　赵卫群　郭玮　孙静琴　戴银莲）

第17章　医院基本建设财务全过程管理制度

17.1　制度目标、范围、内容及要求

17.1.1　制度建设的目标

（1）合法性目标：贯彻执行国家有关法律、法规、方针政策；依法、合理、及时筹集、使用建设资金，防范财务风险；严禁截留、挪用和超用途、超预算使用资金；

（2）经济性目标：做好基本建设的预算编制、执行、控制、监督和考核工作，强化预算管理；严格控制建设项目成本，减少资金损失和浪费，不断提高基本建设管理水平和投资效益；

（3）业务性目标：保证项目立项科学合理；保证立项决策过程合法合规；建立设计、工程量清单等与建设项目相关的审核机制；规范项目招标采购过程合法合规；现场控制、工程进度、付款等建设过程控制有效；竣工验收、财务决算和资产移交合法合规；会计核算和档案管理及时有效；及时编制竣工财务决算，全面反映基本建设财务状况；

（4）内部控制目标：强化对基本建设活动的财务控制与监督，保证基本建设项目各不相容岗位相分离；做好基本建设项目的过程性管理，防范基建项目的舞弊风险。

17.1.2　制度规范的范围

医院所涉及建设项目包括使用各级预算资金及单位自筹资金的新建、迁建、改扩建、大型维修改造以及应当纳入基本建设管理的所有工程。

17.1.3　制度规范的内容

基本建设全过程财务管理，包括项目立项、工程设计、工程采购招标、工程施工、工程变更与资金结算、工程竣工决算等阶段。具体应包括：

（1）医院基本建设财务管理的总体原则；

（2）医院基本建设组织管理体制，包括组织架构及岗位职责；

（3）医院基本建设项目立项管理的流程、审批权限及要求；

（4）医院基本建设项目设计管理的控制流程、审批权限及要求；

（5）医院基本建设项目招投标管理的控制流程、招投标金额限制及审批权限及要求；

（6）医院基本建设项目施工阶段管理财务控制流程、施工阶段变更的控制措施及审批流程；

（7）医院基本建设项目工程价款结算中的注意点、原始资料、凭证质量要求；

（8）医院基本建设项目竣工验收及决算管理的要求及相关档案归档的归口管理部门；

（9）医院基本建设项目中的监督检查方法及监督程序等。

17.1.4　制度规范的要求

（1）应当符合与基本建设相关的法律、行政法规、国家统一的基本建设财务管理规范和相关内部控制规范要求；

（2）应当明确基本建设项目财务管理的组织领导及归口管理部门；

（3）应当明确业务流程，针对基建全过程财务管理制度规范的范围中所涉及的所有业务，分类规范各项业务的具体业务流程；

（4）应当明确关键节点、关键岗位及职责，结合每一个基建项目流程，确定和规范每一具体业务流程的关键节点、关键岗位和对应的职责权限；

（5）应当明确主要风险点和防范措施，针对上述业务流程，确定各项业务的主要风险点，并提出有效的风险防范措施，包括但不限于授权、审核、审批、不相容岗位分离等。

17.2　制度制定主要依据

1. 医院基本建设财务制度应遵循《基本建设财务规则》（中华人民共和国财政部令第81号，2016年颁布），对国家卫生健康委员会属（管）单位的基本建设财务管理制度还应遵循《国家卫生健康委员会属（管）单位基本建设管理办法的通知》（国卫规划发〔2018〕8号）的有关规定；

2. 基本建设项目中属于发改委立项项目的，在采购招标时应遵循《必须招标的工程项目规定》（中华人民共和国国家发展和改革委员会令第16号，2018年颁布）的规定；

3. 基本建设项目不属于发改委立项项目的，在采购招标过程中应遵循当地政府采购的有关政策规定；

4. 基本建设工程项目有关招标管理方面的规定，应遵循《工程建设项目勘察设计招标投标办法》（九部委令第23号，2013年颁布）、《工程建设项目货物招标投标办法》（七部委令第27号，2013年颁布）、《工程建设项目施工招标投标办法》（七部委令第30号，2013年颁布）等规定；

5. 对使用中央预算内固定资产投资补助资金建设的项目，应遵循《中央预算内固定资产投资补助资金财政财务管理暂行办法》（财建〔2005〕355号）的规定；

6. 基本建设项目财务结算方面的规定，应遵循《建设工程价款结算暂行办法》（财建〔2004〕369号）的规定；

7. 基本建设项目成本认定的规定，应遵循《基本建设项目建设成本管理规定》（财建〔2016〕504号）的规定；

8. 项目竣工财务决算的规定，应遵循《基本建设项目竣工财务决算管理暂行办法》（财建〔2016〕503号）的规定；

9. 工程项目保证金方面的规定，应遵循《建设工程质量保证金管理办法》（建质〔2018〕138号）、《国务院办公厅关于清理规范工程建设领域保证金的通知》（国办发〔2016〕49号）等规定。

17.3　制度所规范经济业务流程图及关键节点

17.3.1　基本建设项目立项阶段业务流程

（1）业务流程图。基本建设项目立项阶段业务流程主要包括立项讨论、编制项目建议书、可行性研究报告等，具体业务流程如图17-1所示。

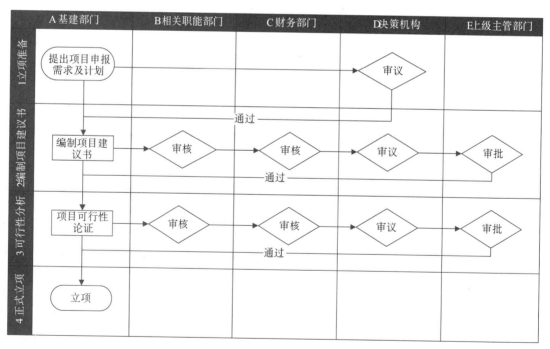

图 17-1　基本建设项目立项流程基本环节业务流程图

（2）关键节点、关键岗位和岗位职责。与上述基本建设立项阶段业务流程图相对应，立项阶段业务的关键节点、关键岗位和职责，如表17-1所示。

表 17-1　　　　　　　　　　　　关键节点、关键岗位和岗位职责

关键节点	关键岗位	岗位职责
A1 立项准备	基建部门管理岗	1. 根据医院发展需要及上级安排，提出基建项目需求及建设计划 2. 与各职能部门讨论立项的充分性、必要性 3. 与财务部门讨论项目的资金安排等 4. 听取临床科室的相关需求
D1 立项决策	医院决策机构	对是否进行该项目进行决策，并形成书面的决议，重点考虑项目与医院整体发展是否一致，是否重复建设等
A2 项目建议书编写	基建部门项目建议书编制岗	1. 根据医院的实际需要编制项目建议书 2. 对项目的可行性进行初步分析 3. 对项目可能出现的风险及状况要有预见作用，提请决策层注意，给出专业建议
B2　C2 项目建议书讨论与审核	各相关职能部门（包括财务科、临床业务科室）	各职能科室审核项目建议书中与各职能科室有关的部分内容，主要针对项目的必要性、合理性、效益性和可操作性提出建议，其中财务科审核资金筹集及资金安排计划方案
D2 项目建议书决策	医院决策机构	审议项目申报书，并形成书面的决议，审议不通过退回基建部门进行修改
E2 项目建议书审批	同级发改委	审批医院申报的项目建议书，通过后进行立项，医院取得项目建议书批复
A3 可行性分析	基建部门可行性报告编制岗	组织编写项目可行性分析报告，并组织有关科室讨论
B3　C3 可行性分析审核	各相关职能科室（包括财务科、临床业务科室）	1. 审核项目可行性报告是否完整、到位 2. 重点审核可行性报告中的资金筹划、项目选址及风险评估
D3 可行性分析决策	医院决策机构	集体讨论并决策，批准基建项目可行性研究报告
E3 可行性分析报告审批	同级发改委	审批医院申报的项目可行性报告，同意后进行可行性研究报告批复
A4 正式立项	基建部门	基本建设项目正式立项

17.3.2　基本建设项目设计阶段业务流程

（1）业务流程图。基本建设项目设计阶段业务流程主要包括设计招标准备、编制标书、确定设计单位后的深化设计、施工图设计等，具体业务流程如图 17-2 所示。

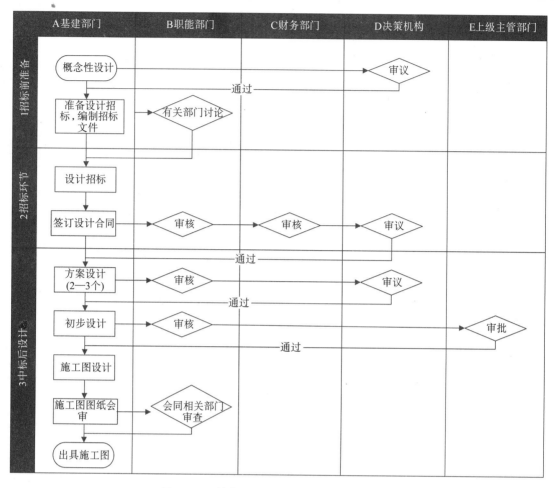

图 17 - 2 基本建设项目设计阶段业务流程图

备注：招标环节涉及的具体流程及内部监督详见采购管理制度章节。

（2）关键节点、关键岗位和岗位职责。与上述基本建设项目设计阶段业务流程图相对应，设计阶段业务的关键节点、关键岗位和职责如表 17 - 2 所示。

表 17 - 2　　　　　　　　关键节点、关键岗位和岗位职责

关键节点	关键岗位	岗位职责
A1 概念性设计	基建部门设计岗	组织设计单位进行概念性设计，需要明确目前的设计方向、设计理念、项目预算、设计标准
A1 设计招标准备	基建部门设计岗	1. 编制招标文件，对设计任务书进行明确，对设计费用进行测算，设置招标控制价 2. 编制评标办法，设置一定的准入标准条件，选择合适的设计单位
D1 概念性设计决策	医院决策机构	审查基建科概念性设计方案，进行大方向决策，重点审查方案的布局合理性、设计理念、设计美观程度等
A2 设计招标	采购部门采购岗	作为业主代表参与设计现场招标
B2　D2 设计合同会签	基建科、各相关职能部门	审核合同相关条款，基建部门负责设计合同内技术性条款，财务部门负责相关付款条款，内审部门负责合规性和法律纠纷条款等

续表

关键节点	关键岗位	岗位职责
A3 方案设计	基建部门设计岗	1. 与设计单位进行沟通，要求提出 2—3 个设计方案。组织设计单位与后期使用科室、院感部门进行沟通，听取科室意见，尽可能在控制预算的基础上满足各方需要 2. 对设计单位进行管理，定期考核
D3 方案设计决策	医院决策机构	对设计方案进行评价，满足医院需求，集体讨论并决策，选择最为满意的初步设计图
E3 设计方案报批	同级发改委	对医院上报的设计方案进行审核，同意后进行批复
A3 施工图设计	基建部门设计岗	委托设计单位根据发改委扩初批复进行施工图设计，做好设计单位的管理与施工图把关工作
A3 施工图会审	基建部门管理岗	基建部门组织有关专家进行图纸会审，对图纸的深度及合理性进行审核

17.3.3　基本建设项目施工招标阶段业务流程

（1）业务流程图。基本建设项目施工招标阶段业务流程主要包括施工招标前准备、编制招标文件、进行施工招标、签订施工合同等，具体业务流程如图 17 - 3 所示。

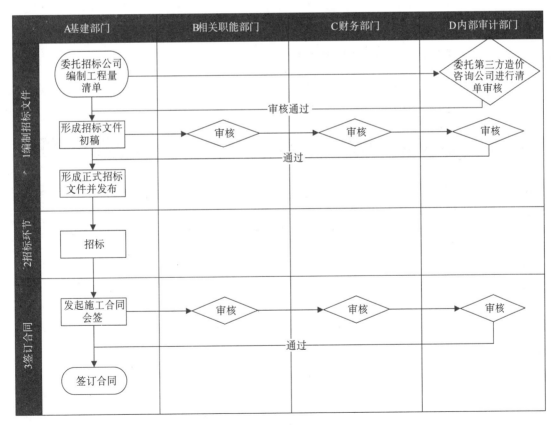

图 17 - 3　基本建设项目施工招标阶段业务流程图

备注：招标环节涉及的具体流程及内部监督详见采购管理制度章节。

（2）关键节点、关键岗位和岗位职责。与上述基本建设项目施工招标阶段业务流程图相对应，施工招标阶段业务的关键节点、关键岗位和职责如表17-3所示。

表17-3 关键节点、关键岗位和岗位职责

关键节点	关键岗位	岗位职责
A1 招标文件编制	基建部门采购岗	1. 委托代理机构对工程项目进行工程量清单编制 2. 确认施工、货物、服务等招标的实际需求、评标办法 3. 审核代理公司编制的招标文件
D1 第三方造价公司委托管理	内审部门送审岗	1. 参与组织工程造价咨询机构、施工单位、相关职能科室对基建项目进行现场勘察、测量核实工程量 2. 收集第三方造价公司回复的结果，并与基建部门协调，确定最后的招标预算控制价 3. 如发生对预审结果存在异议的情况时，召集相关职能部门、施工单位进行商议、沟通和协调，形成协调会议纪要
B1 D1 施工招标文件审核	各职能部门	对招标文件中与各职能部门相关部分进行审核
A3 施工合同会签	各职能部门	1. 参与合同的会签，对合同提出修改建议 2. 对合同招标的规范性、合规性进行一定程度的监督审核

17.3.4 基本建设项目施工阶段业务流程

（1）业务流程图。基本建设项目施工阶段业务流程主要包括项目施工、工程变更、支付工程款等，具体业务流程如图17-4所示。

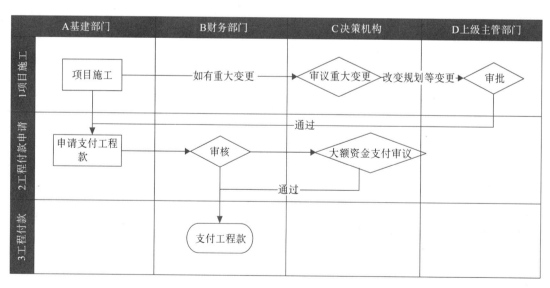

图17-4 基本建设项目施工阶段业务流程图

备注：非大额资金支付需按支出管理制度规定提交具有审批权限的领导审批后支付。

（2）关键节点、关键岗位和岗位职责。与上述基本建设项目施工阶段业务流程图相对应，施工招标阶段业务的关键节点、关键岗位和职责如表 17 - 4 所示。

表 17 - 4　　　　　　　　　　　　　关键节点、关键岗位和岗位职责

关键节点	关键岗位	岗位职责
A1 施工单位管理	基建部门施工管理岗	1. 管理施工现场，负责对设计单位、施工单位、监理单位及设备材料供应单位进行管理，做好基建项目的进度、质量、安全监督检查管理工作，严防违章违规操作，杜绝各类安全事故发生 2. 做好工程质量、进度和材料设备的把关工作
B1 施工变更管理	基建部门施工管理岗	严格控制施工变更，对施工现场的变更要充分论证必要性、可行性和经济性
C1　D1 施工变更审批	有权限的审批人	1. 严格按照权限对施工变更进行审批 2. 审查施工变更的合理性
A2 工程付款申请	基建部门付款岗	1. 负责发起工程款支付，准备相应工程款付款资料 2. 提交申请付款资料进入审批环节
B2 工程付款审核	财务部门审核岗	1. 审核工程进度款的支付，判断单据来源是否合法，资料是否齐全，内容是否真实、完整，审批流程是否规范，审批手续是否齐全 2. 审核金额计算、支付方式、收款单位等信息是否正确 3. 对不正确、不完整的原始凭证，退还经办人更正后，再进行审核
C2 大额资金支付	医院决策机构	根据医院"三重一大"制度，对制度标准以上的大额资金支付进行审议

17.3.5　基本建设项目竣工阶段业务流程

（1）业务流程图。基本建设项目竣工阶段业务流程主要包括项目验收、暂估入账、结算审计、竣工决算等，具体业务流程如图 17 - 5 所示。

（2）关键节点、关键岗位和岗位职责。与上述基本建设项目竣工阶段业务流程图相对应，竣工阶段业务的关键节点、关键岗位和职责如表 17 - 5 所示。

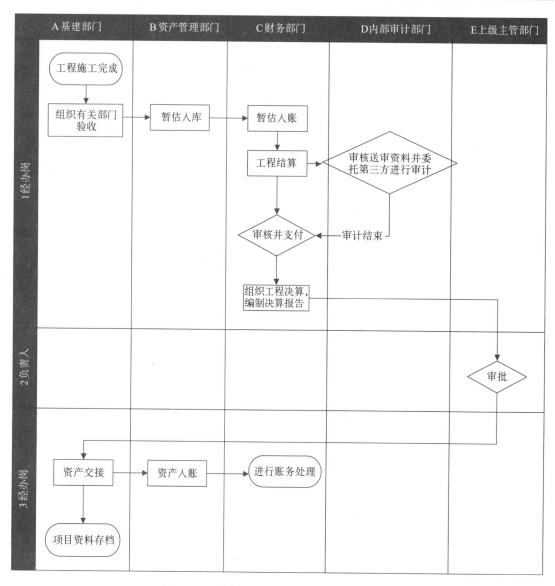

图 17 - 5　基本建设项目竣工阶段业务流程图

表 17 - 5　　　　　　　　　　　　　　　关键节点、关键岗位和岗位职责

关键节点	关键岗位	岗位职责
A1 项目验收	基建部门	1. 做好项目验收，确保按照图纸进行施工，防止工程质量问题。必要时邀请外部专家对项目进行验收 2. 做好工程质量把关工作
B1 暂估入账	资产管理部门资产管理岗	对已完成竣工验收的项目，整理有关资料，计算并确认暂估入账金额，及时暂估入账

续表

关键节点	关键岗位	岗位职责
C1 工程财务竣工决算	财务部门基建会计岗	1. 协同基建部门及时办理竣工决算，协同基建部门或后勤管理部门办理移交手续 2. 编制竣工财务决算 3. 不定期对医院基建情况进行专题分析，及时了解工程进展，对异常的情况及时上报有关领导
D1 工程结算送审	内审部门结算送审岗	1. 将完整的工程结算资料选择有资质的事务所进行审计 2. 对审计中出现的问题及时与事务所进行沟通 3. 对有争议事项进行与职能科室的协调
A3 工程档案归档	基建部门档案岗	及时将医院的基建档案资料进行收集、整理、验收及存档工作

17.4　制度所规范经济业务主要风险点及防范措施

医院基本建设项目容易产生各类风险，各环节涉及的主要风险及防范措施如表 17 - 6 所示。

表 17 - 6　　　　　　　　　建设项目各阶段主要风险点及防范措施

环节	风险点	主要防范措施
建设项目立项阶段	立项依据不足，专业性不足，未根据项目实际情况进行编写项目建议书，可能导致项目功能定位不清，导致盲目上马项目，造成后期大量变更	1. 建立建设项目管理决策环节控制制度，对项目建议和可行性研究报告的编制、项目决策程序等作出明确规定，确保项目决策科学、合理 2. 参与立项讨论人员与基建科人员相分离，需充分征求职工意见，对项目的必要性、合理性、可操作性进行讨论
	可行性研究报告流于形式，对项目的整体预见性不足，对项目的整体流程及支出时间节点缺乏计划或不按实际情况编制，不深入了解项目的具体情况及困难，随意拍脑袋决定	1. 加强对项目可行性研究报告的审核工作，审核人员需与编制人员不同 2. 审核时需对项目的必要性、合理性、效益性和可操作性进行审核，重点关注建设项目规模、选址、资金筹集方案、安全环保等，核实相关数据，确保真实、可靠
	建设项目未经集体决策	建设项目作为重大事项须经院长办公会议集体决策，决策过程应有完整的书面记录；严禁任何个人单独决策建设项目或擅自改变集体决策意见

续表

环节	风险点	主要防范措施
建设项目设计阶段	未做好地质勘探、土建、环评前期等工作，设计未充分考虑前期各项勘察因素	强化前期项目论证工作，充分做好地质勘探、土建、环评前期工作，压实基建部门责任，建立一定的考评机制
	设计任务书不明确，设计招标文件中未考虑后期项目概算，导致后期超概算情况	1. 加强对设计招标文件的审核工作，对招标文件中涉及设计任务书的部分重点审核，重点突出限额设计，必要时可邀请第三方专家进行审核 2. 设计招标文件的审核岗与招标文件的编制岗位应相分离
	设计深度不够或分析功能需求不足，导致交付后医院不断进行改造，在设计时未预留足够的扩展空间	对施工图要建立必要的图纸会审机制，邀请使用部门代表、外部设计专家等进行图纸审核
	对医院的建设标准不明确，导致后期不断变更超概算情况	1. 树立限额设计理念：在设计准备阶段，根据批准的任务书、编制的方案设计，控制经过批准的总概算，并对照施工图预算来控制各专业的施工图设计 2. 在保证可以满足建设施工工程的使用实效的前提下，对施工图不合理的设计变更严格审核，最终达到控制总投资额
建设项目施工招标阶段	招标方式不符合有关规定	应建立建设项目招投标管理制度，明确招标范围和要求，规范招标程序，不得人为分解工程项目，规避招标
	招标文件中项目施工工程量清单计算不准确，存在重复计算或漏项的情况	1. 建立对施工各项招标文件工程量清单的复核或背靠背审价机制，确定最终招标价格，可委托有资质的第三方进行复核 2. 工程项目管理部门与第三方造价公司的管理部门相分离，减少基建部门与其接触，保证独立性
	故意肢解项目进行招标	1. 建立健全医院内部审计机制及奖惩机制，提高内审人员的专业性 2. 对发现存在故意肢解招标的行为，需按制度进行追责
建设项目施工阶段	设计变更随意，未建立工程联系单管理制度，工程联系单签署执行不规范，对于重大变更（达到"三重一大"讨论范围）未提交医院决策机构讨论	1. 工程变更要符合合同条款及国家相关规定，且要经过审批，按规定程序进行变更 2. 工程变更对造价及功能结构影响超过一定金额或范围的，要报上级主管部门和同级财政部门审批
	对工程量审核不严格，施工单位虚报或增加工程量	引入全过程造价控制机制，由内审部门进行全过程造价公司的管理工作，并定期向内审部门汇报情况，对现场实际的工作量可由全过程造价单位复核
	财务未按合同约定及工程进度付款，主要情况为： 1. 预付款未扣回 2. 付款资料不足，工程量确定未有第三方或监理签字 3. 未按合同比例付款	1. 加强财务审核工作，要求经办部门提供真实、完整的付款资料 2. 严格按照合同付款 3. 建立专职会计制，培养具有一定的基建背景人员作为基建会计

续表

环节	风险点	主要防范措施
建设项目竣工阶段	竣工财务结算未经第三方审计	1. 建立竣工结算管理制度，明确竣工结算的流程 2. 结算送审部门与基建本部门要分离，保持送审的客观、公正
	虚报建设项目成本，决算资料不真实、不完整、不及时，可能导致竣工财务决算资料失真	1. 施工单位提交的决算申请，须有监理、设计、施工、基建科等签署审核意见，且经过外部审计、主管院领导、院长和上级部门的审核和审批 2. 加强对基建项目的过程性管理，财务与审计部门可适时参加基建部门例会
	未及时办理交付使用手续，办理交付使用手续前未及时暂估入账	应当明确竣工暂估入账的手续及时间，健全制度
	资产交接不清，尤其对项目的附属设备、资产档案不齐全，可能存在账外资产等风险	基建部门要及时将决算审批后的资产移交资产管理部门，资产管理科要及时做好资产的入、出库手续

17.5　制度框架

××医院基本建设财务全过程管理制度

第一章　总则

一、制度制定目标：确保基本建设财务管理业务达到合法性、经济性、业务性及内部控制等目标。

二、制度范围：明确本制度的适用范围。

三、制度制定依据：与基本建设财务管理相关的法律法规、政策。

四、制度制定原则：制度制定应坚持科学性、合规性、适应性等基本原则。

第二章　管理体制

五、基本建设的各职能部门分工：明确包括基本建设业务管理、财务管理的审核与审批部门（或责任人）、基本建设的监督部门，以及各部门在单位基本建设项目管理中的分工。

六、基本建设过程中的岗位职责：明确各个部门岗位职责的具体内容。

七、明确医院基本建设的最高决策部门及决策流程。

第三章　立项管理

八、明确医院基本建设项目立项管理的流程：如编制项目建议书及内部审批流程；医院如何管理这些立项项目；设计任务书包含的内容；与有关医院年度预算如何衔接。

九、明确每个环节的审批流程：根据不同的阶段需明确不同的审批路径及必须提供的资料。

十、明确过程中坚决抵制的底线：如不得随意确定计划外施工项目；应严格控制基本建设工程投资规模。凡确定的基本建设项目工程概算，未经医院批准，任何部门和个人无权突破，不得随意变更。

十一、遇到特殊项目临时追加预算的处理方式。

第四章　项目设计管理

十二、明确医院基本建设项目设计阶段的流程：主要包括对设计单位设计、设计方案审定、扩初设计、施工图出图、施工图会审等流程及审批手续。

十三、明确设计应严格执行限额设计，不得突破初步设计概算。

第五章　建设项目招投标管理

十四、建设项目招投标管理的制度依据。

十五、明确对未进入省重大工程交易中心招标的施工、监理、勘察及由本单位自行购买或定价的工程设备、大宗建筑材料执行的采购政策。

十六、明确对院内自行招标的要求。

十七、明确院内对招标预算控制价复核的流程及主管部门。

十八、明确签订施工合同中注意的要点（含必须约定的事项）及法规依据。

第六章　施工阶段管理

十九、明确基本建设施工现场的管理责任。

二十、明确施工中出现变更时的处理流程（工程联系单）。

第七章　工程价款结算

二十一、价款结算中的基本要求：结合医院的支出审批规定。

二十二、明确基本建设项目各类款项支付的审批程序。

二十三、明确基本建设项目款项支付时需提供的资料：可根据不同款项进行梳理明确需提供的资料，例如支付工程进度款需提供支付申请书、监理公司确认的工程量报告、项目进度报告等。

第八章　竣工验收及决算管理

二十四、竣工验收的责任部门及配合部门。

二十五、明确竣工验收的流程：包括院内的验收流程、送上级部门的流程及所需资料。

二十六、编制基本建设竣工项目财务决算时应准备的有关事宜。

二十七、梳理基本建设财务决算所包含的内容：包括基建财务报告。

第九章　档案管理

二十八、基本建设档案管理的基本要求及保存年限。

二十九、后续档案的借阅手续。

第十章　监督检查

三十、建立监督检查的机制，明确监督检查牵头部门及工程流程。

三十一、明确监督的内容，包括对基本建设项目各个过程的监督过程及监督环节。

三十二、对监督中发现问题的处理及责任追究。

第十一章　附则

三十三、制度效力与修订。

三十四、负责制度解释的部门。

三十五、制度生效的时间。

（朱洁　张建琴　戴秀兰　王红磊　赵晨希）

第18章　医院无形资产管理制度

18.1　制度目标、范围、内容及要求

18.1.1　制度建设的目标

（1）合法性目标：规范和加强医院无形资产管理，维护无形资产的安全完整，合理利用无形资产，保障和促进医院发展；

（2）经济型目标：做好无形资产会计核算工作，正确计算无形资产成本，合理摊销，保证无形资产账目真实、准确和完整；

（3）业务性目标：规范无形资产日常保全管理，加强无形资产权益保护，规范无形资产处置程序，防止国有资产流失；

（4）内部控制目标：无形资产管理岗位和归口管理岗位设置合理，岗位职责明确，不相容岗位相分离，建立无形资产授权审批要求，确保无形资产安全完整。

18.1.2　制度规范的范围

医院控制的没有实物形态的可辨认非货币资产，包括专利权、商标权、著作权、土地使用权、非专利技术、医院购入的不构成相关硬件不可缺少组成部分的应用软件及其他财产权利等。

18.1.3　制度规范的内容

（1）明确无形资产管理基本原则；

（2）明确无形资产相关业务的归口管理部门与审批权限；

（3）确定无形资产管理的职责和要求；

（4）确定无形资产管理的流程、路径与控制要求；

（5）确定无形资产管理关键节点与相关审核岗位设置、职责和要求。

18.1.4　制度规范的要求

（1）应当符合与无形资产管理相关的法律、行政法规、国家统一的财务会计制度和内部控制规范的要求；

（2）应当体现本单位无形资产管理活动的特点和要求；

（3）应当明确无形资产管理的组织领导及归口管理部门，明确关键岗位和职责，规范各业务环节的流程有序进行；

（4）应当明确无形资产管理过程中的主要风险点，采取防范和规避措施；

（5）制度内容和要求应科学、合理，便于操作和执行。

18.2 制度制定主要依据

1. 关于无形资产日常管理，应遵循《中华人民共和国促进科技成果转化法（2015 年修订）》、《事业单位国有资产管理暂行办法》（根据 2019 年 3 月 29 日《财政部关于修改〈事业单位国有资产管理暂行办法〉的决定》第二次修改）的规定；

2. 关于无形资产风险点管控，应遵循《行政事业单位内部控制规范（试行）》（财会〔2012〕21 号）、《医疗机构财务会计内部控制规定（试行）》（卫规财发〔2006〕227 号）的规定；

3. 关于无形资产财务核算，应遵循《会计基础工作规范（2019 年修改）》（中华人民共和国财政部令第 98 号）、《政府会计准则第 4 号——无形资产》的规定。

18.3 制度所规范经济业务流程图及关键节点

18.3.1 购买类无形资产采购、验收及使用管理

（1）业务流程图。购买类无形资产采购、验收及使用管理业务流程主要包括采购申请、组织采购、验收登记、使用管理等，具体业务流程如图 18 - 1 所示。

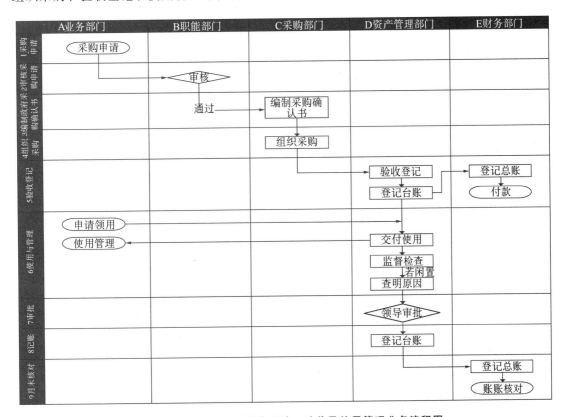

图 18 - 1 购买类无形资产采购、验收及使用管理业务流程图

（2）关键节点、关键岗位和岗位职责。与上述购买类无形资产采购、验收及使用管理业务流程图相对应的关键节点、关键岗位和职责，如表18-1所示。

表18-1　　　　　　　　　　　　关键节点、关键岗位和岗位职责

关键环节	关键岗位	岗位职责
A1 采购申请	业务部门请购员	相关业务部门根据需求提出购置无形资产申请
B2 采购申请	职能部门负责人	审核相关购置申请资料并根据审批程序提交审批
C3 编制政府采购确认书	采购部门人员	1. 对采购项目有无预算进行审核，若为预算外采购，则根据相关制度规定上报预算管理办公室，申请预算调整或追加；若无预算则退回采购申请 2. 编制政府采购确认书
C4 组织采购	采购部门人员	根据政府采购相关规定进行组织无形资产采购
D5 验收登记	资产管理部门人员	1. 相关业务部门及资产管理部门对购置的无形资产的品名、型号、数量、价格等方面进行验收 2. 资产管理部门人员对购置无形资产的资料进行审核，审核无误后入库并登记台账生成入库报表 3. 资产管理部门负责人对无形资产入库报表进行审核，签字确认
E5 核算及付款	财务制单员/财务出纳	1. 财务制单员根据资产管理部门审核后提交的入库报表登记总账 2. 财务出纳根据医院的资金审批相关制度规定提交部门负责人审核后进行货款支付
A6 使用管理	业务部门专管员	1. 业务部门申请无形资产出库，建立无形资产台账，负责无形资产使用管理及维护 2. 业务部门需将待报损无形资产申请提交资产管理部门
D6 使用管理	资产管理部门人员	1. 定期对无形资产的使用情况进行检查与调研，及时发现闲置的或报废的无形资产，并将无形资产的使用情况进行汇总后提交部门负责人审核，并根据相关制度规定进行处理 2. 建立无形资产绩效评价体系，对无形资产使用绩效进行考核，并定期形成评价报告 3. 资产管理部门需对使用部门提交的待报损无形资产申请进行审核，并根据资产处置程序提交资产管理部门负责人审核待处置无形资产报告
D7 审批审议	资产管理部门负责人	资产管理部门负责人审核待处置无形资产报告，并提交主管领导或决策机构进行审批审议
D8 记账	资产管理部门人员	根据主管领导审批或决策机构审议的结果登记台账
E9 使用管理	财务制单员	1. 对无形资产按月计提摊销并进行账务处理 2. 月末根据库房提供的报表进行账账核对，并形成核对记录 3. 根据已审批完成的资产处置报表等资料进行记账、审核

18.3.2　研发类无形资产研发、验收、转让及使用管理

（1）业务流程图。研发类无形资产研发、验收、转让及使用管理业务流程主要包括研

发申请、研究与开发、评估转让、验收登记与使用管理等，具体业务流程如图 18-2 所示。

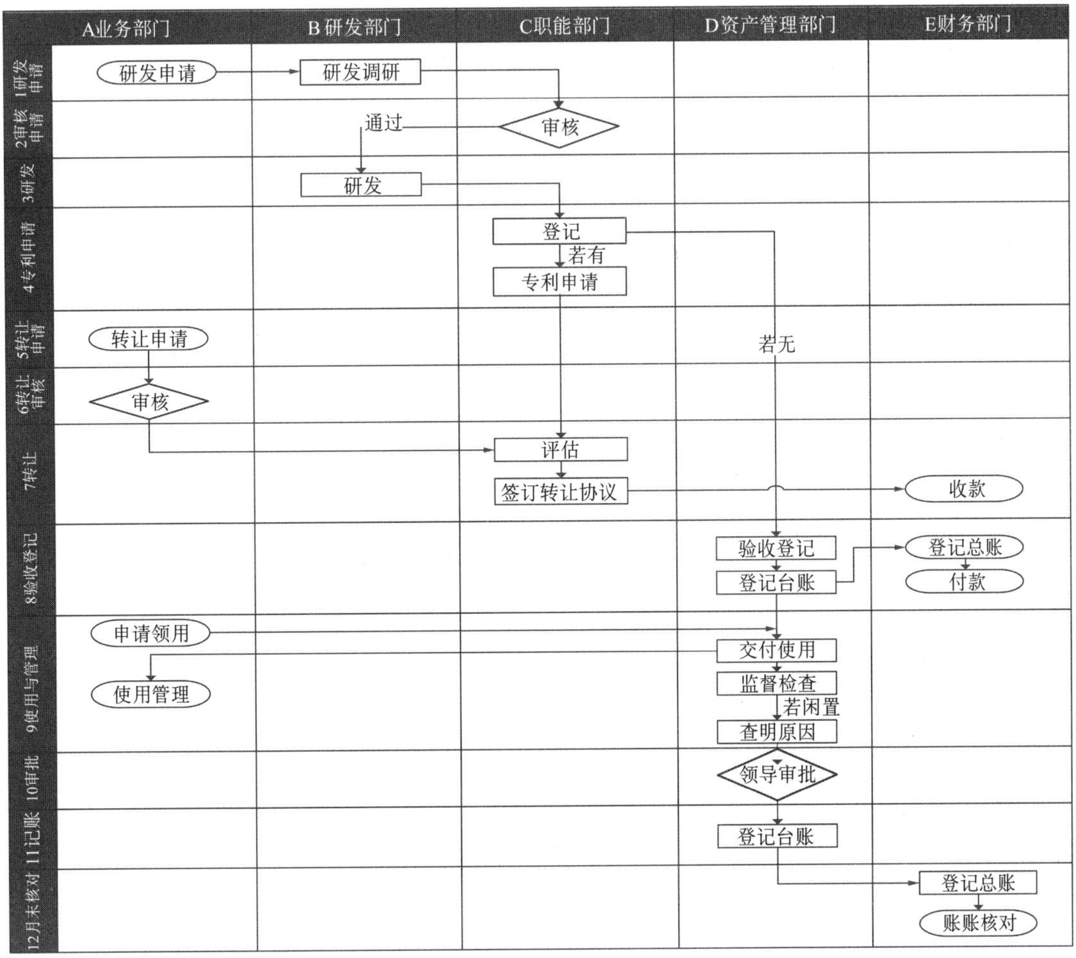

图 18-2　研发类无形资产研发、验收、转让及使用管理业务流程图

（2）关键节点、关键岗位和岗位职责。与上述研发类无形资产研发、验收、转让及使用管理业务流程图相对应的关键节点、关键岗位和职责，如表 18-2 所示。

表 18-2　　　　　　　　　　　　关键节点、关键岗位和岗位职责

关键环节	关键岗位	岗位职责
A1 研发申请	业务部门负责人	向研发部门提交研发申请
B1 可行性调研	研发人员	研发部门对自行开发无形资产进行可行性论证及相关调研，并将相关报告提交至职能部门进行审批
C2 审核研发申请	职能部门负责人	职能部门对研发申请及可行性调研资料进行审核后，提交主管领导审批，必要时提交进行集体审批
B3 研发	研发人员	1. 根据研发项目的需要，研发部门需要组织人力、物力进行研发 2. 汇总研发资料，区分研究阶段与开发阶段的相关开支票据并汇总整理，提交财务部门，撰写相关的研发报告

续表

关键环节	关键岗位	岗位职责
C4 专利申请	职能部门人员	1. 登记研发类无形资产台账 2. 提交研发的无形资产专利申请
A5 专利转让申请	业务部门人员	业务部门根据实际业务开展的需要申请无形资产转让，并提交业务部门负责人审核
A6 转让申请审核	业务部门负责人	业务部门负责人审核专利转让申请
C7 转让	职能部门人员	1. 相关职能部门对研发的无形资产进行评估，必要时引入第三方评估机构 2. 职能部门与成果接收方协调沟通转让事宜，并签订成果转让协议，医院监管部门可介入，监督无形资产对外转让的价格是否合理，程序是否合法
E7 转让	财务制单员	财务部门对成果转让收入进行及时确认
D8 验收登记	资产管理部门人员	1. 组织相关部门及专业人员验收研发类无形资产 2. 审核研发部门提交的研发资料，对符合条件的登记无形资产台账
E8 验收登记	财务制单员	审核研究阶段与开发阶段的相关开支票据，根据医院资金审批制度给予报销，并进行账务处理
A9 使用与管理	业务部门人员	1. 业务部门负责申请无形资产出库，建立无形资产卡账，负责无形资产使用管理及维护 2. 业务部门负责对待报损无形资产提出处置申请
D9 使用与管理	资产管理部门人员	1. 定期检查无形资产使用情况，对闲置或报废的无形资产需根据资产核销相关流程提交审批，不得擅自处理 2. 建立无形资产绩效评价体系，并定期形成评价报告
D10 审批	资产管理部门负责人	审核无形资产入库报表、待报损资产报告
D11 记账	资产管理部门人员	根据领导已审批完成的资产处置报表等资料登记台账
E12 月末核对	财务制单员	1. 根据资产管理部门提供的月报表登记总账 2. 对无形资产按月计提摊销并进行账务处理 3. 月末根据库房提供的报表进行账账核对

18.3.3　捐赠类无形资产价值评估、验收及使用管理

（1）业务流程图。捐赠类无形资产价值评估、验收及使用管理业务流程主要包括评估拟接受捐赠的无形资产、签订捐赠协议、捐赠资产管理等，具体业务流程如图 18 - 3 所示。

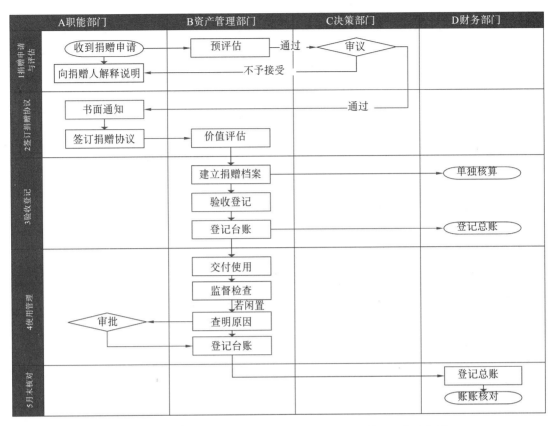

图 18 - 3　捐赠类无形资产价值评估、验收及使用管理业务流程图

（2）关键节点、关键岗位和岗位职责。与上述捐赠类无形资产价值评估、验收及使用
管理业务流程图相对应的关键节点、关键岗位和职责，如表 18 - 3 所示。

表 18 - 3　　　　　　　　　　　　关键节点、关键岗位和岗位职责

关键节点	关键岗位	岗位职责
A1 评估环节	职能部门专管员	1. 收到捐赠无形资产申请时及时向资产管理部门汇报，并提请对捐赠物资进行预评估 2. 需将预评估结果为不予接受的需及时告知捐赠人，并进行解释说明
B1 评估环节	资产管理部门评估人员	1. 建立严格有效的接受捐赠综合评估制度，并确保重要捐赠须引入第三方机构及有关监管部门 2. 及时将评估结果告知职能部门
C1 评估环节	主管领导或决策机构集体	医院主管领导或决策机构对综合评估意见作出表决
A2 签订捐赠协议环节	职能部门人员	1. 书面通知捐赠人接受捐赠 2. 负责与捐赠人协商一致，自愿平等订有法律效力的书面捐赠协议
B2 签订捐赠协议环节	资产管理部门评估人员	资产管理部门需客观公正的对捐赠无形资产的价值进行评估，必要时需委托第三方评估机构进行评估、确认或公证

续表

关键节点	关键岗位	岗位职责
B3 验收登记	资产管理部门人员	1. 建立捐赠类无形资产档案,并登记台账 2. 加强捐赠财产使用管理,根据捐赠人的意愿使用捐赠物资,确需改变用途的,应有捐赠人书面同意
D3 验收登记	财务制单员	1. 对捐赠资产纳入医院统一管理、单独核算 2. 对捐赠资产按评估价确认记账
B4 使用与管理	资产管理部门人员	1. 严格对已经接受捐赠但不使用的无形资产的报批和处理 2. 定期对无形资产使用情况进行监督检查,严格对闲置或报废的无形资产的核销流程和审批
A4 审批	职能部门负责人	审核已接受的捐赠的闲置或报废的无形资产报告
D5 月末核对	财务制单员	1. 对无形资产按月计提摊销并进行账务处理 2. 根据已审批完成的资产处置报表等资料进行记账 3. 根据库房报表进行账账核对,并形成核对记录 4. 会计年度结束后,受赠单位应当将本年度接受捐赠财产情况在年度财务报告中专门说明

18.3.4　无形资产对外投资、出租、出借、担保等

(1)业务流程图。无形资产对外投资、出租、出借、担保等业务流程主要包括审核审议可行性论证、上报上级部门、上级部门审核审批等,具体业务流程如图 18-4 所示。

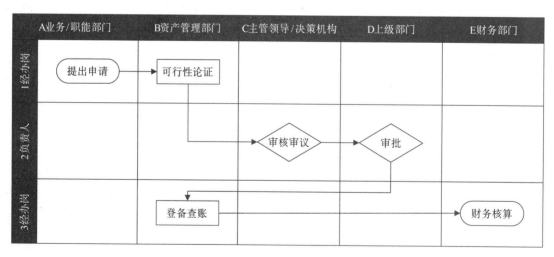

图 18-4　无形资产对外投资、出租、出借、担保等业务流程图

(2)关键节点、关键岗位和岗位职责。与上述无形资产对外投资、出租、出借、担保等业务流程图相对应的关键节点、关键岗位和职责,如表 18-4 所示。

表 18 - 4　　　　　　　　　　　关键节点、关键岗位和岗位职责

关键环节	关键岗位	岗位职责
A1 提交申请	业务部门负责人	业务部门对需对外投资、出租、出借的无形资产提出申请
B1 可行性论证	资产管理部门人员	严格依照规定组织可行性论证，必要时可邀请第三方参与论证，形成正式的可行性论证及相关报告，并经部门负责人审核
C1 审批审议	主管领导审批或决策机构集体审议	主管领导审批资产管理部门人员提交的可行性论证报告等资料，必要时提交决策机构集体决议
D2 上报审批	资产管理部门人员	1. 无形资产对外投资，需经职能部门审核后报经同级财政部门审批 2. 无形资产对外担保，事业单位原则上不得对外担保，确需对外担保的，应在严格论证的基础上向主管部门提出申请并转报省财政厅审批，提交的申报材料需完整 3. 无形资产对外出租、出借，对拟出租、出借 6 个月以内的，由主管部门负责审批并报省财政厅备案，对拟出租 6 个月以上的，主管部门审核后报省财政厅审批
B3 后续管理	资产管理部门人员	1. 需将对外投资、出租、出借的无形资产单独设立台账进行管理 2. 负责对该部分无形资产的使用情况定期追踪、维护、监督检查 3. 负责无形资产收回时的评估，必要时可邀请第三方
E3 核算管理	财务制单员	财务部门需将出租、出借无形资产形成的使用收益或投资收益纳入单位部门预算，统一核算管理，并根据制度规定上缴财政，实行"收支两条线"管理

18.3.5　无形资产处置

（1）业务流程图。无形资产处置主要包括提交处置申请、审核审批处置申请、无形资产核销等，具体流程如图 18 - 5 所示。

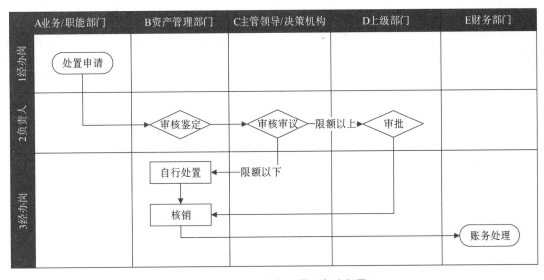

图 18 - 5　无形资产处置业务流程图

（2）关键节点、关键岗位和岗位职责。与上述无形资产处置业务流程图相对应的关键节点、关键岗位和职责，如表18-5所示。

表18-5 关键节点、关键岗位和岗位职责

关键环节	关键岗位	岗位职责
A1 处置申请	业务部门专管员	业务部门根据实际业务的需要对闲置的、报废报损的无形资产提出处置申请，并提交资产管理部门审核
B1 审核鉴定	资产管理部门人员	1. 资产管理部门人员需对拟处置的无形资产进行审核鉴定，如产权是否清晰、是否符合处置条件等 2. 资产管理部门负责人对审核鉴定报告进行审核
C1 审批审议	主管领导或决策机构集体	分管领导对资产管理部门提交的处置报告进行审批，必要时上会进行集体审议
B2 上报审批	资产管理部门人员	资产管理部门对限额以下无形资产由医院自行处置并在资产管理系统内核销；限额以上的无形资产需由医院将待处置的无形资产上报主管部门，待主管部门审核同意后，报省财政部门审批，审核审批完成后在资产管理系统内核销，未经审批不得擅自处理
E2 财务核算	财务制单员	根据审批后的无形资产处置资料登记总账

18.4 制度所规范经济业务主要风险点及防范措施

无形资产管理的主要风险点和防范措施，如表18-6所示。

表18-6 无形资产管理各环节主要风险点及防范措施

关键环节	主要风险点	主要防范措施
无形资产（如软件）配置	1. 未根据医院软件资产情况科学合理确定软件配置计划，导致资金浪费或影响工作运行 2. 未统一规划软件开发，导致重复开发或信息孤岛	1. 根据软件配置计划合理配置 2. 统一规范无形资产开发，需考虑新开发无形资产兼容性 3. 设置审核、审批岗，对无形资产的配置计划进行合理性审核
无形资产采购	1. 无预算指标情况下采购无形资产 2. 未依法实施政府采购，导致采购程序不合规	1. 设置采购审核审批岗，无预算不采购，加强采购的合理性合规性 2. 依法实施政府采购，规范采购流程，可邀请医院监察部门参与采购 3. 无形资产采购申请、审批与执行岗位相分离

续表

关键环节	主要风险点	主要防范措施
无形资产研发	1. 研究阶段与开发阶段划分不够清晰 2. 未按无形资产计划书中规定的研发要求与时间计划研发无形资产，导致无形资产研发不符要求或无形资产未能按进度研发完毕	1. 撰写详细的无形资产开发计划书，明确研究阶段与开发阶段标志性区分节点 2. 落实研发责任人，明确岗位职责及相应的考核方案
无形资产捐赠	1. 未对捐赠的无形资产进行预评估，审核审议程序不到位 2. 未对拟接受捐赠的无形资产进行价值评估	1. 建立接受捐赠综合评估制度，对捐赠无形资产的必要性、质量、资质及是否存在不正当竞争和商业贿赂等情况进行评估，必要时可以引入第三方机构及有关监管部门参与评估 2. 将综合评估结果交与分管领导或决策机构集体决议通过 3. 采用合理的评估方法对拟接受捐赠的无形资产进行价值评估，针对价值较大的无形资产可以引入第三方机构及有关监管部门参与评估
无形资产验收及确认	1. 验收程序不到位 2. 外购的无形资产支出直接费用化，导致少确认资产 3. 自行开发的无形资产支出归集不合理，导致研究阶段的支出确认为初始金额 4. 捐赠类无形资产价值评估金额失真 5. 未按单位资金审批要求、未按合同要求付款	1. 无形资产采购、验收、付款岗位相分离；设置验收审核审批岗，对验收程序的履行情况监督 2. 资产管理部门会同无形资产使用部门严格履行无形资产验收程序，对验收不合格的无形资产提出整改要求 3. 对单位自行评估的或交由第三方机构及有关监管部门评估的价值进行审核确认 4. 严格根据资金支付相关管理制度进行付款审批后按合同要求付款
无形资产使用	1. 无形资产成果转换收益未能确认，导致收益确认不足 2. 无形资产未经评估、未经相关部分审核审批就对外投资、出租、出借、担保，导致程序不合规不合法 3. 无形资产管理不善，导致资产流失	1. 无形资产使用、保管与会计处理岗位相分离 2. 合理使用无形资产，定期提交维护需求 3. 对外投资、担保、出租、出借的无形资产需定期对其维护
无形资产监督检查	1. 未定期对无形资产进行监督检查，导致无形资产报废、报损情况不能及时发现 2. 发现闲置的、报废的未进行相应的处理，导致账实不符	1. 定期监督检查无形资产的使用情况 2. 对闲置的、报废的无形资产进行处理
无形资产处置	1. 未严格履行审批手续，导致处置手续不符合法律、制度规定 2. 未对报废、报损的无形资产及时进行处置，造成无形资产使用率低下，资产配置不良	1. 无形资产处置审批与执行岗位相分离 2. 按规定对报废、报损无形资产进行审批并处置

18.5　制度框架

××医院无形资产管理制度

第一章　总则

一、制度制定目的：为开展各项医疗活动，有效管理好财产物资，维护国家财产安全、完整，充分发挥其使用效益。

二、制度订立的依据：与无形资产管理相关的法律法规、政策制度。

三、制度规范的范围：无形资产获得、计价、验收、使用、处置等。

四、制度制定原则：制度制定应坚持科学性、合规性、适应性等基本原则。

第二章　无形资产的分类与获得

五、明确无形资产的分类：包括著作权、土地使用权、专利权、非专利技术等。按取得方式分类为：外购类无形资产、研发类无形资产、捐赠类无形资产。

六、外购类无形资产：明确外购无形资产购置原则、申请权限及审批流程，根据政府采购相关规定结合医院制度规定组织采购，规定外购无形资产验收要求及相关手续。

七、研发类无形资产：明确前期准备流程，明确指出无形资产研发的研究阶段与开发阶段的界限，明确研发无形资产的权属。

八、捐赠类无形资产：明确无形资产预评估相关要求。

第三章　无形资产计价

九、明确无形资产的计价原则。

十、明确研发类无形资产在研究阶段及开发阶段的区分原则。

十一、明确捐赠类无形资产价值评估要求。

第四章　无形资产验收

十二、明确无形资产验收的程序、流程与要求。

第五章　无形资产使用

十三、无形资产使用，包括自留日常使用、对外投资、出租、出借、担保等。

十四、明确无形资产管理工作要求及管理原则，明确无形资产管理工作考核机制；明确资产管理部门需建立无形资产绩效评价体系，定期对无形资产的使用情况进行分析并上报领导。

十五、明确无形资产摊销年限及按月计提摊销方法。

十六、对非自留正常使用的无形资产，明确定期维护时间及维护周期，明确无形资产收回时价值的评估，若有毁损则追偿启动等机制。

第六章　无形资产处置

十七、无形资产需处置的情况：因被替代而闲置、信息孤岛而无法使用、达到报废年限等。

十八、明确无形资产监督检查频次、要求及检查监督结果的审批程序。

十九、无形资产处置基本流程及要求：明确无形资产处置申请流程及处置审核审批流程。

第七章　附则

二十、制度效力与修订。

二十一、负责制度解释的部门。

二十二、制度生效的时间。

（孙静琴　戴银莲　郭玮　赵卫群　鲁荣赟）

第19章 医院对外投资管理制度

19.1 制度目标、范围、内容及要求

19.1.1 制度建设的目标

（1）合法性目标：明确对外投资的相关规定，确保单位对外投资活动符合国家有关法律、法规、政策要求，降低违规违法风险；

（2）经济性目标：明确投资决策责任，确保投资选择科学性、合理性，降低决策失误，提高投资的经济效益；提高对外合作项目管理水平，合理维护医院经济权益，防止国有资产流失；

（3）业务性目标：规范单位的对外投资活动，明确对外投资的可行性研究、投资审批的程序，加强对外投资项目管理；

（4）内部控制目标：对外投资决策、执行、监督互相牵制，建立对外投资监督评价机制，对投资业务执行情况定期进行评价，及时发现缺陷并提出改进建议，防范对外合作决策、运行风险。

19.1.2 制度规范的范围

医院按规定以货币资金、实物资产、无形资产等方式形成的债权或股权投资。

19.1.3 制度规范的内容

（1）归口管理、岗位分工与职责；
（2）对外投资的论证和评估；
（3）对外投资的决策与审批；
（4）对外投资的管理；
（5）对外投资的处置与审批；
（6）对外投资的监督评价；
（7）档案的保管。

19.1.4　制度规范的要求

（1）应当符合《事业单位国有资产管理暂行办法》等对外投资业务相关的法律、行政法规、国家统一的财务会计制度和内部控制规范的要求；

（2）应当体现本单位业务活动和管理的特点和要求；

（3）应当明确对外投资管理制度的组织领导及归口管理部门，全面规范本单位对外投资业务决策与审批、实施、处置与审批等各环节的管理要求，以及所涉及的关键岗位和职责，保证对外投资业务安全、有序进行；

（4）应当明确对外投资业务的主要风险点和防范措施；

（5）制度内容和要求应当科学、合理，便于操作和执行。

19.2　制度制定主要依据

1. 对外投资管理应遵循《医院财务制度》（财社〔2010〕306 号）、《关于进一步规范和加强行政事业单位国有资产管理的指导意见》（财资〔2015〕90 号）、《关于印发浙江省省级行政事业单位国有资产使用管理暂行办法的通知》（浙财资产〔2010〕61 号）、《浙江省人民政府办公厅关于印发浙江省行政事业单位国有资产管理暂行办法的通知》（浙政办发〔2009〕178 号）、《事业单位国有资产管理暂行办法》（中华人民共和国财政部令〔2006〕第 36 号）的规定；

2. 对外投资收益管理应遵循《关于印发浙江省省级行政事业单位国有资产收入收缴管理暂行办法的通知》（浙财资产〔2010〕81 号）、《关于调整省级国有资本收益和国有资产收入执收程序的通知》（浙财综〔2013〕11 号）的规定；

3. 对外投资处置管理应遵循《浙江省省级行政事业单位国有资产处置管理暂行办法》（浙财资产〔2010〕1 号）、《关于印发浙江省省级行政事业单位国有资产损失赔偿处理暂行办法的通知》（浙财资产〔2014〕60 号）的规定。

19.3　制度所规范经济业务流程图及关键节点

19.3.1　对外投资内部决策环节

（1）业务流程图。对外投资内部决策环节主要包括提出初步投资意向、专家论证、项目评估、集体决策等，具体业务流程如图 19-1 所示。

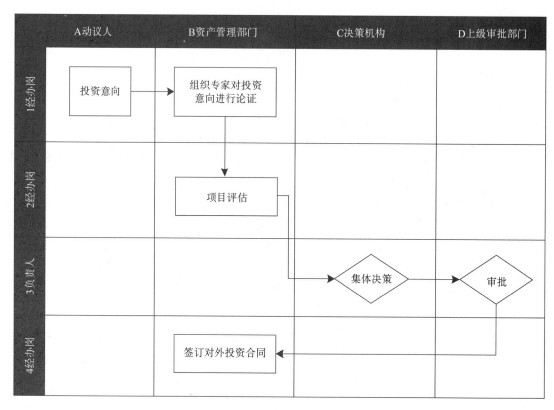

图 19 – 1　对外投资内部决策业务流程图

（2）关键节点、关键岗位和岗位职责。与上述对外投资内部决策流程图相对应，对外投资内部决策的关键节点、关键岗位和岗位职责如表19 – 1所示。

表 19 – 1　　　　　　　　　　　关键节点、关键岗位、岗位职责

关键节点	关键岗位	岗位职责
B1 对外投资可行性论证	对外投资项目可行性研究岗	1. 负责组织财务等相关部门或人员对投资意向项目进行分析与论证 2. 编制对外投资的可行性研究报告
B2 对外投资项目评估	对外投资项目评估岗	负责组织专家对投资项目可行性报告进行评估，必要情况下，可委托有资质的专业机构进行评估
C3 对外投资决策	决策机构	依照"三重一大"流程对投资方案进行集体决策

19.3.2　对外投资审批环节

（1）业务流程图。对外投资审批环节主要包括投资项目对外报批、上级部门审核审批、非货币性资产评估作价等，具体业务流程如图19 – 2所示。

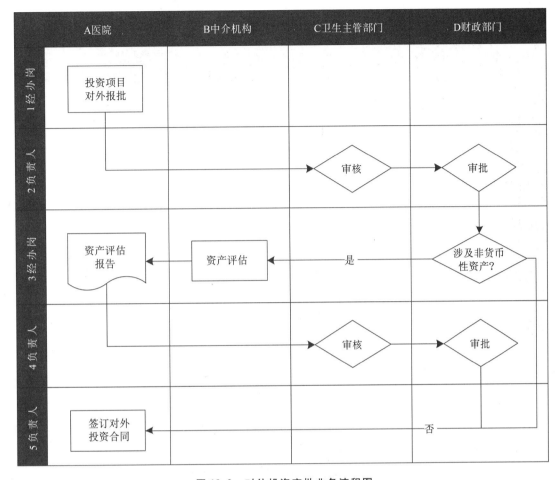

图 19.2　对外投资审批业务流程图

（2）关键节点、关键岗位和岗位职责。与上述对外投资审批流程图相对应，对外投资审批的关键节点、关键岗位和岗位职责如表 19－2 所示。

表 19－2　　　　　　　　　　　　　关键节点、关键岗位、岗位职责

关键节点	关键岗位	岗位职责
A1 对外投资报批	国有资产报批岗	投资方案经医院党委会审批通过后，按规定向有关政府部门提交对外投资申请报批资料，履行对外报批手续。并对材料的真实性、有效性、准确性负责
A3 对外投资资产评估	资产管理岗	1. 对外投资涉及非货币性资产的，应聘请具有相应资质的评估机构，对拟投资资产进行资产评估 2. 将资产评估事项报有关单位或部门审核、核准或备案
A5 对外投资合同签订	主管领导	依据财政部门出具的对外投资批准文件订立投资合同。涉及非货币性资产的，以不低于核准或备案后的资产评估价出资

19.3.3　对外投资实施环节

（1）业务流程图。对外投资实施环节主要包括实施对外投资方案、项目资金管理、项

目会计核算、投资收益上缴国库等，具体业务流程如图 19 - 3 所示。

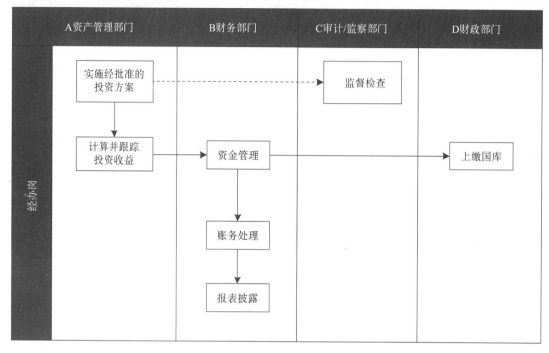

图 19 - 3　对外投资实施流程图

（2）关键节点、关键岗位和岗位职责。与上述对外投资实施流程图相对应，对外投资实施的关键节点、关键岗位和岗位职责如表 19 - 3 所示。

表 19 - 3　关键节点、关键岗位和岗位职责

关键节点	关键岗位	岗位职责
A 对外投资实施与跟踪	对外投资执行岗	1. 负责依据审批通过的投资方案，编制详细的投资计划，落实投资合同具体条款内容等 2. 计算并跟踪对外投资收益
B 对外投资资金管理	对外投资出纳岗	负责对外投资项目的资金往来，确保对外投资项目的资金往来纳入医院统一管理
B 对外投资会计核算	对外投资会计核算岗	按照政府会计制度对对外投资增减变动及投资收益的实现情况进行明细核算和报表披露。确保对外投资取得的股利、红利等收益均纳入医院统一核算和管理，严禁设置账外账
C 对外投资监督检查	对外投资内审岗	定期对投资业务管理情况进行监督检查
D 对外投资收益上缴	资产管理岗	按规定将医院取得的对外投资收益及时上缴国库

19.3.4　对外投资处置环节

（1）业务流程图。对外投资处置环节主要包括对外投资处置申请、处置决策、上级部门审核审批、处置资产评估、处置收入上缴等，具体业务流程如图 19 - 4 所示。

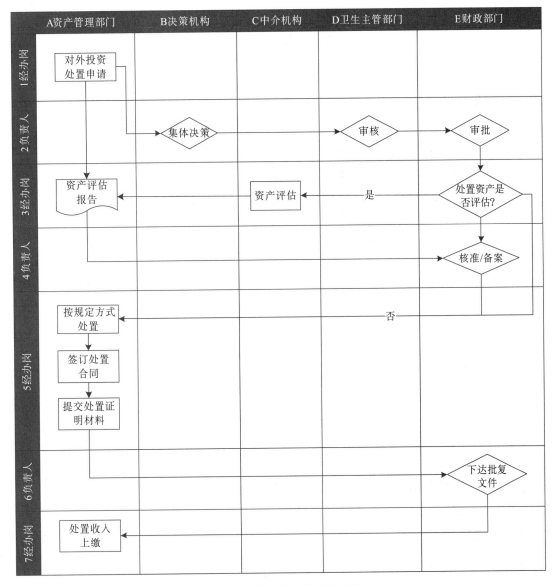

图 19 - 4　对外投资处置流程图

（2）关键节点、关键岗位和岗位职责。与上述对外投资处置流程图相对应，对外投资处置的关键节点、关键岗位和岗位职责如表 19 - 4 所示。

表 19 - 4 　　　　　　　　　关键节点、关键岗位、岗位职责

关键节点	关键岗位	岗位职责
A1 对外投资处置申请	国有资产报批岗	按规定程序向主管部门提交投资处置审批材料并履行报批手续
B2 对外投资处置决策	医院决策机构	依照"三重一大"决策流程对投资处置方案进行集体决策
A3 对外投资处置资产评估	国有资产管理岗	涉及被投资企业产权或股权的转让，委托具有资产评估资质的专业机构对国有资产进行评估

续表

关键节点	关键岗位	岗位职责
A5 对外投资处置	对外投资处置岗	审批通过后，应按照规定的交易方式进行投资项目处置。涉及资产评估的，要以备案或核准的资产评估报告所确认的评估价值作为市场竞价的参考依据（交易价格小于评估价格90%的，应报省财政厅审批）
A7 对外投资处置收益上缴	国有资产管理岗	将投资处置收入按照规定及时足额上缴财政部门

19.4 制度所规范经济业务主要风险点及防范措施

对外投资业务各环节的主要风险点及防范措施如表 19 – 5 所示。

表 19 – 5　　　　对外投资业务主要风险点及防范措施

关键环节	主要风险点	主要防范措施
内部决策	单位违规对外投资，超范围对外投资，给医院带来经济隐患	严格管理对外投资，在法律法规范围内投资，确保对外投资的合法合规性
对外审批	对外投资未充分论证，未经过集体决策，未报主管部门、财政部门审批	建立对外投资决策机制，所有对外投资项目必须立项，组织有关人员或委托中介机构进行论证评估，并经领导集体决策
实施	1. 对外投资项目以房屋、设备等实物资产、专利技术、医院声誉等无形资产出资作价，存在资产未经评估、资产作价明显偏低的现象 2. 对外投资未按照合同严格执行，提前或延迟出资、变更投资额等未经过审批	1. 加强实物资产、无形资产的对外投资管理，必须以资产评估价值确认出资 2. 医院应当制定具体的投资计划，严格按照计划出资产，如果出现变更，严格按规定程序审批
处置	对外投资项目处置不当，转让、清算和回收过程不规范，非货币性资产处置价格过低，造成国有资产流失	加强对外投资的处置控制，对外投资的收回、转让、核销等处置，应当实行集体决策，履行评估、报批手续，经授权批准后方可办理，有效保障处置收益

19.5 制度框架

××医院对外投资管理制度

第一章　总则

一、制度制定目标：合法性目标、经济性目标、业务性目标、内部控制目标。

二、制度制定依据：与对外投资管理相关的法律法规、政策。

三、对外投资的定义与范围：明确本制度的适用范围。

四、制度制定原则：制度制定应坚持科学性、合规性、适应性等基本原则。

第二章　岗位分工与职责

五、明确对外投资业务的归口管理部门。

六、明确参与对外投资业务的部门及分工：如审核与审批部门（或责任人）、监督部门，以及各部门在对外投资管理全流程中的分工。

七、对外投资管理过程中的岗位职责：结合业务需要合理设置相关岗位，不得由同一部门或一人办理对外投资业务的全过程。

第三章　对外投资项目立项

八、对外投资项目立项要求：确保对外投资项目的合法合规性和必要性。

九、项目可行性研究和论证程序：明确项目论证组织部门的职责和可行性报告的内容。

十、对外投资项目评估：明确评估人员组成、评估标准和程序。

第四章　对外投资项目决策

十一、对外投资项目授权审核流程与要求：集体决策及其书面记录，严禁个人自行决定对外投资或擅自改变集体决策意见。

十二、对外投资项目对外审批程序：对外审批材料。

第五章　对外投资项目执行

十三、对外投资合同签订：参照医院合同管理制度。

十四、实施对外投资方案：明确投资项目的归口管理部门及其职责。

十五、投资项目追踪管理：应对措施和报告流程。

十六、投资项目会计核算：投资收益纳入医院统一核算和管理，严禁设置账外账。

第六章　对外投资项目处置

十七、对外投资处置授权审批：实行集体决策。

十八、对外投资处置要求：防范国有资产流失，处置资产评估。

十九、对外投资处置对外报批：履行报批责任的部门及提供的对外报批资料。

第七章　对外投资项目监督评价

二十、监督评价要求：指定内部审计部门定期检查，加强对外投资业务的监督和检查。

二十一、监督评价内容：应包括对外投资业务的决策、授权审批、具体执行、处置和核算等情况及对外投资业务内部控制建设与执行情况的评价。

二十二、对外投资损失的责任认定与追究。

第八章　档案保管

二十三、归档内容：投资审批文件、投资合同或协议、投资处置审批文件、会议纪要、收益上缴证明等相关资料。

二十四、档案管理流程：参照档案管理制度执行。

第九章　附则

二十五、制度效力与修订。

二十六、负责制度解释部门。

二十七、制度生效时间。

（周珠芳　周雪萍　池文瑛　汪蓓艳）

第20章 医院三产企业管理制度

20.1 制度目标、范围、内容及要求

20.1.1 制度建设的目标

（1）合法性目标：依法管理、监督三产企业，明确医院的出资人职责，防止国有资产流失，确保企业经营合法合规；

（2）经济性目标：医院按照加强监管与不干预三产企业依法自主经营相结合的原则，履行出资人职责，确保医院经济利益不受损害；

（3）业务性目标：加强三产企业重大投资、经营活动和投资收益的管理，保证国有资产安全，实现国有资产保值增值；

（4）内部控制目标：建立健全三产企业国有资产保值增值考核和责任追究制度，落实国有资产保值增值责任。

20.1.2 制度规范的范围

公立医院的三产企业是指公立医院出资的独资企业、控股公司。

20.1.3 制度规范的内容

（1）归口管理部门、管理机构及职责；

（2）企业管理者的选择与考核；

（3）三产企业的重大事项管理；

（4）国有资产收益管理；

（5）法律责任。

20.1.4 制度规范的要求

（1）应当符合《关于进一步规范和加强行政事业单位国有资产管理的指导意见》等医院三产企业管理相关的法律、行政法规、国家统一的财务会计制度和内部控制规范的要求；

（2）应当体现本单位三产企业管理的特点和要求；

（3）应当明确医院三产企业管理制度的组织领导及归口管理部门，全面规范本单位对三产企业的重大事项监管、国有资产收益的管理要求，以及所涉及的关键岗位和职责，保证三产企业的国有资产安全、实现资产保值增值；

（4）应当明确三产企业管理的主要风险点和防范措施；

（5）制度内容和要求应科学、合理，便于操作和执行。

20.2　制度制定主要依据

医院三产企业管理制度，应遵循《关于进一步规范和加强行政事业单位国有资产管理的指导意见》（财资〔2015〕90 号）、《关于印发浙江省省级事业单位出资企业国有资产管理暂行办法的通知》（浙财资产〔2012〕）的规定。

20.3　制度所规范经济业务流程图及关键节点

20.3.1　独资三产企业的重大事项监管

（1）业务流程图。独资三产企业重大事项监管环节主要包括三产企业重大事项决议、医院审核和对外报批等，具体业务流程如图 20 - 1 所示。

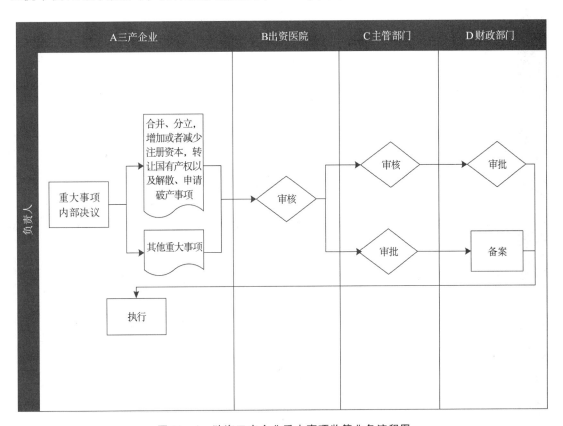

图 20 - 1　独资三产企业重大事项监管业务流程图

（2）关键节点、关键岗位和岗位职责。与上述独资三产企业重大事项监管业务流程图相对应，独资三产企业重大事项监管的关键节点、关键岗位和岗位职责如表 20 - 1 所示。

表 20-1 关键节点、关键岗位、岗位职责

关键节点	关键岗位	岗位职责
A 独资企业 重大事项决策	独资企业 董事会	独资企业按照按企业内部决策程序对重大事项进行审议并形成书面决议，并报出资医院审核
B 独资企业重大事项审核	医院决策机构	医院决策机构审核三产企业的重大事项决议
B 独资企业重大事项报批	国有资产报批岗位	1. 合并、分立等重大事项经医院审核后，向主管部门提出书面申请，经审核后，报财政部门审批 2. 经医院审核后，向主管部门提出书面申请，报主管部门审批，通过后报财政部门备案

20.3.2 控股三产公司的重大事项监管

（1）业务流程图。控股三产公司的重大事项监管环节主要包括控股三产公司重大事项提案、上级部门审核审批、委派股东代表等，具体业务流程如图 20-2 所示。

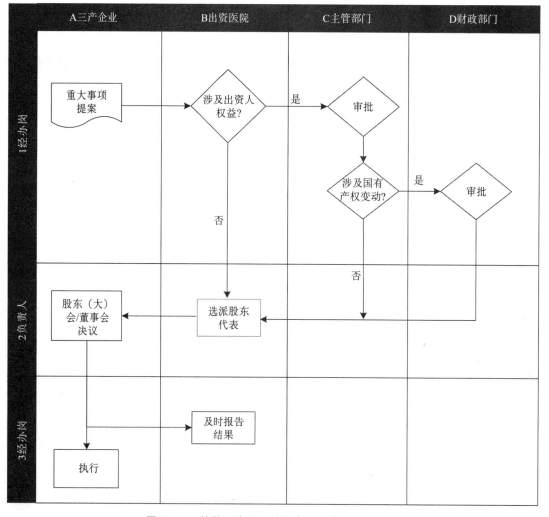

图 20-2 控股三产公司重大事项监管业务流程图

（2）关键节点、关键岗位和岗位职责。与上述控股三产公司的重大事项监管业务流程图相对应，控股三产公司的重大事项监管的关键节点、关键岗位和岗位职责如表 20 - 2 所示。

表 20 - 2　　　　　　　　　　　　关键节点、关键岗位、岗位职责

关键节点	关键岗位	岗位职责
B1 控股公司重大事项报批	国有资产报批岗位	1. 涉及出资人权益的重大事项，医院审核后按规定报主管部门审批 2. 涉及国有产权转让的重大事项，报主管部门审核后，报财政部门审批
B2 选派股东代表	医院决策机构	1. 医院从符合条件的人选中选取股东代表 2. 股东代表参加三产控股公司的股东（大）会 3. 按照医院的指示提出提案、发表意见、行使表决权，确保医院的出资人权益不受到损害
B3 股东代表汇报	医院三产管理岗位	股东代表及时向报告医院其履行职责情况和结果

20.3.3　国有资产收益管理

（1）业务流程图。国有资产收益管理环节主要包括控股三产公司利润分配方案决议、上级部门审批备案、收取并上缴国有资产收益等，具体业务流程如图 20 - 3 所示。

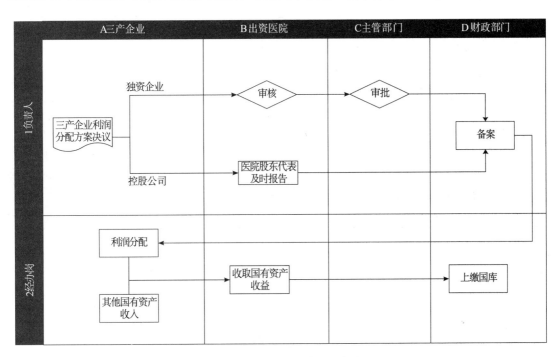

图 20 - 3　国有资产收益管理业务流程图

（2）关键节点、关键岗位和岗位职责。与上述国有资产收益管理业务流程图相对应，国有资产收益管理的关键节点、关键岗位和岗位职责如表 20 - 3 所示。

表 20 - 3   关键节点、关键岗位、岗位职责

关键节点	关键岗位	岗位职责
A1 制定三产企业利润分配方案	三产企业管理层	医院三产企业的收益分配应符合《企业财务通则》《公司法》和公司章程等规定。当年利润不予分配的，应当说明暂不分配的理由和依据
B1 三产企业利润分配方案报批	国有资产报批岗位	1. 在医院党委会审核通过独资三产企业的利润分配方案后，报主管部门批准 2. 三产企业利润分配方案按规定程序经批准或决定后，医院报有关财政部门备案
B2 三产企业收益上缴	国有资产管理岗位	按照相关规定及时向财政部门上缴医院收到的三产企业股利、红利和利润、国有产权转让收入等国有资产收益

20.4　制度所规范经济业务主要风险点及防范措施

医院三产企业管理各环节的主要风险点及防范措施如表 20 - 4 所示。

表 20 - 4   主要风险点、防范措施

关键环节	主要风险点	主要防范措施
三产企业监管	对三产企业监管不严，未建立健全对三产企业的考核、管理、审计等制度	加强对三产企业的监管工作，建立健全对三产企业的考核、管理、审计制度
三产企业监管	对三产企业资产监管不到位。医院与三产企业之间的资产权属不明晰，将医院资产交由三产企业管理处置，并隐瞒应属于医院的收入。三产企业长期占用医院资源，收益未上交医院	加强对三产企业资产监管。合理划分医院与三产企业的事权、财权
三产企业监管	向三产企业转移收支。将本应由医院获得的收入或支出的费用违规转移（或不合理分担）到三产企业	建立健全收入内部管理制度和流程，确保各项收入应收尽收，及时入账。严格按照会计核算主体要求，从严控制经费支出，不得向三产企业转移费用
三产企业监管	对三产企业的会计核算监督不到位，导致三产企业操作利润，财务数据未真实反映企业经营成果，少交、未交国有资产收益	规范和完善三产企业制度，加强对三产企业会计核算的监督检查

20.5　制度框架

××医院三产企业管理制度

第一章　总则

一、制度订立目标：合法性目标、经济性目标、业务性目标、内部控制目标。

二、制度订立依据：与医院三产企业管理相关的法律法规、政策。

三、制度规范的范围：明确医院三产企业的定义及管理制度的适用范围。

四、制度制定原则：制度制定应坚持科学性、合规性、适应性等基本原则。

第二章　管理机构及职责

五、医院三产企业管理机构设置。

六、医院三产企业管理机构的具体管理职责。

第三章　管理者的选择与考核

七、三产企业管理者选择和管理的制度依据：《企业国有资产法》《公司法》等。

八、三产企业管理人员进行年度考核和任期考核：建立中长期激励约束机制，业绩考核结果与企业管理者的薪酬挂钩，监督三产企业的工资总额。

九、对三产企业的主要负责人实施任期经济责任审计。

第四章　重大事项管理

十、明确三产企业重大事项：如合并、分立、改制、上市，增加或者减少注册资本，发行债券，重大投资，为他人提供大额担保，转让国有产权，重大财产处置，大额捐赠，分配利润，以及解散、申请破产等。

十一、明确三产企业重大事项审批流程和相关要求：按三产企业和重大事项的类型明确各类重大事项审批流程。

十二、明确对三产企业会计核算的监督和检查要求。

第五章　国有资产收益管理

十三、三产企业收益分配规定：按三产企业的类型明确各类对外投资审批流程。

十四、三产企业收益上交：明确上交国有资产收益的范围及程序。

第六章　选派控股三产公司股东代表

十五、明确医院三产企业股东代表人选的资质条件、选派程序。

第七章　法律责任

十六、国有资产损失的责任追究。

第八章　附则

十七、制度效力与修订。

十八、负责制度解释的部门。

十九、制度生效的时间。

（周雪萍　周珠芳　池文瑛　汪蓓艳）

第 21 章　医院对外合作管理制度

21.1　制度目标、范围、内容及要求

21.1.1　制度建设的目标

（1）合法性目标：明确对外合作的相关规定，确保单位关于医联体、医共体、技术合作、托管等对外合作活动的合规性；

（2）经济性目标：提高对外合作项目管理水平，维护医院经济权益，防止国有资产流失；

（3）业务性目标：加强医院对外合作项目管理，科学合理设置机构和配置人员，明确合作项目的实施责任，规范医院对外合作管理工作，防范经营风险，促进医院对外合作工作健康发展；

（4）内部控制目标：建立对外合作决策责任追究制度，加强对外合作跟踪与监督评价，防范对外合作决策、运行风险。

21.1.2　制度规范的范围

医院与其他医院及医院与政府、大学、社会资本等开展的以医疗业务为核心的合作项目。

21.1.3　制度规范的内容

（1）对外合作的归口管理、岗位分工与职责；
（2）对外合作项目的立项、论证与决策；
（3）对外合作项目合同的签署；
（4）对外合作项目执行管理；
（5）对外合作项目的评价与监督。

21.1.4　制度规范的要求

（1）应当符合《中华人民共和国基本医疗卫生与健康促进法》等对外合作业务相关的法律、行政法规、国家统一的财务会计制度和内部控制规范的要求；

（2）应当体现本单位业务活动和管理的特点和要求；

（3）应当明确对外合作管理制度的组织领导及归口管理部门，全面规范本单位对外合作业务决策、实施、处置各环节的管理要求，以及所涉及的关键岗位和职责，保证对外合作业务安全、有序进行；

（4）应当明确对外合作业务的主要风险点和防范措施；

（5）制度内容和要求应科学、合理，便于操作和执行。

21.2　制度制定主要依据

1. 对外合作政策应遵循《中华人民共和国基本医疗卫生与健康促进法》（2019 年 12 月 28 日第十三届全国人民代表大会常务委员会第十五次会议通过）、《国务院办公厅印发关于促进社会办医加快发展若干政策措施的通知》（国办发〔2015〕45 号）、《国务院办公厅关于推进医疗联合体建设和发展的指导意见》（国办发〔2017〕32 号）的规定；

2. 对外合作中涉及国有资产的应遵循《事业单位国有资产管理暂行办法》（中华人民共和国财政部令第 36 号）、《财政部关于进一步规范和加强行政事业单位国有资产管理的指导意见》（财资〔2015〕90 号）、《浙江省人民政府办公厅关于进一步加强行政事业单位国有资产管理工作的意见》（浙政办发〔2009〕97 号）、《浙江省行政事业单位国有资产管理暂行办法》（浙政办发〔2009〕178 号）、《浙江省财政厅关于调整省级行政事业单位国有资产处置权限等有关事项的通知》（浙财资产〔2018〕83 号）的规定。

21.3　制度所规范经济业务流程图及关键节点

21.3.1　对外合作项目决策环节

（1）业务流程图。对外合作项目决策环节主要包括提出合作意向、审查合作对象、专家论证、项目评估、集体决策等，具体业务流程如图 21 - 1 所示。

（2）关键节点、关键岗位和岗位职责。与上述对外合作决策业务流程图相对应，对外合作决策的关键节点、关键岗位和岗位职责如表 21 - 1 所示。

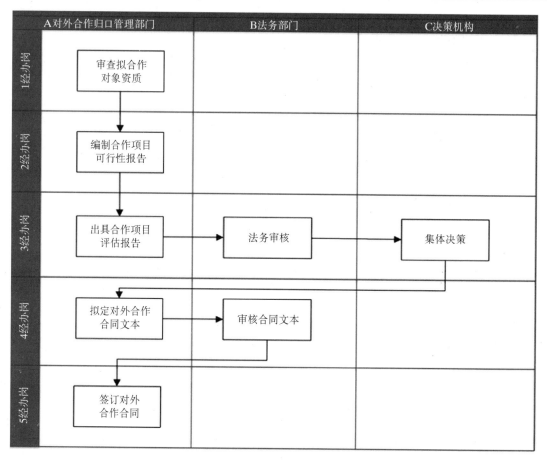

图 21 - 1　对外合作项目决策业务流程图

表 21 - 1 关键节点、关键岗位、岗位职责

关键节点	关键岗位	岗位职责
A1 审查合作对象	对外合作项目 资质审查岗	对合作单位的资质、诚信记录、技术管理水平和综合实力 等情况进行考察评估，严格审核合作方相关资料
A2 合作项目可行性论证	对外合作项目 可行性论证岗	1. 组织财务等相关部门或专家对合作项目进行可行性研究 2. 编制合作项目的可行性报告
A3 合作项目评估	对外合作项目 评估岗	1. 组织相关部门或专家对合作项目的可行性报告进行评估， 必要的，可委托有评估资质的专业机构进行评估 2. 编制合作项目的评估报告
B3 合作项目合规审核	法务岗	法律专业人员对合作项目进行合规性审核
C3 合作项目决策	医院决策机构	对外合作项目按照医院"三重一大"决策制度进行集体 决策
B4 合作合同审核	合同文本审核岗	审核合作协议的合法合规性

21.3.2　对外合作管理环节

（1）业务流程图。对外合作管理环节主要包括实施对外合作方案实施、合作项目资金管理、合作项目会计核算、合作项目监督检查等，具体业务流程如图 21 - 2 所示。

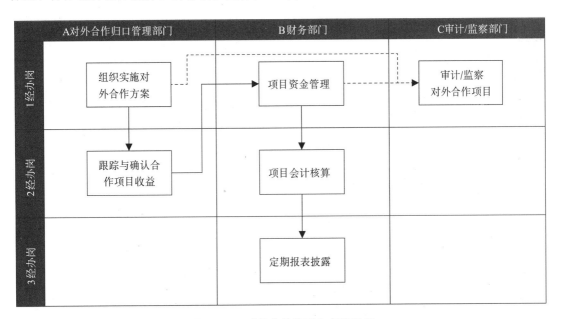

图 21 - 2　对外合作管理业务流程图

（2）关键节点、关键岗位和岗位职责。与上述对外合作管理业务流程图相对应，对外合作管理的关键节点、关键岗位和岗位职责如表 21 - 2 所示。

表 21 - 2　　　　　　　　　关键节点、关键岗位、岗位职责

关键节点	关键岗位	岗位职责
A1　A2 合作项目实施	合作项目执行岗	1. 负责对外合作项目的对接、跟进等工作 2. 负责合作项目进度跟踪、风险管控、定期汇报，并对发现问题提出优化建议 3. 计算并催缴医院应收取的合作利益
B1 合作项目资金管理	合作项目财务管理岗	负责合作项目的资金往来管理，确保合作项目资金纳入医院统一管理
B2 合作项目会计核算	合作项目会计核算岗位	1. 按照政府会计制度要求完成合作项目相关账务的核算、分析、报表披露 2. 定期或不定期与合作项目负责人、合作单位核对有关账目，确保对外合作项目取得的收益均纳入医院统一核算和管理，严禁设置账外账
C1 合作项目监督检查	合作项目内审岗	1. 定期对对外合作活动的管理情况进行监督检查 2. 加强合作项目的风险控制

21.3.3　对外合作处置环节

（1）业务流程图。对外合作处置环节主要包括合作项目处置申请、决策、终止合作协议、对外合作活动监督评价等，具体业务流程如图 21-3 所示。

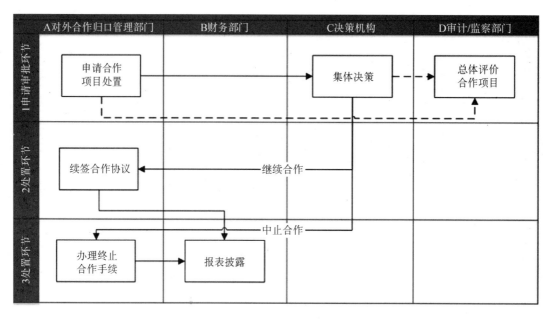

图 21-3　对外合作项目处置业务流程图

（2）关键节点、关键岗位和岗位职责。与上述对外合作处置业务流程图相对应，对外合作处置的关键节点、关键岗位和岗位职责如表 21-3 所示。

表 21-3　　　　　　　　　　　　关键节点、关键岗位、岗位职责

关键节点	关键岗位	岗位职责
A1 合作项目处置申请	对外合作项目处置岗	1. 全面分析合作项目情况，制定转让、终止、续约等方案。按相关程序提交决策机构讨论 2. 按审批通过的合同项目处置方案执行
C1 合作项目处置决策	决策机构	医院依照"三重一大"流程对合作项目处置方案进行集体决策
D1 合作项目评价	对外合作项目评价岗位	1. 对合作活动进行评价，形成评价报告 2. 对相关部门和岗位在对外合作项目内控上存在的缺陷提出改进建议 3. 造成重大对外合作损失的进行责任追究

21.4　制度所规范经济业务主要风险点及防范措施

对外合作业务各环节的主要风险点及防范措施如表 21-4 所示。

表 21 - 4　　　　　　　　　　　　　　　主要风险点、防范措施

关键环节	主要风险点	主要防范措施
对外合作决策环节	1. 决策程序不到位，对外合作项目论证不充分，未经医院党委会集体研究讨论 2. 合同形式审查不到位，对外合作项目的合同文本未经医院相关部门审查，存在合同内容违法违规、要素不齐全、表达不清、操作性不强等问题 3. 对外合作程序不规范，以房屋、设备等实物资产、专利技术、医院声誉等无形资产对外合作，未经评估、作价明显偏低	1. 所有对外合作项目必须事先立项，组织有关部门和专家或中介机构进行论证评估，经领导集体决策 2. 加强对外合作项目合同文本的审查，合作项目合同应当征询单位法律顾问或相关专家的意见，并经授权部门或人员批准后签订 3. 对外合作项目涉及非货币性资产的，应当委托具有资产评估资质的社会中介机构进行评估，确保资产公允作价
对外合作管理环节	1. 对外合作合同履行不到位，分管领导、职能部门在项目过程管理中缺位，未按照项目合同约定进行监管、获取收益 2. 违规牟利，相关人员在合作项目中违规入股、分红、兼职兼薪、重复领取报酬及其他损害医院利益的行为	1. 指定专门的部门或人员对对外合作项目进行追踪管理，定期对合作项目进行效益和风险分析。发现异常情况，及时报告并采取应对措施。按照对外合作合同及时足额收取合作收益 2. 加强单位的内部控制建设，确保不相容职务分离，不得由一人办理对外合作全过程。加强对相关人员的廉政教育，涉嫌违法的依法移送监察等相关部门处理
合作处置环节	已终止项目未按约定及时终止，如合同到期未及时收回合作单位的对外挂牌等，已终止的项目未办理清算、报批、注销等手续	加强对外合作处置环节的控制，明确合作项目终止的决策和授权批准程序，明确相关岗位职责，确保不相容职务相分离，防范对外合作处置过程中资产的流失

21.5　制度框架

××医院对外合作管理制度

第一章　总则

一、制度制定目标：确保医院对外合作业务达到合法性、经济性、业务性及内部控制等目标。

二、制度范围：明确本制度的适用范围。

三、制度制定依据：与医院对外合作管理相关的法律法规、政策。

四、制度制定原则：制度制定应坚持科学性、合规性、适应性等基本原则。

第二章　组织管理与岗位职责

五、明确对外合作业务的归口管理部门及职责。

六、明确参与对外合作业务的部门及职责：如审核与审批部门（或责任人）、财务部

门、监督部门等，以及各部门职责分工。

七、明确对外合作管理过程中各个部门岗位职责。

第三章　对外合作立项与决策

八、对外合作对象资质要求与审查规定。

九、对外合作项目可行性研究：明确合作项目评估的内容（如合作机构基本情况、合作目的、合作方式、合作期限，预期经济效益和社会效益分析，是否影响医院的事业发展和正常工作，是否存在国有资产流失等）、程序和要求。

十、对外合作项目的可行性报告编制。

十一、对外合作项目评估：明确评估人员构成、评估程序和标准。

十二、对外合作项目决策和授权审批流程。

第四章　项目合同管理

十三、对外合作合同拟订、审核、签署：参照医院合同管理制度。

第五章　项目执行管理

十四、合作项目跟踪管理：如指定专人负责、定期对合作项目进行质量分析、定期开展风险评估及应对措施等。

十五、合作项目收益管理与会计核算：如合作项目获取的收益均应纳入医院财务部门统一核算和管理、严禁设置账外账等规定。

十六、合作项目处置管理：如按相关规定进行决策审批、防范对外合作项目处置中国有资产的流失等。

第六章　对外合作监督

十七、监督原则：全过程监督与重点监督相结合。

十八、监督内容：包括合作项目的决策、执行、授权审批、合同执行、收益管理、项目处置、项目效益评价等。

十九、责任追究：明确造成医院重大利益损失的责任追究规定。

第七章　档案保管

二十、归档内容：如项目相关的审批文件、可行性论证文件、合同协议、审批（会签）表、合作权益凭证等。

二十一、档案管理流程：参照档案管理制度执行。

第八章　附则

二十二、制度效力与修订。

二十三、负责制度解释的部门。

二十四、制度生效的时间。

（池文瑛　汪蓓艳　周珠芳　周雪萍）

第 22 章　医院债权管理制度

22.1　制度目标、范围、内容及要求

22.1.1　制度建设的目标

（1）合法性目标：确保债权核算和管理符合会计法及医院财务制度等法律法规；

（2）经济性目标：确保债权相关经济利益流入医院，保证医院资产安全和完整，提高财务管理水平；

（3）业务性目标：规范和加强医院债权管理，规避财务风险，维护医院信誉，为医院更好开展医疗活动和维持正常运转提供物质基础；

（4）内部控制目标：规范债权相关事项审核审批，明确岗位、职责、权限及流程，建立清理核查机制，促进医院债权管理内部控制的健全完善。

22.1.2　制度规范的范围

（1）医院的债权是指医院在开展医疗业务活动和其他活动过程中，由于提供医疗服务、销售药品、采购招标等行为，与其他单位或个人发生经济往来时形成的应收未收、垫付预付的各种款项；

（2）制度规范的范围应当包括应收在院病人医疗款、应收医疗款、预付账款、财政应返还资金、押金及履约保证金等其他应收款。

22.1.3　制度规范的内容

（1）确定制度的建设目标、制度规范的范围、内容及要求；

（2）健全组织管理体系，落实岗位责任制；

（3）制定制度所规范经济业务流程图及关键节点；

（4）制度所规范经济业务主要风险点及防范措施。

22.1.4　制度规范的要求

（1）应当符合债权业务相关法律、行政法规和国家统一的财务会计制度和内部控制规范的要求；

（2）应当体现本单位业务活动和管理的特点和要求；

（3）应当明确债权管理制度的组织领导及归口管理部门。全面规范债权管理要求，对债权发生、确认核算、催收、账龄分析、处置、报告等实行闭环管理，明确各业务流程关键节点、关键岗位及职责权限；

（4）应当明确债权管理中的主要风险点和防范措施。针对上述业务流程，确定各项债权业务的主要风险点，并提出有效的风险防范措施，包括但不限于授权、审核、审批、不相容岗位分离等；

（5）制度内容和要求应当科学、合理，便于操作和执行。

22.2　制度制定主要依据

1. 关于债权核算，应当遵循《中华人民共和国会计法》（2017 年修正）、《政府会计准则——基本准则》（中华人民共和国财政部令第 78 号）；

2. 关于债权管理、处置等应当遵循《事业单位国有资产管理暂行办法》（中华人民共和国财政部令第 36 号）、《财政部关于进一步规范和加强行政事业单位国有资产管理的指导意见》（财资〔2015〕90 号）、《财政部关于修改〈事业单位国有资产管理暂行办法〉的决定》（中华人民共和国财政部令第 100 号）、《财政部　卫生部关于印发〈医院财务制度〉的通知》（财社〔2010〕306 号）、《行政事业单位内部控制规范（试行）》（财会〔2012〕21 号）、《卫生部关于印发〈医疗机构财务会计内部控制规定（试行）〉的通知》的相关规定。

22.3　制度所规范经济业务流程图及关键节点

22.3.1　业务流程图

债权业务流程包括债权发生、债权核算、日常管理、债权处置、债权报告等，具体业务流程如图 22-1 所示。

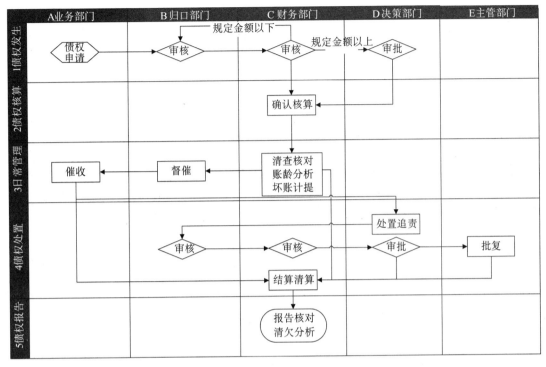

图 22－1　债权管理业务流程图

22.3.2　关键节点、关键岗位和岗位职责

与上述债权业务流程图相对应，债权业务的关键节点、关键岗位和岗位职责如表 22－1所示。

表 22－1　　　　　　　　　　　　　关键节点、关键岗位、岗位职责

关键节点	关键岗位	岗位职责
A1 债权发生 A3 日常管理 A4 债权处置	业务科室经办岗	1. 根据业务需要申请债权 2. 负责债权催收，承担债权催收主体责任 3. 债权处置及有关责任追究
C1 债权发生 B4 债权处置 C4 债权处置	债权审核岗	1. 财务部门负责经济性审核 2. 归口部门负责处置的业务审核 3. 财务部门负责合规性流程性审核
D1 债权发生 D4 债权处置	债权审批岗	1. 负责债权发生的决策审批 2. 负责债权处置的决策审批
C2 债权核算 C3 日常管理	会计记录岗	1. 债权确认及会计核算、坏账计提 2. 定期清查核对债权、账龄分析
C5 债权报告	债权报告岗	负责债权相关情况报告工作

22.4　制度所规范经济业务主要风险点及防范措施

债权业务相关环节包括债权发生、债权核算、日常管理、债权处置、债权报告等，其主要风险点和防范措施具体如表 22 - 2 所示。

表 22 - 2　　　　　　　　　　　主要风险点和防范措施

关键环节	主要风险点	主要防范措施
债权发生	业务不真实，虚假交易，未及时签订履行合同，未及时进行申请报批	1. 债权业务申请与审核岗位分离 2. 关口前移，事前控制，强化准入 3. 规范流程控制
债权审核审批	债权流程设置不合理，审核审批职责不清晰，审核审批不及时	1. 审核与审批岗位分离，明确授权审批控制，规范审核审批职责权限 2. 加强内部控制，优化流程设置，表单化、信息化操作
债权确认核算	核算不及时，影响后续分析等管理环节	1. 出纳会计岗位分离，明确岗位职责 2. 规范优化流程设置，提高办公信息化、自动化
债权存量管理	核对账龄分析催收不及时	1. 催收与会计岗位分设，明确岗位职责 2. 规范流程机制时限，定期检查落实
债权结算处置	结算入账不及时；处置流程不合理，处置审批权限职责不明确，责任追究不落实	1. 处置办理、审核、审批岗位分设，明确岗位职责权限 2. 规范优化处置流程
债权报告	报告不完整、不及时，延误决策	明确岗位职责，规范报告内容形式，优化流程设置

22.5　制度框架

××医院债权管理制度

第一章　总则

一、制度制定的目标：确保债权管理业务达到合法性、经济性、业务性及内部控制等目标。

二、制度的范围：明确本制度的适用范围。

三、制度制定的依据：与债权管理相关的法律法规、政策。

四、制度制定的原则：制度制定应坚持科学性、合规性、适应性等基本原则。

第二章　组织架构与岗位职责

五、债权业务组织体系：明确债权申请部门、归口管理部门及监督部门、审核与审批部门，部门之间应当密切配合、互通情况，共同做好债权管理工作。

六、债权管理各个部门分工及岗位职责的具体内容：按管理规定设置岗位，加强制约和监督；指定专人负责债权的核算工作；不得由一人办理债权或债务业务的全过程等。

第三章 债权产生与申请

七、明确债权产生申请的情形与条件。

八、债权申请规定：明确债权产生情形条件，明确规范申请流程。

第四章 债权审核与审批

九、债权审批管理：明确债权的审核和审批权限，对发生的大额债权要经领导集体研究决定，严格实行责任追究制度，对可能发生的大额债权必须要有保全措施。

第五章 债权确认与核算

十、会计核算规定：对核实的债权要及时予以确认和核算，纳入统一财务账务管理。

第六章 债权存量管理

十一、清查核对规定：医院应当采取函证、对账等方式定期进行债权核对清查，定期进行债权账龄等分析。

十二、催收管理规定：明确应收款项、预付款项和备用金等催收规定，明确责任。

十三、坏账管理规定：明确计提坏账准备规定。

第七章 债权清理处置

十四、清理处置规定：明确作为坏账损失处理的情形、坏账损失的责任追究、坏账报批处置规定及收回已经核销坏账的处理规定等。

第八章 债权报告

十五、报告制度：建立债权定期核对、清查、账龄分析、清理等报告制度，及时反馈报告相关部门和医院领导。

第九章 附则

十六、制度效力与修订。

十七、制度解释部门。

十八、制度生效时间。

（杜玉彬 何铁方 罗红芬 朱磊 鲁惠颖）

第 23 章　医院负债管理制度

23.1　制度目标、范围、内容及要求

23.1.1　制度建设的目标

（1）合法性目标：明确负债范围和内容，保证合理使用和按期偿还，确保负债业务执行符合国家有关法律法规；

（2）经济性目标：及时反映医院负债情况及偿债能力，加强负债管理，降低医院债务风险，确保负债业务执行符合经济效益原则；

（3）业务性目标：全面核算并提供可靠的医院负债信息，合理安排医院负债规模，确保医院业务活动如期完成并达成预期目标；

（4）内部控制目标：规范医院负债业务流程，明确业务环节，分析负债风险，确定风险点，加强风险控制，确保各项负债业务活动符合内部控制规范的基本要求。

23.1.2　制度规范的范围

（1）应付、暂收和预收款项；

（2）举借债务；

（3）预计负债。

23.1.3　制度规范的内容

（1）确定本制度规范的范围、内容及要求；

（2）明确制度的组织领导及归口管理部门；

（3）制定制度所规范经济业务流程图及关键节点；

（4）制度所规范经济业务主要风险点及防范措施。

23.1.4 制度规范的要求

（1）应当符合负债业务相关的法律、行政法规、国家统一的财务会计制度和内部控制规范的要求；

（2）应当体现本单位业务活动和管理的特点和要求；

（3）应当全面规范本单位各项债务申请、审批、支付和核对清理等各环节的管理要求，以及所涉及的关键岗位和职责，保证负债业务安全、有序进行；

（4）应当明确各类负债业务中的主要风险点和防范措施；

（5）制度内容和要求应科学、合理，便于操作和执行。

23.2　制度制定主要依据

1. 负债的定义应遵循《政府会计准则第 8 号——负债》（财会〔2018〕31 号）中第二条对负债的定义；

2. 预计负债中医院是否提供担保，应遵循《中华人民共和国担保法》第九条规定；

3. 负债业务定期核对要求，应遵循《会计基础工作规范（2019 年修改）》（中华人民共和国财政部令第 98 号）第六十二条规定；

4. 举借债务规定，应遵循《医院财务制度》（财社〔2010〕306 号）第六十一条、《国务院办公厅关于建立现代医院管理制度的指导意见》（国办发〔2017〕67 号）、《财政部　国家卫生计生委　国家中医药局关于加强公立医院财务和预算管理的指导意见》（财社〔2015〕263 号）和《国务院关于加强地方政府性债务管理的意见》（国发〔2014〕43 号）的规定；

5. 关于负债业务风险点和不相容岗位，应遵循《行政事业单位内部控制规范（试行）》（财会〔2012〕21 号）有关规定。

23.3　制度所规范经济业务流程图及关键节点

23.3.1 应付、暂收和预收款项业务环节

（1）应付、暂收款项业务流程图。应付、暂收款项业务流程主要包括暂收款项收取、应付款项审批支付、款项账务处理和核对清理等，具体业务流程如图 23-1 所示。

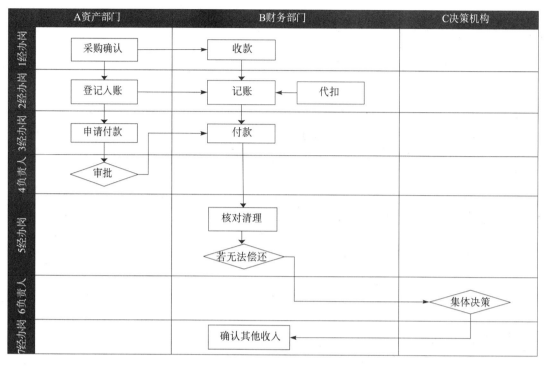

图 23 - 1 应付、暂收款项业务流程图

（2）应付、暂收款项关键节点、关键岗位和岗位职责。与上述应付、暂收款项业务流程图相对应，应付、暂收款项业务的关键节点、关键岗位和职责如表 23 - 1 所示。

表 23 - 1 关键节点、关键岗位和岗位职责

关键节点	关键岗位	岗位职责
B1 暂收款项	出纳岗	根据业务事项收取履约保证金等暂收款项，确保收款依据充分
A2 资产登记 入账	资产会计岗	收到入库资产，完成验收手续后，负责各类应付款的登记、核对、清查工作，出具应付报表并审核提交财务
B2 代扣和账务处理	财务核算岗	1. 根据业务事项进行账务扣款，确保依据充分 2. 根据暂收的款项、扣缴款项和资产部门提交的应付报表，进行账务处理，款项按债权人分类核算
A3 应付款项支付申请	资产会计岗	在付款时点完成各供应商款项支付申请，提交签字审批
A4 应付款项支付审批	部门负责人岗	根据审批权限进行审批
B3 应付款项支付	出纳岗	对完成审批流程的相关单据进行付款
B5 应付款项核对清理	财务核算岗	1. 定期对应付款项进行核对清理 2. 定期向债权人进行核对 3. 对于无法偿还的负债，提交集体决策后进行账务处理
C6 无法偿还债务审批	决策机构	对无法偿还的债务进行集体决策

（3）预收款项业务流程图。预收款项业务流程主要包括预收款项的收缴、审核入账、退款和核对清理等，具体业务流程如图 23 - 2 所示。

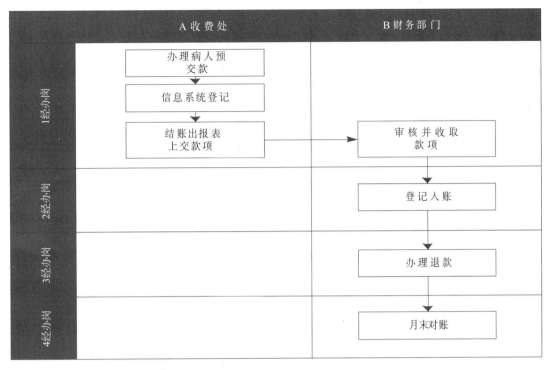

图 23 - 2　预收款项业务流程图

（4）预收款项关键节点、关键岗位和岗位职责。与上述预收款项业务流程图相对应，预收款项业务的关键节点、关键岗位和职责如表 23 - 2 所示。

表 23 - 2　　　　　　　　　　　　　关键节点、关键岗位和岗位职责

关键节点	关键岗位	岗位职责
A1 预收款项收交	收费岗	根据病人实际情况，收取办理病人预交款，在收费信息系统登记，按日结算收费报表并上交财务
B1 预收款项审核	出纳岗	收取收费处上交款项，并与当日收费报表进行核对
B2 预收款项入账	财务核算岗	根据核对无误的收费报表进行账务处理
B3 办理退款	出纳岗	根据病人实际情况，按规定办理病人退款手续
B4 预交款项核对	财务核算岗	月末对信息系统预收款和财务系统预收款进行核对，不一致的需查明原因并及时处理

23.3.2　按政策规定举借债务环节

（1）业务流程图。举借债务业务流程主要包括提出融资需求、制定融资计划、融资审批决策、融资资金使用、核对和偿还等，具体业务流程如图 23 - 3 和图 23 - 4 所示。

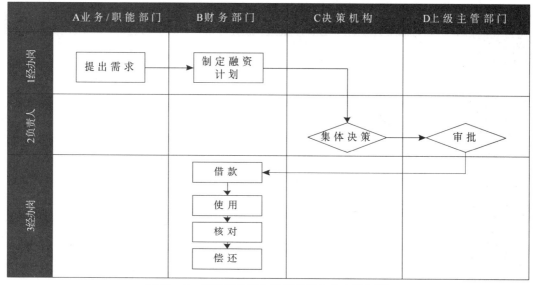

图 23-3 按政策规定自行举借债务业务流程图

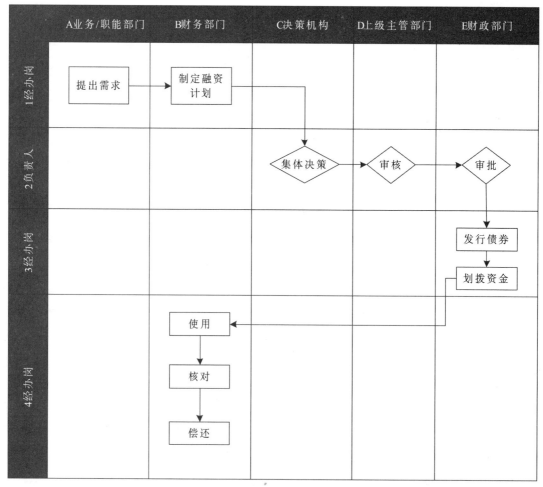

图 23-4 按规定政府举借债务业务流程图

（2）关键节点、关键岗位和岗位职责。与上述举借债务业务流程图相对应，举借债务的关键节点、关键岗位和职责如表 23 - 3 所示。

表 23 - 3　　　　　　　　　　关键节点、关键岗位和岗位职责

关键节点	关键岗位	岗位职责
A1 融资需求提出	业务职能岗	满足政策规定情况下，根据实际需求提出融资需求，进行可行性分析与论证
B1 融资计划制定并报批	财务部门负责人	1. 参与融资事项前期论证工作，讨论并制定融资计划和偿还方案，提交决策机构集体讨论决议 2. 经集体决策的融资借款事项报上级主管部门和财政部门审批
C2 融资事项集体决策	决策机构	按重大事项流程对融资事项进行集体决策
B3　B4 融资资金使用、核对及偿还	财务岗	1. 根据主管部门或财政部门审批结果按需进行融资 2. 根据融资资金安排，做好专用资金使用 3. 定期与债权人核对，按时偿还负债

23.3.3　预计负债业务环节

（1）业务流程图。预计负债业务流程主要包括或有事项梳理和判断、预计负债确认审批、预计负债账务处理和核对等，具体业务流程如图 23 - 5 所示。

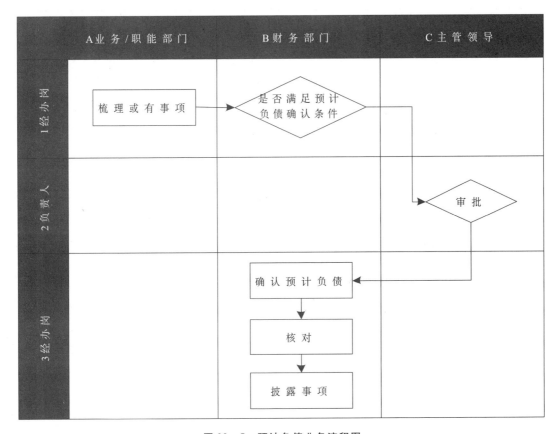

图 23 - 5　预计负债业务流程图

（2）关键节点、关键岗位和岗位职责。与上述预计负债业务流程图相对应，预计负债的关键节点、关键岗位和职责如表 23 - 4 所示。

表 23 - 4　　　　　　　　　　　关键节点、关键岗位和岗位职责

关键节点	关键岗位	岗位职责
A1 或有事项梳理	业务职能岗	各职能部门对或有事项进行梳理，及时提交财务
B1 或有事项判断	财务部门负责人	对或有事项进行判断，满足负债确认条件的予以确认，并定期在附注中进行披露
C2 预计负债审批	主管领导	按审批权限对预计负债确认进行审批
B3 预计负债确认	财务核算岗	1. 对满足负债确认条件的或有事项及时进行账务处理 2. 定期对预计负债进行核对，必要时进行账务调整

23.4　制度所规范经济业务主要风险点及防范措施

负债管理制度所规范的经济业务主要风险点和主要防范措施如表 23 - 5 所示。

表 23 - 5　　　　　　　　　　　主要风险点及防范措施

关键业务	主要风险点	主要防范措施
应付、暂收和预收款项	1. 应付款项入账依据不充分，造成重复付款 2. 应付款项入账不及时或存在账外债务，债务不完整可能导致财务风险 3. 应付款项未按债权人分类核算，造成付款错误 4. 应付款项审批手续不完整 5. 应付款项未定期核对清理，造成债务不实，导致应付未付或多付 6. 不相容岗位未有效分离，造成资金风险	1. 按规定认真审核负债业务发生真实性 2. 及时对应付款项进行入账，保证账务的完整性 3. 严格按对象、分类别进行账务处理 4. 严格履行付款审批手续，加强付款前财务审核 5. 定期对债务进行核对清理，与债权人进行函证，保证应付款项付款正确 6. 合理设置岗位，确保不相容岗位分离，如债务经办与债务核算、付款申请与审批、债务核算与对账等相分离
举借债务	1. 举借债务可行性论证不充分，未经集体决议，导致债务无法偿还，医院利益受损 2. 未经规定程序审批，擅自对外举借债务 3. 专项资金借款使用不规范，导致资金效益低下 4. 债务管理不善，未对债务做好还本付息的安排，导致医院利益受损 5. 负债总体规模与医院业务发展不符，资金不足导致无法偿还影响正常经营	1. 举借债务前，对债务进行充分评估和论证，严格执行重大事项集体决策制度 2. 按规定程序进行审批后，根据审批结果进行举借债务 3. 合理设置举借债务岗位，确保举借债务申请与审批、经办与会计核算、经办与债务对账等不相容岗位分离 4. 严格按规定的用途使用举借债务资金，做好专项资金使用监督检查工作 5. 定期与债权人进行函证，合理安排债务偿还计划

续表

关键业务	主要风险点	主要防范措施
预计负债	1. 对或有事项不了解，对可能产生的预计负债预估不准确，导致医院利益受损 2. 未定期对预计负债进行核对，预计负债金额发生变化时未及时进行账务调整，导致负债确认不准确 3. 预计负债事项未按规定在附注中进行披露	1. 加强对或有事项的关注，提升财务专有职业判断能力，合理确认预计负债 2. 定期对预计负债进行核对，当预计负债确认金额发生变化时及时进行账务处理 3. 按规定在附注中进行披露，定期检查财务附注中预计负债披露情况

23.5　制度框架

××医院负债管理制度

第一章　总则

一、制度建设的目标：明确负债管理制度实施预期达到的目标。

二、制度规范的范围：明确医院负债制度的适用范围。

三、制度制定的依据：与负债管理相关的法律法规、政策。

四、制度制定原则：制度制定应坚持科学性、合规性、适应性等基本原则。

第二章　部门职责与分工

五、明确负债归口管理部门及其职责。

六、明确负债相关部门及职责。

七、建立健全负债相关岗位责任制。

第三章　应付、暂收和预收款项管理

八、根据负债的定义与范围，分别明确应付、暂收和预收款项基本内容。

九、明确应付、暂收和预收款项的确认条件，确保入账准确，依据充分。

十、明确应付、暂收和预收款项的相关审批规定。如应付、暂收和预收款项支付申请与审批权限。

十一、明确应付、暂收和预收款项的分类管理和定期核对机制。如按债务性质分类管理，建立定期核对清理机制。

第四章　举借债务管理

十二、明确举借债务原则，充分考虑医院规模和可持续发展等因素，按规定报主管部门会同财政部门审批后举借债务。

十三、明确举借债务手续，做好债务需求评估与论证，举借债务需经单位领导集体研究决策。

十四、规范核算和管理举借债务资金，严格按照融资计划使用债务资金，做好还本付息安排，资金使用与偿还需按规定审批程序进行审批。

第五章　预计负债的管理

十五、明确预计负债包含的相关内容。

十六、明确预计负债的确认原则，按规定审批流程审批后进行账务处理。

十七、明确医院不得对外担保。

十八、按规定在报表附注中对预计负债进行披露。

第六章　负债监督管理

十九、监督原则：全过程监督与专项监督相结合。

二十、监督内容：负债业务全过程监督；应付款项的日常核对检查；举借债务资金使用与偿还以及预计负债确认与披露情况。

二十一、规范监督过程中发现问题的处理。

第七章　附则

二十二、制度效力与修订。

二十三、负责制度解释部门。

二十四、制度生效时间。

（戴银莲　孙静琴　郭玮　赵卫群　鲁荣赟）

第24章　医院采购管理制度

24.1　制度目标、范围、内容及要求

24.1.1　制度建设的目标

（1）合法性目标：确保采购业务执行符合国家相关法律法规及制度，推进采购制度化、规范化、专业化建设，形成依法合规的采购运行机制；

（2）经济性目标：确保采购业务执行符合经济效益原则，降低采购成本和管理成本，形成规模采购优势，提高资金的使用效益，达到"节支防腐""物有所值""物美价廉"的目标；

（3）业务性目标：确保采购申请、审批、实施、合同签订、验收、支付等采购环节如期完成，采购项目在质量、功能、性能、服务等方面能满足实际需求，并能合理缩短采购周期、提高采购效率；

（4）内部控制目标：确保采购业务活动符合内控规范的基本要求，采购业务归口管理、审批流程合理有效、不相容岗位分离，能有效预防舞弊和腐败。

24.1.2　制度规范的范围

采购指以合同方式有偿取得货物、工程和服务，包括采购申请、采购实施、采购验收、采购支付、采购监督等内容。

货物指除各种形态和种类的物品，包括仪器、设备、家具、图书、耗材、试剂等。

工程指建设工程，包括建筑物和构筑物的新建、改建、扩建、装修、拆除、修缮等，以及与建设工程相关的货物和服务。

服务指除货物和工程外的其他采购对象，包括软件开发及运维、设备维保、检验测试、加工、物业管理、咨询等。

24.1.3　制度规范的内容

（1）采购业务的组织架构及岗位职责；

（2）采购的组织形式、采购方式与限额标准；

（3）采购工作流程及审批权限；

（4）采购信息发布的相关规定；

（5）采购合同的订立及履行；

（6）采购验收及资金支付；

（7）采购纪律及监督。

24.1.4　制度规范的要求

（1）应当符合与采购业务相关的法律、行政法规、国家统一的财务会计制度和内部控制规范的要求；

（2）应当体现本单位业务活动和管理的特点和要求；

（3）应当明确采购管理制度的组织领导及归口管理部门，全面规范本单位采购申请、采购审批、采购实施、采购合同签订、采购验收、采购支付等环节的管理要求，以及所涉及的关键岗位和职责，保证采购业务安全、有序进行；

（4）应当明确采购业务中的主要风险点和防范措施；

（5）制度内容和要求应科学、合理，便于操作和执行。

24.2　制度制定主要依据

1. 关于政府采购应遵循《中华人民共和国政府采购法（2014 年修订）》（中华人民共和国主席令第 68 号）、《中华人民共和国政府采购法实施条例》（中华人民共和国国务院令第 658 号）的规定；

2. 在采购中执行招投标应遵循《中华人民共和国招标投标法》（中华人民共和国主席令第 21 号）、《中华人民共和国招标投标法实施条例》（中华人民共和国国务院令第 613 号）的规定；

3. 在采购中采用非招标采购方式应遵循《政府采购非招标采购方式管理办法》（中华人民共和国财政部令第 74 号）、《政府采购竞争性磋商采购方式管理暂行办法》（财库〔2014〕214 号）的规定；

4. 采购信息公告行为应遵循《政府采购信息公告管理办法》（中华人民共和国财政部令第 19 号）的规定。

24.3　制度所规范经济业务流程图及关键节点

24.3.1　采购申请及审批环节

（1）业务流程图。采购申请及审批环节业务流程主要包括编制采购申请、审批采购申请等，具体业务流程如图 24-1 所示。

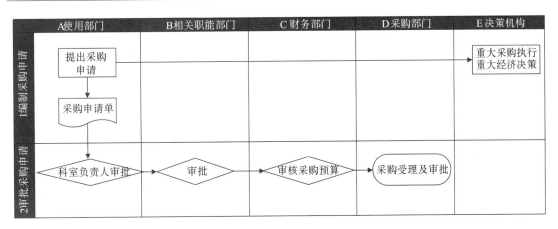

图 24 - 1　采购申请及审批业务流程图

（2）关键节点、关键岗位和岗位职责。与上述采购申请及审批环节业务流程图相对应，采购申请及审批环节的关键节点、关键岗位和职责如表 24 - 1 所示。

表 24 - 1　　　　　　　　　　　关键节点、关键岗位和岗位职责

关键节点	关键岗位	岗位职责
A1 编制采购申请	使用部门采购经办岗	1. 根据采购预算指标及本部门工作计划提出采购申请，编制《采购申请单》 2. 预算外事项要先按规定追加预算后再按采购制度执行
A2 审核采购申请	使用部门负责人	审核本部门的采购申请，是否符合本部门的工作计划、存量、需求量的实际要求，是否存在重复或错误需求
B2 审批采购申请	相关职能部门负责人	1. 审批使用部门提出的采购申请 2. 负责本部门采购项目的立项论证、技术可行性和购置需求论证
C2 审核采购预算	财务部门预算管理岗	审核采购申请是否符合采购预算，是否存在超预算或预算外安排采购计划的情况
D2 受理采购申请	采购部门采购管理岗	对采购需求进行受理和审批，进行采购登记并编报采购计划

24.3.2　采购实施环节

（1）业务流程图。采购实施环节业务流程主要包括确定采购组织形式、采购具体实施、签订采购合同等，具体业务流程如图 24 - 2 所示。

（2）关键节点、关键岗位和岗位职责。与上述采购实施环节业务流程图相对应，采购实施环节的关键节点、关键岗位和职责如表 24 - 2 所示。

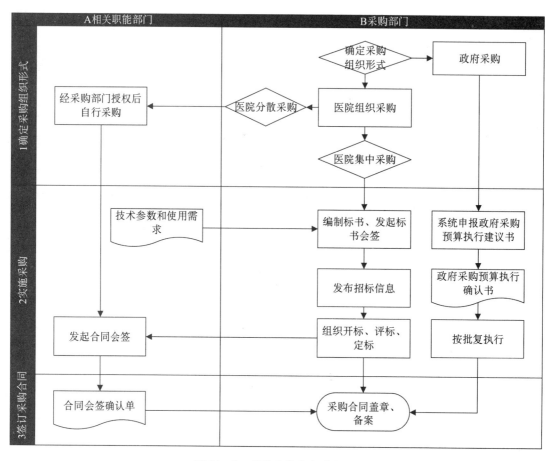

图 24 - 2　采购实施业务流程图

表 24 - 2　　　　　　　　关键节点、关键岗位和岗位职责

关键节点	关键岗位	岗位职责
B1 确定采购组织形式及采购方式	采购部门采购管理岗	1. 根据采购项目的内容、金额判断采购组织形式，如政府采购、医院集中采购、医院分散采购等 2. 选择合适的采购方式，如公开招标、邀请招标、竞争性谈判、单一来源、询价、竞争性磋商、电子卖场等
B2 采购实施	采购部门采购执行岗	1. 根据相关职能部门及使用部门提供的技术参数和使用需求，编制标书、发起标书会签 2. 发布采购信息，包括招标方式、招标项目、投标截止时间及投标书投递地点、开标时间与地点等内容 3. 组织开标、评标、定标等，也可委托代理机构实施采购
A3 签订采购合同	相关职能部门负责人	1. 组织合同的洽谈、拟定 2. 相关职能部门负责人或其授权人就采购合同发起合同会签流程，经采购中心及相关领导会签后，生成《合同会签确认单》
B3 采购合同盖章及归档	采购部门档案管理岗	1. 保管采购合同专用章 2. 根据《合同会签确认单》，对经签署的书面采购合同办理合同专用章的用印手续并备案

24.3.3　采购验收及支付环节

（1）业务流程图。采购验收及支付环节业务流程主要包括采购验收、采购支付等，具体业务流程如图 24 - 3 所示。

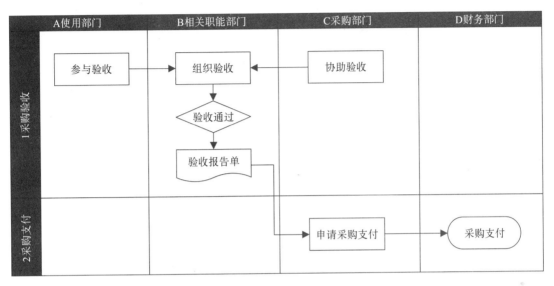

图 24 - 3　采购验收及支付业务流程图

（2）关键节点、关键岗位和岗位职责。与上述采购验收及支付环节业务流程图相对应，采购验收及支付环节的关键节点、关键岗位和职责如表 24 - 3 所示。

表 24 - 3　　　　　　　　　　　　关键节点、关键岗位和岗位职责

关键节点	关键岗位	岗位职责
A1 采购验收	使用部门采购经办员	参与采购验收，确保采购物资符合本部门技术参数及使用需求
B1 采购验收	相关职能部门采购管理岗	1. 采购项目到货或履行后，由相关职能部门组织使用部门、采购中心及供应商（生产厂家）共同参与验收，必要时组建验收小组，邀请相关领域技术专家参与，严格按照相关实施细则或管理办法的规定实施验收活动 2. 完成验收后，填写《验收报告单》，《验收报告单》需经验收小组全体成员签字，经相关职能部门负责人确认
C1 采购验收	采购部门质控岗	1. 协助职能部门及使用科室做好物资等的安装验收工作 2. 监督检查采购合同履约情况 3. 建立对供应商的评价机制
C2 采购支付申请	采购部门采购管理岗	收集整理采购单据，根据《验收报告单》，申请采购支付
D2 采购支付	财务部门审核岗	1. 审核采购合同付款条款 2. 根据合同、发票、验收证明、入库单等相关材料，按照医院资产管理和财务报销等规定办理采购付款 3. 定期与相关部门沟通和核对采购业务的执行和结算情况

24.4 制度所规范经济业务主要风险点及防范措施

采购申请、审批、采购实施、采购支付等各环节均存在较多风险，容易产生舞弊及腐败，主要风险点及防范措施如表 24 – 4 所示。

表 24 – 4　　　　　　　　　　　　　　　主要风险点及防范措施

主要风险点	主要防范措施
采购需求编制不合理、不公允，存在重复、过量或不必要的采购需求	建立授权审批制度，采购需求要经过审批，需求制定与内部审批相分离，采购需求要符合工作计划、存量、需求量的实际要求
采购需求的描述存在较为明显的指向性，对技术服务提供歧视性参数	对采购需求进行专业评估，重大采购事项要进行可行性论证
采购预算编制不精细、不完整，属于集中采购目录的项目未编制政府采购预算	1. 预算管理委员会对采购预算进行严格审核，避免存在应编未编和漏项的情况 2. 采购预算编制和审定相分离
采购计划编制不合理，同一季度内对同一项目安排两次及以上的采购计划	1. 组建采购管理委员会，严格审核采购计划 2. 确保采购计划制定和审批相分离
采购计划未在批复的采购预算范围内编制，存在超预算安排采购计划的情况	1. 严格执行采购预算与计划，不得无预算、无计划采购物资 2. 对超预算或没有纳入预算的采购项目，先履行预算调整审批程序，预算外大额采购计划要经过集体决策过主管领导审批
未严格按照政府采购目录和金额执行政府采购，以化整为零、分次采购、化批次为单项的方式规避公开招标，未经过相关部门批准擅自采用非公开招标方式进行采购	1. 按照相关制度的规定，选择适合的采购方式 2. 政府采购应严格按照批复的政府采购预算指标和下达的政府采购预算确认书进行采购
采购项目的价格预算不合理，对采购项目未进行市场调研，未根据行业标准对采购需求价格进行套算	1. 建立采购需求价格的第三方机构询价机制 2. 聘请第三方专业机构对专业性强的采购项目进行价格评估
选用资质或者业务范围不符合要求的代理机构，造成招标周期长、招标文件编制有缺陷，导致招标质量低	1. 选择财政部门规定的代理机构 2. 建立招标代理机构评价机制，对不符合要求的代理机构不再委托采购
招标文件设置不合理，例如入围资质、技术要求等条款有针对性、倾向性，招标文件中有关合同条款约定不明确等	1. 建立招标文件复核机制 2. 招标文件准备与复核相分离
采购验收标准不明确，验收流于形式，采购验收手续办理不合规，未及时入库	1. 建立验收检查制度，严格按照采购项目验收标准进行验收，对证明文件进行必要的、专业的检查，确保产品与合同约定一致，验收手续齐备后及时办理入库 2. 验收与保管相分离

续表

主要风险点	主要防范措施
采购资金支付申请不合规，缺乏必要的审核，存在申请文件不全、发票作假等现象，在不满足支付条件下进行支付，导致资金损失	1. 财务科严格审查采购发票等票据的真实性、合法性和有效性，根据合同、发票、验收证明、入库单等相关材料，按照医院资产管理和财务报销等规定办理采购付款 2. 财务科定期与相关部门沟通和核对采购业务的执行和结算情况
采购存在的违规违纪现象	建立采购监督检查管理机制，畅通举报及投诉、质疑的途径，对违规违纪有相应的处罚

24.5　制度框架

××医院采购管理制度

第一章　总则

一、制度目标。如合法性目标、经济性目标、业务性目标、内部控制目标等。

二、制度内容。明确本制度的适用范围。

三、制度依据。与采购相关的法律法规、政策规定，如：《中华人民共和国政府采购法》及其实施条例、《中华人民共和国招标投标法》及其实施条例等法律法规、制度及政策。

四、采购应遵循的原则：如公开透明原则、公平竞争原则、公平公正原则、诚实信用原则、归口管理原则等。

第二章　采购工作机构及职责

五、采购的工作机构：如采购工作领导小组、采购中心、采购相关职能部门、使用部门（科室）、采购评标专家组、财务部门、审计监察部门等。

六、在采购过程中的工作职责：明确每个工作机构的具体工作职责。

第三章　采购组织形式、采购方式与限额标准

七、采购组织形式：明确采购的组织形式，如集中采购、分散采购等。

八、采购方式：明确采购方式，如公开招标、邀请招标、单一来源采购、竞争性磋商、竞争性谈判、询价等采购方式。

九、采购限额标准：明确不同采购方式的限额标准，在政府规定的分散采购限额标准以下，医院可自行制定相应的限额标准。

第四章　采购工作流程

十、明确采购的工作流程，包括采购申请、审批、执行等流程及相应部门的具体职责。

（一）采购申请：与年度预算与工作计划相结合，应区分年度采购计划内采购与年度采购计划外采购；

（二）采购审批：应明确采购预算、采购组织形式和采购方式的审批规定；

（三）采购执行：包括自行组织和委托代理的流程。

第五章　采购信息发布

十一、根据不同的采购组织形式和采购方式，明确信息公布平台、信息公告时间、采购文件发售时间等规定。

第六章　采购合同订立及履行

十二、明确采购合同订立、签订时间、审批及用印规定，可参照合同管理制度。

第七章　组织验收及资金支付

十三、采购验收：明确验收组织部门、参与部门的职责。

十四、资金支付：明确财务部门资金支付的依据。

第八章　工作纪律与监督

十五、工作纪律：明确参加采购的各方当事人应严格遵守采购相关规定和工作纪律。

十六、采购监督：明确采购应接受纪检监察、内审及广大职工的监督，对违规违纪有相应的处罚。

第九章　附则

十七、制度效力与修订。

十八、负责制度解释部门。

十九、制度生效时间。

（陈洁　张红霞　王钟炎　王壮志）

第25章 医院合同管理制度

25.1 制度目标、范围、内容及要求

25.1.1 制度建设的目标

（1）合法性目标：保证合同业务符合国家法律法规，确保合同订立、执行均符合相关规定；

（2）经济性目标：优化合同管理流程，提高合同管理效率；

（3）业务性目标：对合同签订、履行、监督等实行全过程管理，减少合同管理过程中的盲点，确保合同顺利履行，保障医院各项经济活动高效有序；

（4）内部控制目标：遵循内部控制规范，防范、降低合同管理风险，避免损失或舞弊的发生。

25.1.2 制度规范的范围

医院与平等民事主体的自然人、法人，以及其他组织之间订立、变更、终止涉及相互经济利益权利义务关系的协议。

25.1.3 制度规范的内容

（1）合同业务的组织领导及归口管理部门、相关管理岗位及其职责；

（2）合同订立，订立范围、条件、流程、会审要求、权限、用章管理等；

（3）合同执行，合同履行的基本要求、过程管理、变更与终止（解除）等；

（4）合同监督，监督原则、内容及发现问题的处理；

（5）合同归档与保管。

25.1.4 制度规范的要求

（1）应当符合与合同业务相关的法律、行政法规、国家统一的财务会计制度和内部控制规范的要求；

（2）应当体现本单位业务活动和管理的特点和要求；

（3）应当明确本单位合同调查、订立、执行、监督与评价等各环节的管理要求，确定其关键节点、关键岗位和对应的职责权限；

（4）应当明确合同业务主要风险点和防范措施。针对合同调查、订立、执行、监督与评价等业务流程，确定各项业务的主要风险点，并提出有效的风险防范措施，包括但不限于

授权、会审、审批、不相容岗位分离等；

（5）制度内容和要求应科学、合理，便于操作和执行。

25.2 制度制定主要依据

1. 合同岗位设置及分工，应符合《行政事业单位内部控制规范（试行）》（财会〔2012〕21 号）等规定；

2. 合同订立、履行，应符合《中华人民共和国合同法》（中华人民共和国主席令 1999 年第 15 号）以及司法解释（一）（二）（三）（四）规定，政府采购合同还应符合《政府采购法》（中华人民共和国主席令第 14 号，2014 年修正）、《政府采购法实施条例》（中华人民共和国国务院令第 658 号）、《浙江省政府采购合同暂行办法》（浙财采监〔2017〕11 号）等规定。

25.3 制度所规范经济业务流程图及关键节点

25.3.1 合同调查环节

（1）业务流程图。合同调查业务流程主要包括筛选调查对象、撰写调查报告、审核审批等，具体业务流程如图 25 - 1 所示。

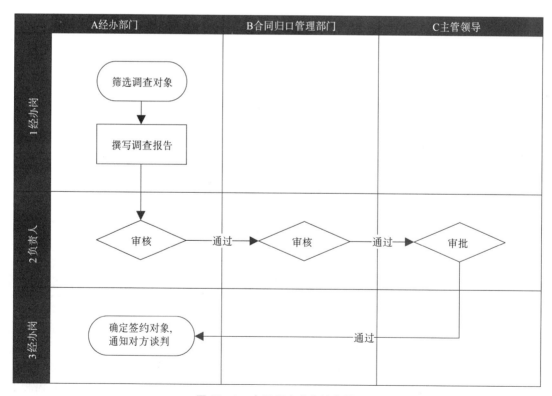

图 25 - 1 合同调查业务流程图

（2）关键节点、关键岗位和岗位职责。与上述合同调查业务流程图相对应，合同调查业务关键节点、关键岗位和职责如表 25 - 1 所示。

表 25 - 1   关键节点、岗位和职责

关键节点	关键岗位	岗位职责
A1 调查	经办部门经办岗	主要针对合作类合同，在初步筛选调查对象后，经办部门人员负责与有合作意向的单位进行联系，对合作方资信、资质、经营范围等进行调查，根据相关信息资料撰写调查报告
B2 审核	合同归口管理部门负责人	根据经办部门提供调查报告及相关佐证材料，通过电话访问、网络查询等手段进行核查，审核调查报告真实性、规范性、完整性，提出审核意见

25.3.2 合同订立环节

（1）业务流程图。合同订立业务流程主要包括合同起草、审核、审批等，具体业务流程如图 25 - 2 所示。

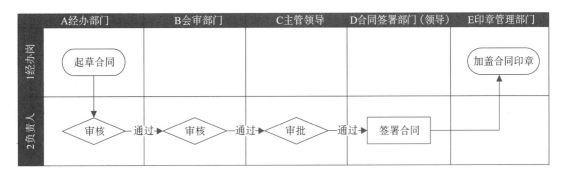

图 25 - 2 合同订立业务流程图

（2）关键节点、关键岗位和岗位职责。与上述合同订立业务流程图相对应，合同订立业务关键节点、关键岗位和职责如表 25 - 2 所示。

表 25 - 2   关键节点、岗位和职责

关键节点	关键岗位	岗位职责
A1 起草合同	经办部门经办岗	1. 草拟合同初稿，要求合同条款完整、严密、准确、权责对等，主要条款与招投标文件、谈判记录一致，优先采用国家、行业或医院的合同示范文本 2. 提交合同审批表及合同初稿，根据不同的内容附上相关依据资料，如招投标文件、谈判记录等 3. 根据会签审核人员提出的意见完善合同文本，并协助合同管理部门完成统一编号 4. 根据授权委托相关人员签订合同 5. 将盖章（生效）合同文本送达对方，以及院内财务、合同管理、合同履行、监督等部门

续表

关键节点	关键岗位	岗位职责
B2 审核	会审部门负责人	1. 根据不同合同类型，确定相关的参与会审部门 2. 财务部门人员审核合同支出款项是否列入预算、价款、支付方式、履约保证金及违约金是否符合招投标文件及国家政策要求等 3. 内审部门人员审核合同流程合规性、合同依据规范性，合同事项的真实性，以及政策规定合同签订前需事先报主管部门审查的事项，是否已办理相关手续等 4. 技术部门人员审核专业范围内合同技术条款 5. 法务部门人员审核与法律相关的内容及风险 6. 归口管理部门人员负责全面审核，审核合同会签流程完整性、合同会签提出建议落实情况等
C2 审批	主管领导	1. 审核签订合同的决策依据与专业委员会、决策会议意见的一致性 2. 根据医院合同授权的权限审批合同
D2 签署	合同签署部门负责人	根据医院签署合同的规定，由法定代表人或授权代表负责签署
E1 盖章	印章管理部门经办岗	在核对合同会签流程完整性后加盖医院合同专用章，对于合同文本超过一页的加盖骑缝章，盖章完成后在会签表上签字并注明时间

25.3.3 合同执行环节

（1）业务流程图。合同执行业务流程主要包括合同履行、合同结算等，具体业务流程如图 25-3 所示。

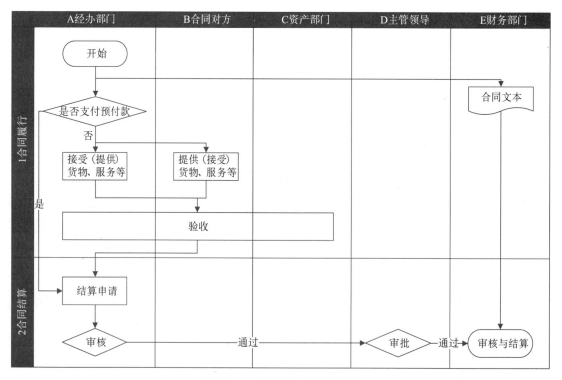

图 25-3　合同执行业务流程图

注：合同执行过程中发生需变更（补充）协议情形的按订立流程审批。

（2）关键节点、关键岗位和岗位职责。与上述合同执行业务流程图相对应，合同执行业务关键节点、关键岗位和职责如表 25 – 3 所示。

表 25 – 3   关键节点、岗位和职责

关键节点	关键岗位	岗位职责
A1 履行	经办部门 经办岗	1. 根据合同条款履行规定义务，办理采购、验收手续，或接受（提供）服务，对合同对方的履行情况进行跟进，关注对方经营状况，敦促对方积极履行合同或向单位领导提示风险。对政策调整等客观因素变化导致的合同履行困难，积极与对方协调签订补充协议（流程与合同签订一致）或按合同、法律规定的方式解决 2. 合同履行中对方有违约的，应根据违约责任相关条款提出处理意见 3. 合同履行中有不明事项的应提出处理建议，并签订补充协议（流程与合同签订一致）予以明确 4. 合同履行结束后，经办部门及其相关部门办理合同履约验收，作为资产管理的存货、固定资产、无形资产等还需办理入库手续 5. 办理收付款申请，收款合同在医院履行相应的义务或达到收款条件时向对方提出收款申请，并通知财务部门核查；付款合同根据合同的履行进度办理付款申请
D2 审批	主管领导	根据医院资金审批制度规定，逐级办理签批手续，由职能部门负责人、分管院长或院长最终审批
E2 结算	财务部门 经办岗	1. 根据合同条款审核经办部门提出的付款申请并办理款项结算，如：是否按合同或招标文件约定收取履约保证金、是否办理验收等，不符合付款条件的，有权拒绝付款；若合同对方有违约行为而经办部门未提出处理意见的，要求经办人提供情况说明书或按合同约定收取（或从货款中扣除）违约金 2. 对应收取的合同款项，应定期或不定期进行分析和核对，对已收的款项应与合同进行核对，发现有误时，应及时通知经办部门进行处理；对已到达收款条件但未收回的款项，应及时通知经办进行催收 3. 做好合同收付款情况登记，以便进行后续操作和管理

25.3.4 合同监督和评价环节

（1）业务流程图。合同监督和评价业务流程主要包括监督评价、撰写报告、整改等，具体业务流程如图 25 – 4 所示。

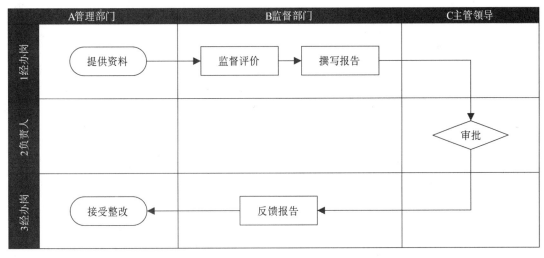

图 25 – 4 合同监督和评价业务流程图

（2）关键节点、关键岗位和岗位职责。与上述合同监督和评价业务流程图相对应，合同监督和评价业务关键节点、关键岗位和职责如表 25 - 4 所示。

表 25 - 4　　　　　　　　　　　　　关键节点、岗位和职责

关键节点	关键岗位	岗位职责
B1 监督	监督部门经办岗	1. 对合同制度建设及执行情况进行监督 2. 对拟订环节监督，包括合同订立依据、流程等的规范性、合法性进行监督 3. 对合同履行环节的监督，医院是否按合同约定全面有效履行 4. 对参与部门的履责情况进行监督 5. 撰写评价报告，对监督检查过程中发现的问题或薄弱环节提出整改建议

25.4　制度所规范经济业务主要风险点及防范措施

合同业务各环节的主要风险点及防范措施如表 25 - 5 所示。

表 25.5　　　　　　　　　　　　　主要风险点及防范措施

关键环节	主要风险点	主要防范措施
合同订立	1. 在合同拟定中故意隐藏重大疏漏和欺骗，导致单位利益受损 2. 对合同条款、格式审核不严格，会审流于形式，可能使单位面临诉讼的风险或造成经济利益损失 3. 授意或合谋串通签订虚假合同，谋取私利或套取、转移资金	1. 制定合同订立流程并严格执行，优先选择合同标准文本，在合同授权权限内进行审批 2. 建立会审制度，技术、法律、内审、财务等会审部门按照要求从各自的专业角度履行职责；归口部门承担全面审查责任，对会审流程完整性及会审建议落实情况进行把关 3. 严格合同用章管理，专人保管，仅对符合合同签署流程的协议加盖印章 4. 对超过一页的合同，采取加盖骑缝章等恰当措施，防止已签署的合同被篡改
合同执行	1. 未履行合同约定，如：未收或未及时收取履约保证金、未按合同约定办理验收手续、未按合同约定提出支付款项申请、未按合同约定追究对方的违约责任等，可能导致单位经济利益遭受损失或面临诉讼的风险 2. 对合同履行缺乏追踪，未能发现各种变化对合同执行产生的不利影响 3. 发生合同纠纷时，未收集对方违约行为的证据，导致双方谈判过程中处于不利地位	1. 经办部门严格按照合同条款履行规定的责任与义务，同时对合同对方的履行情况进行追踪，发现风险时及时提出防范措施 2. 财务部门严格按照合同条款办理收付款，按收款合同及时向经办部门发出收（催）款通知；付款合同满足支付条件的及时付款，未达到付款条件的拒绝支付款项
合同监督	缺少合同监督评价机制，未能及时发现合同订立、履行等过程中不当行为，可能造成单位经济利益受到损失	建立合同定期监督评价机制，对监督检查过程中发现的问题或薄弱环节提出整改建议，并督促相关部门落实

续表

关键环节	主要风险点	主要防范措施
合同登记归档	1. 合同及相关资料的登记、流转和保管不善，导致合同及相关资料丢失，影响到合同的正常履行和纠纷的有效处理 2. 未建立合同信息安全保密机制，致使合同订立与履行过程中涉及的国家秘密、工作秘密或商业秘密泄露，导致单位或国家利益遭受损失	1. 统一对合同进行分类、编号，登记合同的订立、履行、结算、补充或变更、解除等情况 2. 明确合同流转、借阅及归还的职责权限、流程等有关要求 3. 签订合同保密承诺，未经批准，不得以任何形式泄露合同订立与履行过程中涉及的国家秘密、工作秘密或商业秘密

25.5 制度框架

××医院合同管理制度

第一章 总则

一、制度建设目标。

二、制度范围：明确制度的适用范围。

三、制度制定依据：制度所依据的相关法律法规、政策。

四、制度制定原则：制度制定应坚持科学性、合规性、适应性等基本原则。

五、合同形式：原则上应签订书面合同，优先使用合同范本；明确可以不采用书面形式合同的情形。

第二章 岗位分工与职责

六、明确合同的组织领导及归口管理部门。

七、参与合同业务岗位分工：明确合同拟定部门、审核与审批部门（或责任人）、监督部门，以及各部门在单位合同业务管理全流程中的分工。

八、合同管理过程中岗位职责：明确各部门岗位职责的具体内容。

第三章 合同签订

九、合同分类。确定合同类型，如：采购类、合作类、纵向课题类等，采购类还可细分为政府集中采购、分散采购、自行采购等；医院授权权限，一般根据管理需要实施条块结合分类授权（如重大合同的定义）。

十、合同审批权限：根据业务性质和金额明确授权审批的权限，以及合同签署人具体权限（含授权方式、流程）。

十一、合同订立流程：根据合同类型、医院审批权限等明确各类合同的签署流程。

十二、合同拟定要求：拟定合同要求及须提供的资料。

十三、合同审核流程与要求：各会审部门的审核内容，以及归口管理部门全面审查要点。

十四、合同登记与盖章：明确合同登记内容，盖章依据与核对职责，以及合同分发（传递）流程。

第四章　合同执行

十五、合同履行基本要求：合同履行过程中对执行、归口管理、财务等部门的要求。

十六、合同履行过程管理（含违约的处理）：合同履行过程中发生问题的具体处理流程、措施。

十七、合同变更与终止（解除）：签署变更（补充）合同的情形、适用范围与流程，以及合同终止情形与善后处理规范。

第五章　合同监督

十八、监督原则：全过程监督与重点监督、定期分析与随机抽查相结合。

十九、监督内容：合同制度的执行、合同订立与履行评价、部门或岗位履职。

二十、对监督过程中发现问题的处理。

第六章　合同存档保管

二十一、合同归档内容：合同原件、审批（会签）表等相关资料。

二十二、合同保管业务流程：归档、借阅、销毁等流程规定。

第七章　附则

二十三、制度效力与修订。

二十四、负责制度解释部门。

二十五、制度生效时间。

（王钟炎　王壮志　张红霞　陈洁）

第26章 医院会计信息管理制度

26.1 制度目标、范围、内容及要求

26.1.1 制度建设的目标

（1）合法性目标：确保医院会计信息管理符合《会计法》《会计基础工作规范》《政府会计准则》等国家相关法律法规的有关规定；

（2）经济性目标：科学合理安排医院会计信息管理系统，选择高效经济的会计信息管理方式、路径和方法，满足会计信息管理使用需求，促进医院管理科学化；

（3）业务性目标：规范会计信息的生成、收集与输入、审核、审批、反馈、沟通、披露和监督等流程，保证医院会计信息质量，确保会计信息的真实性、完整性和准确性；

（4）内部控制目标：会计信息管理过程符合行政事业单位内部控制规范，防止会计信息差错、舞弊等情况发生。

26.1.2 制度规范的范围

医院通过会计核算实际记录或科学预测，以决算报告（财务报告）、财务分析等多种形式向上级主管部门、财政部门、债权人或其他信息使用者揭示预算执行情况和财务状况、经营成果、现金流量等信息。

26.1.3 制度规范的内容

（1）会计信息管理业务组织架构及归口管理部门；

（2）会计信息管理部门职责及岗位分工；

（3）会计信息的收集、处理与记录；

（4）会计信息沟通和反馈；

（5）会计信息集成与共享；

（6）会计信息报告；

（7）会计信息公开；

（8）会计信息反舞弊机制；

（9）会计信息监督与审计。

26.1.4　制度建设的要求

（1）应当符合与会计信息管理业务相关的法律、行政法规、国家统一的财务会计制度和内部控制规范的要求；

（2）应当体现本单位会计信息业务活动和管理的特点和要求；

（3）应当全面规范会计信息产生、处理、沟通与反馈、集成与共享、报告、公开、监督与审计等各环节的管理要求，以及所涉及的关键岗位和职责权限，保证业务安全、有序进行；

（4）应当明确会计信息产生、处理、沟通与反馈、集成与共享、报告、公开、监督与审计等业务的主要风险点和风险防范措施；

（5）制度内容和要求应当科学、合理，便于操作和执行。

26.2　制度制定主要依据

1. 关于会计信息账务处理的，应遵循《中华人民共和国会计法（2017 年修订）》、《政府会计准则》、《会计基础工作规范（2019 年修改）》（中华人民共和国财政部令第 98 号）、《会计档案管理办法》（中华人民共和国国家档案局令第 79 号）等规定；

2. 关于会计信息公开的，应遵循《财政部　国家卫生计生委　国家中医药局关于加强公立医院财务和预算管理的指导意见》（财社〔2015〕263 号）、《医疗卫生服务单位信息公开管理办法（试行）》（中华人民共和国卫生部令第 75 号）等规定；

3. 关于会计信息集成、共享等信息化建设，应遵循《浙江省财政厅关于加强行政事业单位会计工作的意见》（浙财会〔2018〕24 号）的规定；

4. 关于会计信息反舞弊机制建设的，应遵循《行政事业单位内部控制规范（试行）》（财会〔2012〕21 号）的规定。

26.3　制度所规范经济业务流程图及关键节点

26.3.1　业务流程图

会计信息管理业务流程主要包括会计信息的生成、收集与输入、核对、审核、审批、反馈、沟通、披露和监督等，具体业务流程如图 26-1 所示。

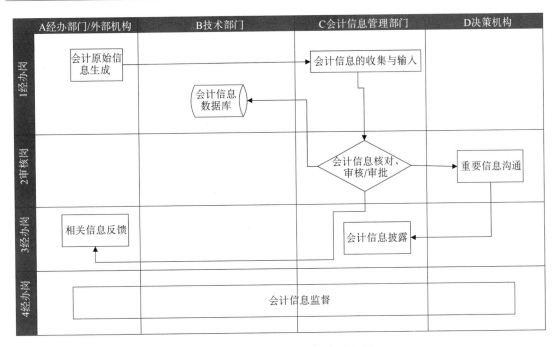

图 26 - 1 会计信息管理业务流程图

26.3.2 关键节点、关键岗位和岗位职责

与上述会计信息管理业务流程相对应，会计信息管理业务的关键节点、关键岗位和职责如表 26 - 1 所示。

表 26 - 1　　　　　　　　　　关键节点、关键岗位和岗位职责

关键节点	关键岗位	岗位职责
A1 会计原始信息生成	经办部门/外部机构经办岗	确保交易或事项的真实，确保原始凭据的真实性、完整性和及时性；对会计部门反馈的信息予以确认
C1 会计信息收集与输入	会计信息管理部门经办岗	对各种内部会计信息和外部会计信息进行收集；严格遵循会计相关法律、法规进行账务核算
C2 会计信息审核/审批	会计信息管理部门审核岗	审核会计信息的真实性、完整性、准确性；对外公开、报送的会计信息予以审批
A3 相关信息反馈	经办部门/外部机构经办岗	定期将相关信息在医院各科室、业务环节之间，以及医院与外部客户、供应商、中介机构和监管部门等之间进行沟通和反馈
D2 重要信息沟通	主管领导/单位层面	重要信息应当及时传递给医院决策层
B1 会计信息数据库	技术部门经办岗	1. 定期对会计信息进行备份 2. 定期对会计信息支持系统进行维护
C3 会计信息披露	会计信息管理部门经办岗	定期公开医院相关会计信息，主动接受社会监督，提高医院经济运行透明度，做到公开内容真实，公开程序规范
A4 B4 C4 D4 会计信息监督	会计信息监督岗	定期检查会计信息管理全过程的薄弱环节，形成反舞弊机制，将决算报告（财务报告）和信息披露等方面存在的虚假记载、误导性陈述或重大遗漏等作为反舞弊工作的重点

26.4　制度所规范经济业务主要风险点及防范措施

与上述会计信息管理业务流程图相对应，会计信息管理业务的主要风险点及防范措施如表 26 – 2 所示。

表 26 – 2　　　　　　　　　　　主要风险点及防范措施

主要风险点	主要防范措施
会计信息真实性不够，未能客观反映相关经济事项	加强培训，提高会计信息真实性的甄别能力，对不真实信息予以剔除
会计信息处理方式不规范，导致信息错误	明确信息处理的程序与方法
会计信息与业务脱节，降低信息的应用价值	加强与业务融合，整合会计系统与业务系统的信息
会计信息存储、保管、传输及网络不安全，导致信息缺失、泄露	指定专人，定期对会计信息进行备份，对信息系统进行维护
账务处理程序不符合内控要求，可能导致舞弊行为	做到不相容岗位相分离，会计信息的输入与审核不得为同一人
会计信息未实行统一管理，导致数据口径不一致	由财务部门对会计信息进行统一管理

26.5　制度框架

××医院会计信息管理制度

第一章　总则

一、制度制定目标：确保医院会计信息管理达到合法性、经济性、业务性及内部控制等目标。

二、制度规范范围。

三、制度制定依据：与会计信息管理相关的法律法规、政策。

四、制度制定原则。

第二章　部门职责与岗位分工

五、会计信息管理过程中的部门职责：明确归口管理部门及相关部门的职责。

六、会计信息管理过程中的岗位职责：明确各个岗位分工与职责。

第三章　会计信息管理内容

七、会计信息收集与处理：建立会计账务处理程序和会计信息原始记录制度，通过明确会计核算组织形式、科目设置、凭证填制审核、账簿登记、报表编制、归档等程序及原始记录的生成填制、收集、传递与审核等要求，确保会计信息基础数据的真实性、完整性和及时性。

八、会计信息沟通和反馈：将相关信息在医院各科室、业务环节之间，以及医院与外部客户、供应商、中介机构和监管部门等有关部门方面之间进行沟通和反馈。对于沟通过程中发现的问题能够及时报告并加以解决。重要的信息应当及时传递给医院决策层。

九、会计信息集成与共享：通过加强对会计信息系统与业务系统及其他管理信息系统的集成，实现数据整合与共享。

十、会计信息报告：明确会计信息报告内容、形式、时间等要求。

十一、会计信息公开：明确会计信息公开内容、时间及审批程序，主动接受职工和社会监督，提高医院经济运行透明度。

十二、会计信息反舞弊机制：根据惩防并举、重在预防的原则，明确管理要求。

十三、会计信息监督与审计：明确监督与审计的内容、方式与要求，确保会计信息的真实性与完整性。

第四章　会计信息质量要求

十四、会计信息质量要求：如可靠性、完整性、可比性、及时性、相关性、实质重于形式等。

第五章　附则

十五、制度效力与修订。

十六、负责制度解释的部门。

十七、制度生效的时间。

（朱磊　罗红芬　何铁方　杜玉彬　沈颖婵）

第27章 医院会计信息安全及信息系统数据管理制度

27.1 制度目标、范围、内容及要求

27.1.1 制度建设的目标

（1）合法性目标：会计信息系统功能、流程设计及业务处理方法符合《会计法》《会计基础工作规范》等财务会计相关法律法规和制度规定；

（2）经济性目标：需求分析系统全面，设计科学合理，系统维护安全有效，避免因功能不完整、数据完整性和安全性得不到保障、与其他系统不匹配而导致的系统迟迟不能投入使用、重复建设、频繁修改或系统闲置等现象；

（3）业务性目标：会计信息系统功能、流程设计符合医院业务特点和管理要求，信息处理方法符合相关规范，物理系统及数据库安全保护严密，有效保障会计信息的完整性、真实性和安全性；

（4）内部控制目标：会计信息系统符合内部控制规范要求，确保会计信息质量和财务安全。

27.1.2 制度规范的范围

（1）会计信息系统需求分析与设计环节，包括系统需求提出、业务需求书、系统设计等；

（2）会计信息系统开发（购置）和验收环节，包括功能实现、质量控制、是否符合内控规范和验收测试等；

（3）会计信息系统使用环节，包括权限控制、输入输出控制、数据校验核对、传输交换控制、数据库安全、网络管理等；

（4）会计信息系统维护升级环节，包括系统修改、升级、数据库维护、网络维护等。

27.1.3　制度规范的内容

（1）本项业务的组织领导及归口管理部门；

（2）针对本制度规范所涉及的业务，分类规范各项业务流程；

（3）结合每一业务流程，确定和规范每一具体业务流程的关键节点、关键岗位和对应的职责权限；

（4）针对上述业务流程，确定各项业务的主要风险点，并提出有效的风险防范措施，包括但不限于授权、审核、审批、不相容岗位分离等。

27.1.4　制度规范的要求

（1）应当符合与信息安全及系统数据管理业务相关的法律、行政法规、国家统一的财务会计制度和内部控制规范的要求；

（2）应当与本单位信息系统发展阶段和管理要求相匹配；

（3）应当全面规范本单位信息系统需求申请、开发、使用和维护各环节的管理要求，以及所涉及的关键岗位和职责，保证信息系统安全、有序、有效运行；

（4）应明确信息安全及信息系统数据管理中的主要风险点和防范措施；

（5）制度内容和要求应科学、合理，便于操作和执行。

27.2　制度制定主要依据

1. 关于建立会计信息安全原则，应遵循《财政部关于全面推进我国会计信息化工作的指导意见》（财会〔2009〕6 号）规定；

2. 关于岗位设置原则，应遵循《行政事业单位内控控制基本规范》（财会〔2012〕21 号）规定；

3. 关于信息系统安全及数据管理，应遵循《计算机软件产品开发文件编制指南》（GB/T8567 – 1988）、《会计基础工作规范（2019 年修改）》（中华人民共和国财政部令第 98 号）和《企业会计信息化工作规范》（财会〔2013〕20 号）规定。

27.3　制度所规范经济业务流程图及关键节点

27.3.1　需求分析与设计流程

（1）业务流程图。需求分析与设计流程主要包括提出申请、生成业务需求、业务/职能部门审核、生成任务书等，具体业务流程如图 27 – 1 所示。

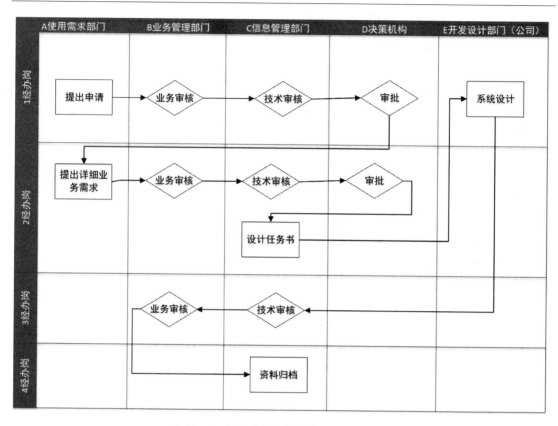

图 27 – 1　需求分析与设计流程业务流程图

（2）关键节点、关键岗位和岗位职责。与上述需求分析与设计业务流程图相对应，需求分析与设计业务的关键节点、关键岗位和职责如表 27 – 1 所示。

表 27 – 1　　　　　　　　　　　关键节点、关键岗位和岗位职责

关键节点	关键岗位	岗位职责
B1 业务审核	业务审核岗	审核需求的必要性和预算的合理性
C1 技术审核	信息审核岗	1. 审核该经济业务是否符合医院信息系统战略规划 2. 审核需求申请的技术可行性
A2 提出详细业务需求	需求申请岗	编写需求申请书，包括流程、系统架构、模块划分、功能分配、接口设计等，确保需求文档表述详尽、清晰、准确
B2 业务审核	业务审核岗	从业务层面审核业务需求报告的科学性、全面性、可拓展性和实用性
C2 技术审核	技术审核岗	1. 从技术层面审核业务需求报告的设计可行性，是否满足设计开发需要 2. 协调设计部门与业务需求部门之间的业务沟通
E1 系统设计	设计岗	1. 将详细业务需求书转换为信息系统设计方案 2. 加强与需求部门、业务部门、信息管理部门沟通，全面、准确落实需求报告内容和要求
C3 技术审核	技术审核岗	审核信息系统设计是否符合国家标准和行业标准
A3　B3 业务审核	业务审核岗	审核设计方案的可行性，是否满足需求报告要求

27.3.2　开发验收环节流程

（1）业务流程图。开发验收业务流程主要包括系统开发、安装测试、系统测试、数据测试、验收培训等，具体业务流程如图 27－2 所示。

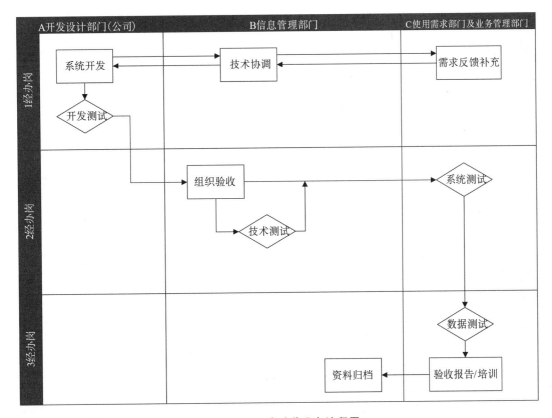

图 27－2　开发验收业务流程图

（2）关键节点、关键岗位和岗位职责。与上述开发验收业务流程图相对应，开发验收业务的关键节点、关键岗位和职责如表 27－2 所示。

表 27－2　　　　　　　　　　关键节点、关键岗位和岗位职责

关键节点	关键岗位	岗位职责
A1 开发测试	开发测试岗	测试系统的模块功能、接口正确性、文档存取情况、运行时间等
B1 技术协调	协调岗	对开发的系统代码进行评审，规范编程，保证系统风格的统一性
C2 系统测试	系统测试岗	系统功能及内部控制的实现情况，流程合规性，系统操作的严密性和运行的稳定性等
C3 数据测试	数据测试岗	测试数据输入、运行、计算、汇总、输出、存储的准确性、完整性、稳定性和安全性等

27.3.3 维护升级环节流程

（1）业务流程图。维护升级业务流程主要包括维护/升级申请、维护开发、测试、验收等，具体业务流程如图 27－3 所示。

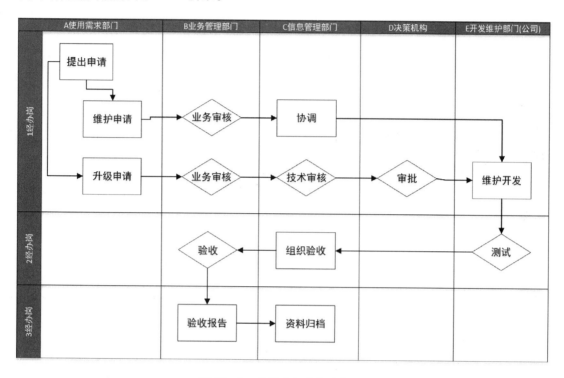

图 27－3 维护升级业务流程图

（2）关键节点、关键岗位和岗位职责。与上述维护升级业务流程图相对应，维护升级业务的关键节点、关键岗位和职责如表 27－3 所示。

表 27－3 关键节点、关键岗位和岗位职责

关键节点	关键岗位	岗位职责
B1 业务审核	业务审核岗	审查维护或升级的目的、必要性，核实产生的影响范围
C1 技术审核	信息管理审核岗	审查维护或升级实施计划是否可行
E2 测试	测试岗	对维护或升级后的系统进行系统测试和数据测试，保证系统的稳定性和完整性

27.4 制度所规范经济业务主要风险点及防范措施

与信息安全及信息系统数据管理相关的主要风险点和防范措施如表 27－4 所示。

| 表 27 - 4 | 主要风险点及防范措施 |

主要风险点	主要防范措施
1. 信息管理制度不健全，对系统开发、使用、维护等管理不当 2. 会计人员过度依赖信息系统，未对数据的真实性、完整性进行必要的核对、核验，未能及时发现会计信息安全和财务管理风险	1. 完善信息管理制度，加强对系统开发、使用、维护等的管理 2. 建立信息系统数据核对制度，设置信息核对岗位，明确岗位责任 3. 加强对人员的教育培训，增强会计人员对信息系统的安全意识
1. 需求分析不全面，功能有缺陷，流程安排不合理，未充分体现内部控制制度要求，系统存在"先天性"风险 2. 未及时发现设计缺陷、漏洞，影响会计信息的真实性和完整性 3. 系统设计与其他信息系统之间缺乏协调与整合，数据标准不统一，系统无法使用或产生新的信息孤岛，造成效率低下、资源浪费	1. 建立需求申请书的规范。系统需求书应包括流程、程序系统的组织结构、模块划分、功能分配、接口设计等，需求文档表述清晰、准确 2. 建立需求、设计审核机制。由业务管理部门和信息管理部门分别从业务和技术审查，保障系统设计的完整性和协调性 3. 建立信息系统要素标准库，统一数据标准
设计开发过程缺乏沟通，部分需求未在系统中实现，影响相关功能实现	建立设计、技术管理与需求部门、业务管理部门之间的协调沟通机制，设计开发过程中加强沟通
验收测试不严密，设计中存在的问题未被发现	加强验收管理规定，对因测试不严未发现的问题，及时补救并追责。
1. 系统操作授权管理不符合内部控制要求，不相容职务未有效分离，或被非法操作 2. 输入输出真实性、正确性控制不严密	1. 根据内部控制规定，明确授权管理规定和不相容岗位 2. 实行保密制度，要求相关人员严格账户名和密码保密管理，不得给他人使用
外部环境中的安全防控软件、硬件未及时更新，信息系统易受到攻击	加强网络安全建设，建立外部环境和内部信息安全管理规定，及时更新安全措施
1. 系统维护措施不到位，导致数据安全性、可靠性受到影响 2. 政策环境发生变化，业务流程发生变更，系统未及时修改完善流程，造成会计信息不完整	1. 建立系统维护机制，加强对软件使用环境和硬件设施的维护，确保系统安全、稳定运行 2. 对使用过程中发现的问题和外部环境发生变化时，应及时根据情况按流程和规范进行修改完善

27.5　制度框架

××医院会计信息安全及信息系统数据管理制度

第一章　总则

　　一、制度制定目标：确保会计信息安全及信息系统数据管理业务达到合法性、经济性、业务性及内部控制等目标。

二、制度范围：对系统需求分析、设计、开发购置、验收、使用、维护、升级、数据库管理等系统开发使用维护等实行全领域管理、全过程安全控制。

三、制度制定依据：与会计信息安全及信息系统数据管理相关的法律法规、政策。

四、制度制定原则：制度制定应坚持科学性、合规性、适应性、安全性等基本原则。

第二章　组织管理

五、管理机构及职责：

（一）明确信息管理部门职责；

（二）明确财务部门职责；

（三）明确其他相关使用部门职责；

（四）明确部门之间的协调关系。

六、不相容岗位控制：明确与会计信息系统开发设计、验收、使用、维护管理相关的不相容岗位。

第三章　设计开发和采购验收控制

七、设计开发环节控制：明确进行需求分析和可行性研究的原则、要求、程序；明确系统设计应充分考虑内部控制要求，包括对设计开发过程的控制、业务流程控制和操作流程的控制。

八、验收环节控制：明确进行系统测试和数据测试的要求及测试内容、程序和标准。

第四章　使用和维护管理控制

九、使用环节控制：明确密码、账号控制要求；安全等级、访问权限控制要求；物理接触和网络接触隔离要求等。

十、维护环节控制：明确会计信息软件修改、调整、升级等的审批程序和档案记录与保存要求。

十一、系统管理与数据备份：明确网络安全和物理实体管理要求。

第五章　附则

十二、制度效力与修订。

十三、负责制度解释的部门。

十四、制度生效的时间。

（胡守惠　陈立群　吕宏　周欣悦）

第28章 医院财务与决算报告制度

28.1 制度目标、范围、内容及要求

28.1.1 制度建设的目标

（1）合法性目标：确保财务与决算报告符合《政府会计准则》《部门决算管理制度》《医院财务制度》等国家相关法律法规的规定，进一步规范医院财务与决算报告工作；

（2）经济性目标：提升财务与决算报告的参考价值，为医院经济运行提供决策支撑；

（3）业务性目标：通过制定财务报告制度，进而加强医院财务状况、运行情况的监督和管理，促进财务管理与资产管理相结合；通过制定决算报告制度，进而加强医院预算执行情况的监督和管理，促进财务管理与预算管理相结合；

（4）内部控制目标：财务与决算报告的编制、审核、报送等全流程符合行政事业单位内部控制规范的基本要求。

28.1.2 制度规范的范围

（1）财务报告制度规范的范围。年度终了，医院以权责发生制为基础，在单位财务会计核算生成数据基础之上报送的反映医院会计主体某一特定日期的财务状况和某一会计期间的运行情况和现金流量等信息的文件，包括会计报表、会计报表附注、财务情况说明书等内容；

（2）决算报告制度规范的范围。年度终了，医院以收付实现制为基础，在单位预算会计核算生成数据基础之上报送的综合反映医院会计主体年度预算收支执行结果的文件，包括基础数据表、填报说明、分析评价表和分析报告。

28.1.3 制度规范的内容

（1）财务与决算报告业务组织架构及归口管理部门；

（2）财务与决算报告业务部门职责及岗位分工；

（3）财务与决算会计核算；

（4）财务与决算会计审核与结账；

（5）财务与决算会计报表编制与审核；

（6）财务与决算报告编制与审核；

（7）财务与决算报告报送；

（8）财务与决算报告使用。

28.1.4　制度规范的要求

（1）应当符合与财务与决算报告业务相关的法律、行政法规、国家统一的财务会计制度和内部控制规范的要求；

（2）应当体现本单位财务与决算报告业务活动和管理的特点和要求；

（3）应当全面规范本单位财务与决算报告编制、审核、报送、使用等业务流程的管理要求，以及所涉及的关键节点、关键岗位和对应的职责权限，确保财务与决算报告业务科学、有序进行；

（4）应当明确财务与决算报告编制、审核、报送、使用的主要风险点和防范措施；

（5）制度内容和要求应当科学、合理，便于操作和执行。

28.2　制度制定主要依据

1. 关于财务会计（预算会计）核算、财务会计（预算会计）审核与结账、财务会计（预算会计）报表编制与审核的内容，应遵循《政府会计制度——行政事业单位会计科目和报表》（财会〔2017〕25号）的规定；

2. 关于财务与决算报告编制与审核、财务与决算报告报送、财务与决算报告使用的内容，应遵循《政府会计准则——基本准则》（中华人民共和国财政部令第78号）、《部门决算管理制度》（财库〔2013〕209号）、《医院财务制度》（财社〔2010〕306号）、《公立医院预决算报告制度暂行规定》（国卫办〔2015〕17号）、《浙江省医院财务制度实施办法》（浙财社〔2011〕199号）的规定。

28.3　制度所规范经济业务流程图及关键节点

28.3.1　业务流程图

财务与决算报告业务流程主要包括财务会计（预算会计）核算、财务会计（预算会计）审核、结账、财务报表（预算报表）编制等，具体业务流程如图28-1所示。

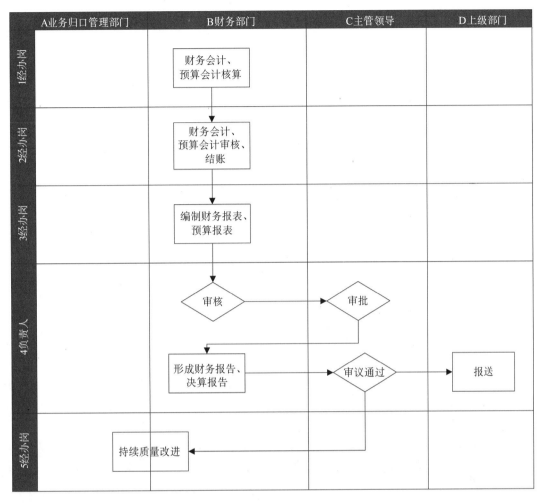

图 28 - 1　财务与预算报告流程图

28.3.2　关键节点、关键岗位和岗位职责

　　与上述财务与决算报告业务流程图对应，财务与决算报告业务的关键节点、关键岗位和职责如表 28 - 1 所示。

表 28 - 1　　　　　　　　　　　　关键节点、关键岗位和岗位职责

关键节点	关键岗位	岗位职责
B1 财务会计（预算会计）核算	财务会计（预算会计）核算岗	财务会计核算采用权责发生制为基础，预算会计核算采用收付实现制为基础，两者进行"平行记账"分别核算
B2 财务会计（预算会计）审核、结账	财务会计（预算会计）审核、结账岗	对财产物资、债权、债务等进行全面清查盘点，同时按照《政府会计准则》要求审核会计核算情况，并办理结账
B3 财务报表（预算报表）编制	财务报表（预算报表）编制岗	根据财务会计（预算会计）结账数据，定期编制财务报表（预算报表）

续表

关键节点	关键岗位	岗位职责
B4 财务报表（预算报表）审核	财务报表（预算报表）审核岗	会计机构负责人（会计主管人员）审核财务报表（预算报表），签字并盖章
C4 财务报表（预算报表）审批	财务报表（预算报表）审批岗	单位负责人和主管会计工作的负责人审批财务报表（预算报表），签字并盖章
B4 财务与决算报告编制	财务与决算报告编制岗	以财务报表为基础编制财务报告，以预算报表为基础编制决算报告
C4 财务与决算报告审批	财务与决算报告审批岗	对外公开报送的财务与决算报告予以审批，审核其真实性、完整性、准确性
D4 财务与决算报告报送	财务与决算报告报送岗	规定时间内将财务与决算报告按财务隶属关系逐级上报
A5　B5 财务与决算报告使用	财务与决算报告使用岗	参与财务管理持续质量改进，遵循 PDCA 管理模式

28.4　制度所规范经济业务主要风险点及防范措施

与上述财务与决算报告业务流程图对应，财务与决算报告业务的主要风险点和防范措施如表 28 - 2 所示。

表 28 - 2　　　　　　　　　　主要风险点和防范措施

主要风险点	主要防范措施
编制财务与决算报告前，单位未全面清查资产、核实债务，不能确保账账、账实相符	编制财务与决算报告前，单位定期全面清查资产、核实债务
编制财务与决算报告编制基础、编制方法、编制依据、编制流程未按照《政府会计准则》及财务会计制度等相关要求	按照《政府会计准则》及财务会计制度的相关要求编制财务与决算报告，同时加强报告编制的内部控制，财务与决算报告的编制和审核不得由同一人兼任
会计报表附注内容披露不完整	加强会计报表附注内容的完整性审核

28.5　制度框架

××医院财务与决算报告制度

第一章　总则

一、制度制定目标：确保医院财务与决算报告业务达到合法性、经济性、业务性及内部控制等目标。

二、制度范围：明确本制度的适用范围。

三、制度制定依据：与财务与决算报告相关的法律法规、政策。

四、制度制定原则：制度制定应坚持科学性、合规性、适应性等基本原则。

第二章　部门职责与岗位分工

五、财务与决算报告业务的部门职责：明确归口管理部门及相关管理部门的职责。

六、财务与决算报告业务的岗位职责：明确各个岗位职责的具体内容。

第三章　财务与决算报告内容

七、财务与决算报告的内容。

八、财务与决算报告编制程序与要求：如编制程序一般包括做好资产清查盘点、财务清理，进行会计核算并审核、结账，财务报表（预算报表）编制、审核审批等。

九、财务与决算报告审核：明确审核的主要事项。

十、财务与决算报告报送：明确报送的对象、时间要求和审批流程等。

十一、财务与决算报告使用。

第四章　财务与决算报告信息质量要求

十二、财务与决算报告信息质量要求：包括客观性、完整性、可比性、及时性等。

第五章　附则

十三、制度效力与修订。

十四、负责制度解释的部门。

十五、制度生效的时间。

（鲁惠颖　罗红芬　何铁方　杜玉彬　沈颖婵）

第29章　医院资产报告制度

29.1　制度目标、范围、内容及要求

29.1.1　制度建设的目标

（1）合法性目标：确保医院资产报告编制、审核、报送、使用等过程符合《会计法》《行政事业单位国有资产年度报告管理办法》等国家相关法律法规的有关规定；

（2）经济性目标：科学合理编制医院资产报告，加强报告的使用与分析，对医院资产管理进行持续质量改进，提升经济效益；

（3）业务性目标：进一步规范医院资产报告工作，加强事业单位国有资产监督管理，促进资产管理与预算管理相结合，提高国有资产的使用效益；

（4）内部控制目标：资产报告全过程应符合行政事业单位内部控制规范的基本要求，编制与审核等不相容岗位应分离，防止资产报告差错、舞弊等情况发生。

29.1.2　制度规范的范围

反映单位年度资产占有、使用、变动等情况的文件，包括资产报表、填报说明和分析报告。

29.1.3　制度规范的内容

资产报告制度应包含资产报告的整个过程，对编制、审核、报送、使用等要求作出明确规定，强调程序与规范。具体应包含：

（1）资产报告制度制定的目的、依据和适用范围；

（2）资产报告业务组织架构及归口管理部门；

（3）资产报告业务部门职责及岗位分工；

（4）资产报告编制；

（5）资产报告审核；

（6）资产报告报送；

（7）资产报告使用。

29.1.4　制度规范的要求

（1）应当符合与资产报告业务相关的法律、行政法规、国家统一的财务会计制度和资产报告管理的要求；

（2）应当体现本单位资产报告业务活动和管理的特点和要求；

（3）应当全面规范资产报告编制、审核、报送、使用等各环节的管理要求，以及所涉及的关键岗位和对应的职责权限，保证业务安全、有序进行；

（4）应当明确资产报告编制、审核、报送、使用等业务的主要风险点和风险防范措施；

（5）制度内容和要求应当科学、合理，便于操作和执行。

29.2　制度制定主要依据

关于资产报告的编制、审核、使用等内容，应遵循《中华人民共和国会计法》（2017 年修订）、《财政部关于进一步规范和加强行政事业单位国有资产管理的指导意见》（财资〔2015〕90 号）、《财政部关于印发〈行政事业单位国有资产年度报告管理办法〉的通知》（财资〔2017〕3 号）、《事业单位国有资产管理暂行办法》（中华人民共和国财政部令第 36 号）等规定。

29.3　制度所规范经济业务流程图及关键节点

29.3.1　业务流程图

资产报告业务主要包括资产报告的编制、审核、报送、使用等环节，具体业务流程如图 29 - 1 所示。

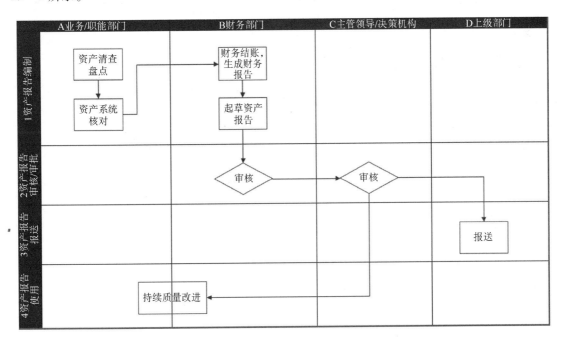

图 29 - 1　资产报告业务流程图

29.3.2 关键节点、关键岗位和岗位职责

与上述资产报告业务流程图相对应，资产报告业务的关键节点、关键岗位和职责如表 29 - 1 所示。

表 29 - 1   **关键节点、关键岗位和岗位职责**

关键节点	关键岗位	岗位职责
B1 资产报告编制	资产和财务报告编制岗	1. 在资产清查盘点、资产系统结账的基础上，进行财务结账，生成财务报告 2. 起草资产报告
B2 资产报告审核	资产报告审核岗	1. 核对编制范围是否全面完整，是否存在漏报和重复编报现象 2. 核对编制方法是否符合国家财务、会计制度和资产管理制度规定，是否符合资产报告的编制要求 3. 核对编制内容是否真实、准确、完整 4. 核对本期资产报告期初数与上期资产报告期末数、本期资产报告与同期财务报告同口径数据是否一致，数据差异是否合理合规 5. 核对资产报表填报说明和分析报告是否符合资产报告管理办法规定
D3 资产报告报送	资产报告审批岗	资产报告编制、审核、审批完毕后，须经编制人员、资产管理部门负责人和单位负责人审查、签字并加盖单位公章后，于规定时间内按财务隶属关系逐级上报。
A4 B4 持续质量改进	资产报告报送岗	1. 充分有效利用资产云系统和资产报告数据资料，全面、动态地掌握单位国有资产占有、使用、变动等情况 2. 建立和完善资产与预算有效结合的激励和约束机制，同时将资产报告数据作为建立和完善资产配置标准体系的重要基础 3. 根据资产报告反映的情况，结合其依法履行职能和事业发展的需要，合理提出新增资产配置需求，严格控制资产增量 4. 将资产报告数据作为医院利用国有资产对外投资、出租出借，以及处置国有资产的重要依据 5. 有效利用资产报告数据，加强大型仪器、设备等资产的共享、共用和公共研究平台的建设工作

29.4　制度所规范经济业务主要风险点及防范措施

与上述资产报告业务流程相对应，资产报告业务的主要风险点及防范措施如表 29 - 2 所示。

表 29 – 2	主要风险点及防范措施
主要风险点	主要防范措施
岗位设置不合理，编制与审核岗位未有效分离，导致舞弊的出现	实行不相容岗位相分离制度，如编制与审核岗位不得为同一人
未进行资产清查盘点、对账工作，报废处置不及时，不能如实反馈医院资产状况和财务状况	将资产清查盘点、报废等工作的完成作为编制资产报告的前置条件
未按照财务会计制度相关规定计提折旧或摊销，导致资产报告数据不准确	加强对资产折旧或摊销的计提审核，确保资产价值的真实、准确
资产确认不及时，导致编报范围不完整	库房应按权责发生制的原则及时确认资产，完整反映资产情况
不符合资产报告的编制要求，未强化分析研究，未认真查找存在的问题并提出意见及建议	加强资产报告的审核、分析并应用，促进资产管理持续适量改进

29.5　制度框架

××医院资产报告制度

第一章　总则

一、制度制定目标：确保医院资产报告业务达到合法性、经济性、业务性及内部控制等目标。

二、资产报告的定义与范围：明确本制度的适用范围。

三、制度制定依据：与资产报告相关的法律法规、政策。

四、制度制定原则：制度制定应坚持科学性、合规性、适应性等基本原则。

第二章　部门职责与岗位分工

五、资产报告业务的部门职责：明确归口管理部门及相关管理部门的职责。

六、资产报告业务的岗位职责：明确各个岗位职责的具体内容。

第三章　资产报告内容

七、资产报告的编制：做好资产清查盘点、对账、资产系统结账、财务核算，确保账实相符、账账相符、账表相符、账证相符，编制资产报告。

八、资产报告的审核：明确审核的主要事项。

九、资产报告的报送：明确报送的时间要求、审批流程。

十、资产报告的使用：包括持续改进的各个方面。

第四章　资产报告信息质量要求

十一、资产报告信息质量要求：包括可靠性、完整性、可比性、及时性、相关性等。

第五章 附则

十二、制度效力与修订。

十三、负责制度解释的部门。

十四、制度生效的时间。

（朱磊 罗红芬 何铁方 杜玉彬 沈颖婵）

第30章　医院财务分析制度

30.1　制度目标、范围、内容及要求

30.1.1　制度建设的目标

（1）合法性目标：确保财务分析符合《事业单位财务规则》《会计基础工作规范》等国家相关法律法规的规定，进一步规范医院财务分析工作；

（2）经济性目标：提高财务分析质量，提升财务分析使用价值，为医院经济运行提供决策支撑；

（3）业务性目标：推动医院精细化管理，提高医院的经济和社会效益，促进医院可持续发展；

（4）内部控制目标：财务报表分析、财务分析报告报送及使用等全流程符合行政事业单位内部控制规范的基本要求。

30.1.2　制度规范的范围

医院依据预算指标、会计核算、统计资料以及通过调查研究等获得的财务数据及与医疗相关的非财务数据，对医院财务状况、经营成果、财务风险等情况进行分析总结的文件，具体包括对医院资产、负债、收入、成本、费用、结余、资金、医疗运行等情况的分析总结，包括综合分析、专题分析等。

30.1.3　制度规范的内容

（1）财务分析业务组织架构及归口管理部门；

（2）财务分析业务部门职责及岗位分工；

（3）明确财务分析目标，制定财务分析工作方案；

（4）收集、整理和核实财务分析所需资料；

（5）财务报表分析；

（6）财务分析报告撰写；

（7）财务分析报告使用。

30.1.4　制度规范的要求

（1）应当符合与财务分析业务相关的法律、行政法规、国家统一的财务会计制度和内部控制规范的要求；

（2）应当体现本单位财务分析业务活动和管理的特点和要求；

（3）应当全面规范本单位报表分析、报告撰写与使用等各环节的管理要求，以及所涉及的关键节点、关键岗位和对应的职责权限，确保财务分析业务科学、有序进行；

（4）应当明确报表分析、报告撰写与使用的主要风险点和防范措施；

（5）制度内容和要求应当科学、合理，便于操作和执行。

30.2　制度制定主要依据

财务分析制度中，关于财务报表分析、财务分析报告撰写、财务分析报告使用等内容，应遵循《事业单位财务规则》（中华人民共和国财政部令第 68 号）、《会计基础工作规范（2019 年修改）》（中华人民共和国财政部令第 98 号）、《医院财务制度》（财社〔2010〕306号）、《国家卫生计生委办公厅关于印发公立医院预决算报告制度暂行规定的通知》（国卫办财务发〔2015〕17 号）、《浙江省医院财务制度实施办法》（浙财社〔2011〕199 号）的规定。

30.3　制度所规范经济业务流程图及关键节点

30.3.1　业务流程图

财务分析业务流程主要包括财务数据与非财务数据产生、明确财务分析目标、制定财务分析工作方案、收集整理和核实财务分析所需资料等，具体业务流程如图 30－1所示。

30.3.2　关键节点、关键岗位和岗位职责

与上述财务分析业务流程图对应，财务分析业务的关键节点、关键岗位和职责如表30－1所示。

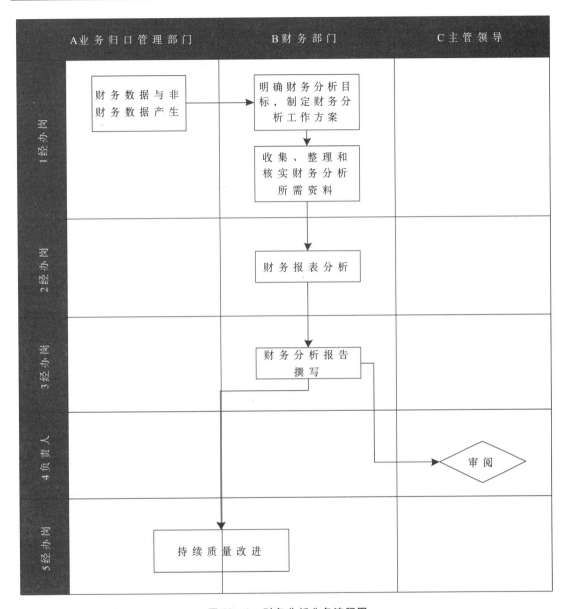

图 30 - 1 财务分析业务流程图

表 30 - 1 关键节点、关键岗位和岗位职责

关键节点	关键岗位	岗位职责
A1 前期准备	业务归口管理岗	收集财务分析所需资料,包括财务数据与非财务数据
B1 财务分析	财务分析岗	根据财务分析目标,制定财务分析工作方案,收集、整理和核实财务分析所需资料
B2 财务报表分析	财务报表分析岗	对财务报表进行分析,做到重点突出、方法科学
B3 财务报告撰写	财务分析报告撰写岗	在财务报表分析的基础之上及时编制财务分析报告,做到内容真实及完整

续表

关键节点	关键岗位	岗位职责
C4 财务报告审阅	财务分析报告 审阅岗	对财务分析报告进行审阅
A5　B5 财务报告使用	财务分析报告 使用岗	参与财务管理持续质量改进，遵循 PDCA 管理模式

30.4　制度所规范经济业务主要风险点及防范措施

与上述财务分析业务流程图对应，财务分析业务的主要风险点和防范措施如表 30 - 2 所示。

表 30 - 2　　　　　　　　　　主要风险点及防范措施

主要风险点	主要防范措施
收集的资料不够全面，数据真实性、准确性、逻辑性不足	业务归口部门与财务部门严格把关涉及财务数据与非财务数据的完整性，并复核数据的真实性、准确性与逻辑性
财务分析的方法、评价标准不够科学，体系不够完善	财务部门应以年度财务报告、预算报表、决算报表等会计资料和经济活动为基础，采用科学的技术与方法对医院年度财务状况进行分析
财务分析中财务与业务融合程度不高	财务部门与业务归口部门相互沟通协调，共享财务数据与非财务数据
财务分析评价结论不够真实客观，提供的建议可操作性与针对性不强	财务部门以客观真实的数据为基础撰写财务分析报告，正确认识医院发展中的成绩和存在的问题，以问题为导向，遵循 PDCA 管理模式提出科学建议

30.5　制度框架

××医院财务分析制度

第一章　总则

一、制度目标：确保医院财务分析业务达到合法性、经济性、业务性及内部控制等目标。

二、制度内容：明确本制度的适用范围。

三、制度制定依据：与财务分析相关的法律法规、政策。

四、制度制定原则：制度制定应坚持科学性、合规性、适应性等基本原则。

第二章　部门职责与岗位分工

五、财务分析业务的部门职责：明确归口管理部门及相关管理部门的职责。

六、财务分析业务的岗位职责：明确各个岗位职责的具体内容。

第三章 财务分析内容

七、财务报表分析前期准备：明确财务分析目标，制定财务分析工作方案；收集、整理和核实财务分析所需资料。

八、财务报表分析：明确财务报表分析内容。

九、财务分析报告撰写：明确财务分析报告撰写的内容选择。

十、财务分析报告使用：包括持续改进的各个方面。

第四章 财务分析信息质量要求

十一、财务分析信息质量要求：包括全面性、可靠性、重要性、客观性、及时性、科学性等。

第五章 附则

十二、制度效力与修订。

十三、负责制度解释部门。

十四、制度生效时间。

（鲁惠颖 罗红芬 何铁方 杜玉彬 沈颖婵）

第31章　医院会计档案管理制度

31.1　制度目标、范围、内容及要求

31.1.1　制度建设的目标

（1）合法性目标：贯彻落实《中华人民共和国档案法》《会计档案管理办法》等相关政策法规，推进会计档案管理制度化、规范化、专业化建设；

（2）经济性目标：提高会计档案管理及使用效益，充分发挥会计档案在总结经济运行成果、规划发展等方面的决策支持作用，保障医院经济运行高效、有序、健康；

（3）业务性目标：通过会计档案业务的全流程管理，形成运转高效、风险可控、问责严格的会计档案管理运行机制，保证会计档案业务的顺利开展；

（4）内部控制目标：强化会计档案业务流程控制与监督，确保医院会计档案资料的真实性、完整性、可用性和安全性，降低档案丢失、损毁等风险。

31.1.2　制度规范的范围

单位在进行会计核算等过程中接收或形成的，记录和反映单位经济业务事项的，具有保存价值的文字、图表等各种形式（纸质及电子）的会计资料，主要包括会计凭证、会计账簿、财务会计报告及其他会计资料。

31.1.3　制度规范的内容

（1）制度制定的目的、依据和适用范围；

（2）会计档案管理工作的组织领导及归口管理部门；

（3）会计档案业务相关部门分工、关键岗位设置及职责权限；

（4）会计档案业务流程及内部控制要求。

31.1.4　制度规范的要求

（1）应当符合《中华人民共和国档案法》《会计档案管理办法》等与会计档案业务相关的法律、行政法规、国家统一的财务会计制度和内部控制规范的要求；

（2）应当符合本单位业务活动和管理的特点和要求；

（3）应当明确会计档案管理制度的组织领导及归口管理部门，落实会计档案业务申请、审批和执行的全流程管理要求，确保各环节岗位设置合理、职责明确、流程清晰；

（4）应当明确会计档案业务中的主要风险点和防范措施；

（5）制度内容和要求应科学、合理，便于操作和执行。

31.2　制度制定主要依据

1. 制度总体框架应符合《中华人民共和国会计法》《中华人民共和国档案法》的原则和精神；

2. 关于会计档案的归档、移交、销毁等具体规定应遵循《会计档案管理办法》（中华人民共和国财政部　国家档案局令第 79 号）的相关规定；

3. 关于电子会计档案的管理规定应遵循《电子文件管理暂行办法》（中办国办厅字〔2009〕39 号）、《关于规范电子会计凭证报销入账归档的通知》（财会〔2020〕6 号）的相关规定。

31.3　制度所规范经济业务流程图及关键节点

31.3.1　会计档案归档、移交与保管

各单位在会计档案形成后应及时做好归档、移交及保管工作，会计档案的归档及临时保管工作主要由财务部门负责，临时保管期限届满后则移交至会计档案管理部门进行统一保管。会计档案归档、移交与保管环节关键节点、关键岗位及职责如表 31 - 1 所示。

表 31 - 1　　　　　　　　　　　关键节点、关键岗位及岗位职责

关键节点	关键岗位	岗位职责
会计档案归档	会计档案归档岗	1. 按照归档范围和归档要求，定期将应当归档的会计资料整理立卷，并编制会计档案保管清册 2. 负责会计档案移交前的临时保管工作
会计档案移交	会计档案归档岗	定期整理临时保管期限届满的会计档案，按照国家档案管理的有关规定与会计档案管理部门办理移交手续，并编制会计档案移交清册
	会计档案管理岗	接收财务部门移交的会计档案，对照移交清册做好清点核查工作
会计档案保管	会计档案管理岗	1. 妥善保管会计档案，确保会计档案存放环境符合安全性、保密性等要求，防止毁损、散失和泄密 2. 对会计档案进行分类管理，编制会计档案清册并定期清点核对 3. 定期对电子会计档案的储存载体及技术环境进行检测，对电子会计档案进行分类备份

31.3.2　会计档案借阅与归还

（1）业务流程图。会计档案交由会计档案管理部门保管后，单位内部机构或外单位有借阅（含查阅、复制、借出）需求的，应按规定办理相应借阅及归还手续，具体业务流程如图31-1所示。

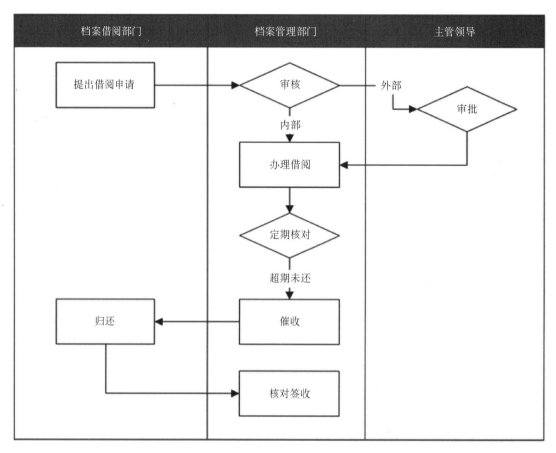

图 31-1　会计档案借阅与归还业务流程图

（2）关键节点、关键岗位和岗位职责。与上述业务流程图相对应，会计档案借阅与归还业务的关键节点、关键岗位和职责如表31-2所示。

表 31-2　　　　　　　　　　　　　　关键节点、关键岗位及职责

关键节点	关键岗位	岗位职责
会计档案借阅	会计档案管理岗	按要求对会计档案借阅（查阅、复制、借出）申请进行审核，做好档案借阅与归还时的清点、检查和登记工作，对未按时归还的会计档案及时催收，对未按要求使用会计档案的行为进行追责
	主管领导	对外部使用部门的借阅申请进行审批

31.3.3 会计档案鉴定与销毁

（1）业务流程图。单位应当定期对已到保管期限的会计档案进行鉴定，并形成会计档案鉴定意见，对保管期满，确无保存价值的会计档案进行销毁。会计档案的鉴定与销毁环节具体流程如图 31 - 2 所示。

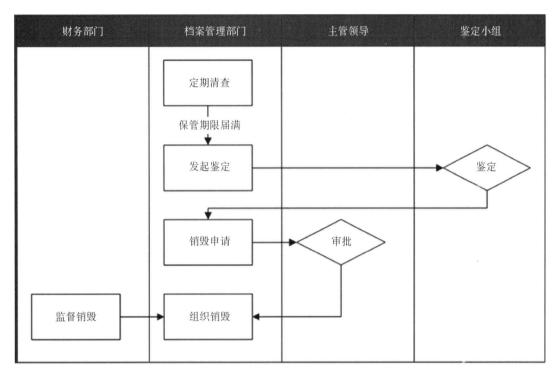

图 31 - 2　会计档案鉴定与销毁业务流程图

（2）关键节点、关键岗位和岗位职责。与上述业务流程图相对应，会计档案鉴定与销毁业务的关键节点、关键岗位和职责如表 31 - 3 所示。

表 31 - 3　　　　　　　　　　　关键节点、关键岗位及职责

关键节点	关键岗位	岗位职责
会计档案鉴定	会计档案管理岗	牵头组织财务、监察内审等人员成立会计档案鉴定小组，对保管期限届满的会计档案进行销毁前鉴定
	会计档案鉴定岗	协助会计档案管理部门对会计档案进行鉴定并出具鉴定意见（通常由会计部门、内审部门、纪检监察部门共同派人员负责）
会计档案销毁	会计档案管理岗	负责组织实施会计档案销毁工作，编制会计档案销毁清册
	主管领导/单位负责人	负责会计档案销毁前的审批
	会计档案监销岗	按照会计档案销毁清册所列内容对拟销毁档案进行清点核对，监督会计档案销毁（通常由会计档案管理人员及相关会计人员共同负责）

31.4 制度所规范经济业务主要风险点及防范措施

各单位应结合会计档案业务的实际情况和业务流程，分析各业务环节的主要风险点，并采取有效的防范措施。各环节的主要风险点和防范措施如表 31-4 所示。

表 31-4 　　　　　　　　　　　　　主要风险点及防范措施

环节	主要风险点	主要防范措施
会计档案管理体系建设	1. 未按照相关制度建立会计档案管理制度和流程，未设置专门的会计档案管理岗位或未明确岗位职责，会计档案管理流程不规范 2. 未对会计档案进行分类管理，电子会计档案管理不规范	1. 建立健全会计档案管理制度和岗位责任制，明确相关部门和岗位的职责权限及业务流程 2. 对会计档案进行分类管理，规范不同种类及形式（纸质或电子）会计档案的归档、保管、使用等要求
会计档案归档	会计档案归档不及时，档案的装订、排放、编号等不符合相关要求	1. 明确会计档案的归档时间、形式、排放、编号等要求 2. 按照制度要求及时对会计档案进行归档，保证会计档案的完整有序，防止错号、漏号、串号等现象
会计档案移交	会计档案移交不及时，移交手续不规范	财务部门临时保管期限届满后应及时办理会计档案的移交，严格办理交接手续，对移交的会计档案进行清点核查，建立备查登记簿记录相关信息
会计档案保管	1. 档案保管环境不符合相关安全要求，导致会计档案存在丢失、损毁的风险 2. 未按规定的会计档案保管期限保管会计档案，导致会计档案提前销毁	1. 进行有效的实物控制，注意档案存放环境的安全，保证完善的防潮、防霉、防蛀、防火、防盗等条件，定期检查会计档案的保管情况 2. 加强电子会计档案的管理，对接收电子会计档案的载体及其技术环境进行检验，保证档案的准确、完整、可用和安全，定期对电子会计档案进行分类备份 3. 按照会计档案管理规定明确各类会计档案的保管期限，定期对会计档案进行清点核查
会计档案借阅与归还	1. 借阅管理不规范，未经审批擅自查阅会计档案 2. 借阅后使用不规范，未经批准携带外出或破坏、涂改会计档案，导致会计档案损毁、丢失 3. 会计档案借阅后未及时归还	1. 规范会计档案借阅程序，明确会计档案借阅的授权审批流程，建立会计档案借阅登记备查簿 2. 明确会计档案借阅及使用要求，加强档案借阅与归还时的清点和检查，对未按要求使用会计档案的行为进行追责 3. 定期核对会计档案借阅归还情况，对未按时归还的会计档案及时催收
会计档案鉴定	会计档案销毁前鉴定流程不规范，鉴定意见不正确	明确各类会计档案的销毁要求，尤其是保管期限届满但仍需继续保管会计档案的情形
会计档案销毁	1. 擅自销毁未经鉴定或审批的会计档案 2. 会计档案销毁流程不规范，监销程序不到位	规范会计档案销毁流程，加强会计档案销毁的授权与审批、监督控制

31.5　制度框架

××医院会计档案管理制度

第一章　总则

一、制度制定目的：会计档案管理的目标和意义及期望达到的管理效果。

二、制度范围：制度所规范的会计档案的具体内容、形式（纸质或电子）及使用范围。

三、制度制定依据：与会计档案管理相关的法律法规、政策。

四、制度制定原则：制度制定应坚持科学性、合规性、适应性等基本原则。明确会计档案管理的总体原则，包括归口管理、分类管理等。

第二章　部门分工与职责

五、部门分工：明确与会计档案管理业务相关的职能部门，以及各部门在会计档案管理全流程中的职责与分工。

六、岗位职责：明确会计档案管理各相关岗位的职责和权限，以及在各业务流程中的具体工作内容。

第三章　会计档案的归档与保管

七、会计档案归档：包括会计档案的收集与整理，明确不同类型会计档案的归档时间、归档人员、归档要求。

八、会计档案移交：明确财务部门对各类会计档案的临时保管期限，期限届满以后会计档案移交的流程和要求，交接双方的权利与义务及所需形成的交接记录要求。

九、会计档案保管：（1）明确各类会计档案的保管场所、保管期限及保管要求，包括电子会计档案储存载体、技术环境及技术控制要求；（2）明确会计档案保管人员的工作内容及风险防范措施，包括但不限于编制并定期核对各类会计档案清册，对接受电子会计档案的载体及其技术环境进行检验，定期对电子会计档案进行分类备份；（3）明确会计档案遗失、损毁的处理流程及责任追究办法。

第四章　会计档案的借阅与归还

十、会计档案借阅：规定可供借阅（包括查阅、复制、借出）的会计档案的范围，内部借阅及外部借阅的条件及流程，明确会计档案管理员在借阅过程中的职责，包括但不限于借阅资格的审核、借阅资料的核对与借阅信息的登记。

十一、会计档案使用：规定会计档案借阅后的使用要求，对会计档案在使用过程中的丢失、损毁或未按要求使用或归还会计档案的行为制定相应惩处措施。

十二、会计档案归还：规定会计档案借阅后归还手续的流程及各类档案归还期限，明确会计档案管理员在包括但不限于借阅与归还会计档案时的核对及对未按时归还的会计档案的催收。

第五章　会计档案的鉴定与销毁

十三、会计档案鉴定：规定会计档案鉴定的牵头和参与部门，需鉴定的会计档案范围、鉴定流程和鉴定要求。

　　十四、会计档案销毁：规定符合会计档案销毁要求的会计档案范围，会计档案销毁的审批流程、参与人员及销毁流程。

第六章　附则

　　十五、制度效力与修订。

　　十六、负责制度解释部门。

　　十七、制度生效时间。

　　附件：各类会计档案保管期限表

（许晨虹　胡亚娣　王振宇　曾宗祥）

第32章 医院票据管理制度

32.1 制度目标、范围、内容及要求

32.1.1 制度建设的目标

（1）合法性目标：贯彻落实票据管理相关政策法规，提高医院票据管理意识，完善票据管理制度，确保票据业务合法合规；

（2）经济性目标：保证医院票据使用规范，收入完整、可靠，财务核算及时、准确，维护医院的经济利益；

（3）业务性目标：明确票据管理岗位职责和流程，规范票据购置、保管、领用、使用及核销流程，确保票据业务活动顺利开展；

（4）内部控制目标：通过票据业务全流程管理，强化票据业务流程控制与监督，确保不相容岗位相分离，防范票据业务风险。

32.1.2 制度规范的范围

从内容上分，主要包括财政部门统一监制的医疗收费票据、收款收据、行政事业单位往来款票据以及按规定用于医院资金往来或非医疗且非税收入结算的票据，税务部门统一监制的收款票据以及医院财务科监制或购买的其他收费票据；从形式上分，包括纸质票据与电子票据。

32.1.3 制度规范的内容

（1）制度制定的目的、依据和适用范围；
（2）票据管理工作的组织领导及归口管理部门；
（3）票据购（印）置、保管、领用、使用、核销等业务流程及内部控制要求；
（4）票据业务关键岗位设置及职责权限。

32.1.4　制度规范的要求

（1）应当符合与票据业务相关的法律、行政法规、国家统一的财务会计制度和内部控制规范的要求；

（2）应当体现本单位业务活动和管理的特点和要求；

（3）应当明确票据理制度的组织领导及归口管理部门，落实票据业务申请、审批和执行的全流程管理要求，确保各环节岗位设置合理、职责明确、流程清晰；

（4）应当明确票据业务中的主要风险点和防范措施；

（5）制度内容和要求应科学、合理，便于操作和执行。

32.2　制度制定主要依据

1. 制度总体框架应符合《财政票据管理办法》（中华人民共和国财政部令第70号）的精神；

2. 关于医疗收费票据的使用和管理，应遵循《医疗收费票据使用管理办法》（财综〔2012〕73号）、《进一步明确非营利性医疗机构申领医疗收费票据有关问题》（财综〔2017〕67号）的相关规定；

3. 关于往来款票据的管理，应遵循《行政事业单位资金往来结算票据使用管理暂行办法》（财综〔2010〕1号）、《进一步加强行政事业单位资金往来结算票据使用管理》（财综〔2013〕57号）的相关规定；

4. 关于电子票据的管理，应遵循《全面推开财政电子票据管理改革的通知》（财综〔2018〕62号）的相关规定。

32.3　制度所规范经济业务流程图及关键节点

32.3.1　票据的购置与保管

（1）业务流程图。票据的购置与保管业务包含票据购置、验收及保管，具体业务流程如图32-1所示。

（2）关键节点、关键岗位和岗位职责。与上述票据业务流程图相对应，票据业务在购置与保管环节的关键节点、关键岗位和职责如表32-1所示。

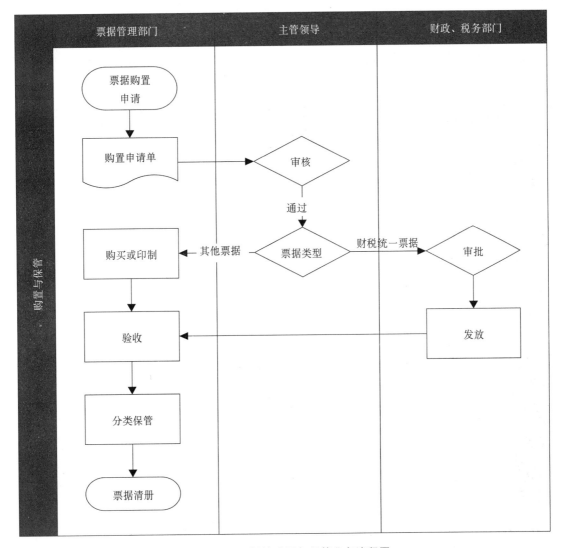

图 32 – 1 票据的购置与保管业务流程图

表 32 – 1   关键节点、关键岗位和职责

关键节点	关键岗位	岗位职责
票据购置	票据管理岗	根据票据使用需求提出票据购置申请，按要求购置或组织印制各类票据
	部门负责人	负责票据购置申请的审核
票据验收	票据管理岗	负责票据的验收，对购入或自行印制的票据进行验收入库并做好相关登记工作，确保票据的合规性、连续性
票据保管	票据管理岗	1. 妥善保管各类票据，确保票据存放环境符合相关要求，保证票据的安全 2. 建立票据台账，登记各类票据的购置、领用、核销、结存等情况，定期清点核对收款票据的库存数，按期编报票据收、发、存报表和已领用未销号票据明细报表

32.3.2 票据的领用、使用与核销

（1）业务流程图。票据的领用、使用与核销、销毁环节的具体业务流程如图 32 - 2 所示。

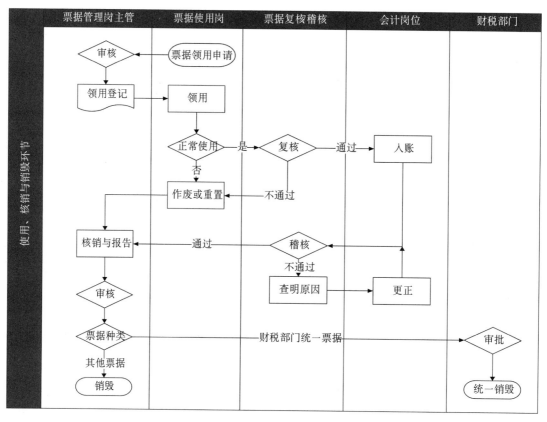

图 32 - 2　票据领用、使用与核销、销毁业务流程图

（2）关键节点、关键岗位和岗位职责。与上述票据业务流程图相对应，票据业务在领用与核销、销毁环节的关键节点、关键岗位和职责如表 32 - 2 所示。

表 32 - 2　　　　　　　　　　　　　关键节点、关键岗位和职责

关键节点	关键岗位	岗位职责
票据领用	票据管理岗	负责票据领用的审核，按票据种类，在明细账中登记领用数量、起讫号码、领用人等信息
票据使用	票据使用岗（收费员）	1. 票据的使用，包括票据的正常使用、作废、退费、重置等情况时的各项责任，保证票据的正确使用 2. 确保票据的顺利移交
	票据复核岗	负责票据开具后的复核，确保票据各项要素的准确性、真实性、规范性，对票据使用不当的行为进行反馈和纠正
	票据管理岗	负责票据信息的维护及使用情况的监管，对票据使用异常情况及时查明原因并反馈

续表

关键节点	关键岗位	岗位职责
票据核销	票据稽核岗	稽核票据使用及入账的准确性、规范性，对票据使用不当的行为进行反馈和纠正，及时办理核销登记
票据销毁	票据管理岗	负责票据的销毁，定期清理符合销毁条件的票据，按要求向票据主管部门申请销毁并进行相关销毁工作

32.4　制度所规范经济业务主要风险点及防范措施

各单位应结合票据业务的实际情况和业务流程，分析各业务环节的主要风险点，并采取有效的防范措施。各环节的主要风险点和防范措施如表 32 - 3 所示。

表 32 - 3　　　　　　　　　　主要风险点及防范措施

关键环节	主要风险点	主要防范措施
票据管理体系建设	1. 未按照相关制度建立票据管理制度和流程，未设置专门的票据管理岗位或未明确票据管理岗位的岗位职责，票据管理混乱 2. 未将所有票据纳入财务部门统一管理 3. 未对票据进行分类管理，电子票据管理不规范 4. 未落实不相容岗位相分离	1. 建立健全票据管理制度和岗位责任制，明确相关部门和岗位的职责权限及业务流程 2. 确定财务部门为票据管理的归口部门，明确相关职责及权限 3. 规范所有票据（含电子票据）的使用范围、形式、使用要求，对票据进行分类管理 4. 确保票据管理岗、票据使用岗相分离，出纳不能兼任票据的领购、保管、核销等业务
票据购置	1. 票据购置流程不规范、审批手续不齐全 2. 自制票据的印制无相应的规范，无统一标准	1. 明确票据购置岗位职责及票据购置流程，对各类票据的申购进行分类规范，严格执行授权审批制度 2. 明确自制票据的样式、使用范围及印制要求
票据验收	验收手续不齐全，导致票据漏号、错号、串号等现象	加强票据的验收入库管理，严格按照票据请购单对购置的票据进行验收，对相关信息核对无误后方可入库
票据保管	票据存放环境不符合相关安全要求，存在丢失、损毁的风险	注意票据存放环境的安全，保证完善的防潮、防霉、防火、防盗等条件，定期对各类票据进行清点核查
票据领用	票据领用的授权控制设置不合理，导致票据领用不规范	1. 票据管理岗与使用岗相分离 2. 设置票据购、领账簿，按收费员姓名建立明细账簿，详细记录收费票据领用日期、起止号码及注销情况 3. 使用电脑程序控制，对收费员在用票据情况进行动态监控
票据使用	未按要求使用票据，如票据内容与实际经济业务不符或票据开具不正确、不规范	加强票据使用的复核，对各类票据的使用情况进行动态管理和随机抽查，发现问题及时报告并查明原因

续表

关键环节	主要风险点	主要防范措施
票据稽核与核销	票据稽核流程不规范、不到位，核销不及时	1. 建立票据稽核岗位责任制，明确稽核职责及流程，定期对票据使用入账情况进行稽核，及时核销票据 2. 设置票据稽核备查登记簿，对稽核结果及差错等情况做必要记录
票据销毁	票据销毁流程不规范，手续不齐全	加强票据销毁前的授权审批控制，按要求对票据进行分类销毁

32.5　制度框架

××医院票据管理制度

第一章　总则

一、制度制定目的：票据管理的目标和意义及期望达到的管理效果。

二、制度范围：票据的定义，纳入统一管理的票据种类及相应使用范围。

三、制度制定依据：与票据管理相关的法律法规、政策。

四、制度制定原则：制度制定应坚持科学性、合规性、适应性等基本原则。对票据进行分类管理，坚持归口管理与不相容岗位相互分离等原则。

第二章　岗位分工与职责

五、票据业务的岗位分工：明确与票据业务相关的归口管理职能部门，以及各部门在票据管理全流程中的分工。

六、票据管理涉及的岗位职责：明确票据业务各个岗位职责和权限，以及在各业务流程中的具体工作内容。

第三章　票据管理的具体规定

七、票据的购置：明确不同类别的票据（含电子票据）的申购或印制流程，包括但不限于相应的申购权限及审批环节。

八、票据的验收：明确票据的验收流程、验收手续。

九、票据的保管：（1）明确票据保管人员在各票据流转环节中的具体工作，需要通过何种手段确保票据的安全及使用顺畅。包括但不限于登记各类票据的购置、领用、核销、结存等情况，定期清点核对收款票据的库存数，按期编报票据明细报表；（2）明确各类票据的保管年限及保管要求；（3）明确票据遗失、损毁的处理流程及责任追究办法。

十、票据的领用和登记：明确票据领用人的范围、领用条件、领用流程及领用登记要素。

十一、票据的使用：明确票据开具、复核的具体流程，规范票据使用人、票据复核人及票据管理员在票据使用流程中的工作要求。

十二、票据的作废和重置：明确票据使用人作废或重置票据的流程及要求，尤其是医疗收款票据的作废、退费、重置的相关规定及处理流程，明确票据使用人及票据管理员在该类业务中应采取的风险防范措施。

十三、票据移交：明确票据移交环节的流程及要求。

十四、票据稽核与核销：明确票据稽核与核销的流程及要求。

十五、票据销毁：明确不同类型票据存根的保管年限及销毁要求，明确超过保管年限且符合销毁要求的票据存根的销毁流程，包括但不限于票据销毁前的审核审批及对票据销毁的监销要求。

第四章 监督与追责

十六、监督与检查：建立票据监督检查机制，明确相关岗位职责权限，定期对单位票据印制、使用、管理等情况进行检查。

十七、追责与处罚：明确违反规定印制票据，转让、出借、串用、代开票据，伪造、变造、买卖、擅自销毁票据等行为的处罚规定。

第五章 附则

十八、制度效力与修订。

十九、负责制度解释的部门。

二十、制度生效的时间。

（许晨虹　胡亚娣　王振宇　曾宗祥）

第33章 医院内部财务监督制度

33.1 制度目标、范围、内容及要求

33.1.1 制度建设的目标

（1）合法性目标：确保医院各项财务活动和会计核算符合国家相关法律法规；

（2）经济性目标：确保会计信息的真实、完整，资产的安全、完整；

（3）业务性目标：采用合理的监督方式与方法，实现监督的效率与效果；

（4）内部控制目标：保证医院内部各项财产物资的安全、完整与有效使用，发现、纠正错误及舞弊行为，使各项经济业务活动符合内控规范的基本要求。

33.1.2 制度规范的范围

医院各项财务活动和会计核算。

33.1.3 制度规范的内容

（1）制度制定的目的、依据和适用范围；

（2）内部财务监督的组织架构与岗位职责；

（3）内部财务监督的方式与方法；

（4）内部财务监督的范围与内容；

（5）内部财务监督的工作要求与责任。

33.1.4 制度规范的要求

（1）应当符合《会计法》等相关的法律、行政法规、国家统一的财务会计制度和内部控制规范关于内部财务监督的要求；

（2）应当体现本单位业务活动和管理的特点和要求；

（3）应当明确内部财务监督制度的组织领导及归口管理部门，全面规范本单位财务监督的方式与方法、范围与内容、工作要求等；

（4）应当明确内部财务监督的主要风险点和防范措施；

（5）制度内容和要求应当科学、合理，便于操作和执行。

33.2　制度制定主要依据

1. 关于不相容岗位设置的,《中华人民共和国会计法》(2017 年中华人民共和国主席令第 81 号)、《行政事业单位内部控制规范 (试行)》(财会〔2012〕21 号)、《会计基础工作规范》(中华人民共和国财政部令第 98 号);

2. 关于监督的方式和方法,应遵循《事业单位财务规则》(中华人民共和国财政部令2012 年第 68 号)、《医院财务制度》(财社〔2010〕306 号);

3. 关于监督的范围与内容,应遵循《事业单位财务规则》(中华人民共和国财政部令2012 年第 68 号)、《医院财务制度》(财社〔2010〕306 号)、《政府会计准则制度》、《行政事业单位内部控制规范 (试行)》(财会〔2012〕21 号);

4. 关于监督的工作要求与责任,应遵循《中华人民共和国会计法》(中华人民共和国主席令 2017 年第 81 号)、《行政事业单位内部控制规范 (试行)》(财会〔2012〕21 号)、《会计基础工作规范》(中华人民共和国财政部令第 98 号)、《中共中央关于坚持和完善中国特色社会主义制度推进国家治理体系和治理能力现代化若干重大问题的决定》(2019 年 10 月31 日中国共产党第十九届中央委员会第四次全体会议通过)。

33.3　制度所规范经济业务流程图及关键节点

内部财务监督应当实行事前监督、事中监督、事后监督相结合;日常监督与专项监督相结合。

33.3.1　内部财务监督业务环节

参与制度管理、议事决策、预算管理、收支管理、政府采购管理、资产管理、建设项目管理、合同管理、会计复核与财务分析、三产产业管理等具体业务,从财务角度进行监督,提出建议与意见,完成审核与审批。各业务环节内部财务监督的主要内容如表 33 - 1 所示。

表 33 - 1　内部财务监督各业务环节的主要内容

业务	事前	事中	事后
A 制度管理	A1 参与相关制度建立	/	A2 制度管理情况评价
B 议事决策	B1 参与重大事项决策	/	/
C 预算管理	C1 预算编报审核	C2 预算调整审核	C3 决算审核 C4 预算绩效考核 C5 预算管理评价
D 收支管理	/	/	D1 债务融资活动评估 D2 收支业务执行情况评价

续表

业务	事前	事中	事后
E 政府采购管理	E1 采购项目的可行性论证 E2 参与招标文件讨论	/	E3 政府采购管理评价
F 资产管理	/	/	F1 应收账款的账龄分析 F2 开展"小金库"自查等专项检查 F3 资产管理情况评价
G 建设项目管理	G1 参与项目建议书与可行性研究报告审核 G2 设计方案与概预算审批 G3 参与招标文件讨论	/	G4 竣工结算与决算 G5 建设项目管理评价
H 合同管理	H1 合同审核会签	H2 合同结算审核	H3 合同管理情况评价
I 会计信息质量	/	/	I1 会计资料监督检查 I2 会计信息质量评价
J 三产产业	J1 参与重大事项决策	/	J2 利润分配等重大项目监督检查

33.3.2 关键节点、关键岗位和岗位职责

与上述各业务环节内部财务监督的主要内容相对应，内部财务监督业务的关键节点、关键岗位和职责如表 33-2 所示。

表 33-2　　　　　　　　　　　关键节点、关键岗位和岗位职责

关键节点	关键岗位	岗位职责
A2 制度管理评价	内部财务监督岗	对内部控制制度、岗位责任制（含不相容岗位）、经济责任审计制度、财务信息披露制度等制度是否建立健全、是否执行到位进行评价
B1 参与重大事项的讨论与决策	财务部门负责人	参与医院经济相关重大事项的讨论与决策，从财务角度评价该事项的可行性
C5 预算管理检查与评价	内部财务监督岗	1. 评价预算编制的可靠性与准确性等 2. 评价预算审批、执行的合规性等 3. 评价决算与绩效评价的准确性与真实性等
D2 收支业务执行情况评价	内部财务监督岗	1. 评价收支范围与内容的完整性等 2. 评价收支业务审批的合规性、依据的真实性、核算的正确性等 3. 评价债务举债的严谨性与合规性等 4. 评价债务对账与清偿的及时性与合规性等
E3 政府采购管理评价	内部财务监督岗	1. 评价采购预算与计划的科学性、合理性等 2. 评价采购方式与过程的合规性等 3. 评价合同财务条款与招标文件的相关性等 4. 评价采购项目验收的完整性、全面性等

续表

关键节点	关键岗位	岗位职责
F3 资产管理情况评价	内部财务监督岗	对货币资金、固定资产、无形资产、对外投资、应收账款等资产在资产管理的岗位设置、资产配置、使用、处置等方面的合规性、合法性等进行评价
G5 建设项目管理评价	内部财务监督岗	1. 评价立项与审批环节的合规性等 2. 评价工程设计与概预算的真实性、完整性、准确性等 3. 评价工程采购招标、工程变更与资金结算等环节的合规性等 4. 评价工程验收与竣工决算的合规性、及时性等
H3 合同管理情况评价	内部财务监督岗	1. 评价合同订立环节财务条款的合理合法性、完整性等 2. 评价合同结算的规范性与依据的完整性等
I2 会计信息质量评价	内部财务监督岗	对会计账簿的逻辑性、会计凭证运用的完整性、合规性、准确性和一致性进行监督与评价

33.4　制度所规范经济业务主要风险点及防范措施

内部财务监督的主要风险和防范措施如表 33 – 3 所示。

表 33 – 3　　　　　　　　　　　　　　主要风险点及防范措施

主要风险点	防范措施
内部财务监督体制机制不健全	完善组织架构，建立内部财务监督工作沟通协调机制，赋予内部财务监督人员查阅权、审批权、监管权
未建立有效的内部财务监督制度	建立健全内部财务监督制度，根据定期的自查与监督，查漏补缺，完善制度
内部财务监督制度执行不到位	会计业务的办理与监督需要相分离，经济业务的经办、审批与监督，并设置内部财务监督岗位，按制度行使内部财务监督职能

33.5　制度框架

××医院内部财务监督制度

第一章　总则

一、制度制定目标。

二、制度范围：明确本制度的适用范围。

三、制度制定依据：与内部财务监督相关的法律法规、政策。

四、制度制定原则：制度制定应坚持科学性、合规性、适应性等基本原则。

第二章　组织架构与岗位职责

五、内部财务监督的组织架构：明确与内部财务监督相关的归口管理职能部门，以及岗位分工。明确内部监督人员任职等要求。

六、涉及的岗位职责：明确内部财务监督的职权以及监督落实机制。

第三章　监督方式与方法

七、监督的方式：如事前监督、事中监督、事后监督相结合，日常监督与专项监督相结合等。

八、监督的方法：如稽核、会签、查阅、监盘、分析、考核与评价等。

九、监督协同机制：与监察室、内审科等其他监督机构的协同工作机制。

第四章　监督的范围与内容

十、监督的范围：应包括医院涉及财务活动和会计核算的所有事项。

十一、监督的内容：各项财务活动的合规性、合法性及会计核算真实性、完整性等，应按照不同的业务具体展开。

第五章　监督的工作要求与责任

十二、明确内部财务监督工作要求：如制定监督工作计划与方案，规范监督执行与记录要求，建立内部监督工作报告制度，监督档案的归档等。

十三、内部财务监督人员的责任与追究。

第六章　附则

十四、制度效力与修订。

十五、负责制度解释部门。

十六、制度生效时间。

（赵晨希　戴秀兰　王红磊　张建琴　朱洁）

第 34 章　医院内部审计管理制度

34.1　制度目标、范围、内容及要求

34.1.1　制度建设的目标

（1）合法性目标：运用系统、规范的方法，审查和评价业务活动、内部控制和风险管理的适当性和有效性，以合理保证业务活动合法合规；

（2）经济性目标：促进单位改善经营管理，降低成本费用，提高经济效益；

（3）业务性目标：纠正业务活动过程中的不规范行为，确保各项业务活动如期完成并达到预期目标；

（4）内部控制目标：规范各项业务活动，堵塞、消除隐患，及时发现并纠正各种欺诈和舞弊行为，保护单位财产的安全与完整。

34.1.2　制度规范的范围

（1）审计预算的执行和决算；

（2）审计财务收支及有关经济活动；

（3）审计基本建设投资、修缮工程项目；

（4）审计卫生、科研、教育和各类援助等专项经费的管理和使用；

（5）开展固定资产购置和使用、药品和医用耗材购销、医疗服务价格执行情况、对外投资、经济合同执行等专项审计调查工作；

（6）审计经济管理和效益情况；

（7）审计内部有关管理制度的落实；

（8）审计医院和所属企业资产管理和保值增值情况；

（9）按照干部管理权限开展所属部门负责人的任期经济责任审计；

（10）医院领导和上级审计机构交办的其他审计事项。

34.1.3　制度规范的内容

（1）内部审计工作组织和领导；

（2）内部审计机构设置及队伍建设；

（3）内部审计部门职责和权限；

（4）内部审计工作程序；

（5）审计整改及责任追究等。

34.1.4　制度规范的要求

（1）应当符合与内部审计相关的法律、行政法规等上位法律法规的要求；

（2）应当体现本单位业务活动和管理的特点和要求；

（3）应当明确内部审计制度的组织领导及归口管理部门，全面规范本单位内部审计的管理要求，以及内部审计的关键岗位和职责，保证内部审计工作有序进行；

（4）应当明确内部审计过程中的主要风险点和防范措施；

（5）制度内容和要求应当科学、合理，便于操作和执行。

34.2　制度制定主要依据

1. 关于内部审计部门职责的，应遵循《中华人民共和国审计法》（中华人民共和国主席令〔1994〕第 32 号，2006 年修订）、《中华人民共和国审计法实施条例》（中华人民共和国国务院令第 571 号）的规定；

2. 关于内部审计工作程序的，应遵循《审计署关于内部审计工作的规定》（2018 年审计署第 11 号令）的规定；

3. 关于内部审计机构和审计人员的，应遵循《审计署关于内部审计工作的规定》（2018 年审计署第 11 号令）的规定；

4. 关于内部审计机构权限的，应遵循《审计署关于内部审计工作的规定》（2018 年审计署第 11 号令）、《卫生计生系统内部审计规定》（中华人民共和国国家卫生和计划生育委员会令第 16 号）的规定；

5.《中华人民共和国会计法》（中华人民共和国主席令〔2017〕第 81 号）；

6.《行政事业单位内部控制规范（试行）》（财会〔2012〕21 号）；

7.《内部审计准则》（中国内部审计协会公告 2013 年第 1 号）；

8.《审计署关于加强内部审计工作业务指导和监督的意见》（审法发〔2018〕2 号）；

9.《浙江省审计条例》（浙江省人民代表大会常务委员会公告第 27 号）；

10.《浙江省内部审计规定》（浙江省人民政府令第 258 号）；

11.《浙江省人民政府关于进一步加强内部审计工作的意见》（浙政发〔2015〕17 号）；

12.《浙江省审计厅关于印发进一步加强内部审计工作业务指导和监督意见（试行）的通知》（浙审科〔2018〕61 号）。

34.3　制度所规范经济业务流程图及关键节点

内部审计流程由准备、实施、报告、后续四个阶段构成。包括拟定内部审计工作计划、制定审计方案、通知被审计部门、实施审计、提出审计报告、征求被审计部门意见、内部审计报告报单位负责人批准、下达审计决定、审计整改及后续跟踪等。

34.3.1 内部审计准备阶段

（1）业务流程图。内部审计准备阶段流程主要包括确定审计对象、制定审计计划、拟定审计方案等，具体业务流程如图 34 - 1 所示。

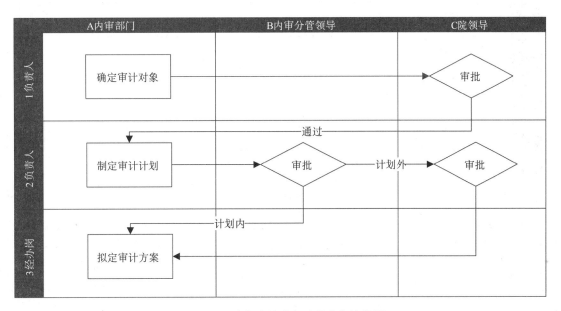

图 34 - 1 内部审计准备阶段业务流程图

（2）关键节点、关键岗位和岗位职责。与上述业务流程图相对应，内部审计准备阶段的关键节点、关键岗位和岗位职责如表 34 - 1 所示。

表 34 - 1 关键节点、关键岗位和岗位职责

关键节点	关键岗位	岗位职责
A1 确定审计对象	审计负责人	根据内部审计任务需要，确定审计对象
C1 审计对象报批	审计负责人	拟审计对象报院领导批准
A2 制定审计计划	审计负责人	拟定内部审计工作计划，包括审计时间安排、人员组成等
B2 分管领导审批	审计负责人	审计计划报内审分管领导审批
C2 院领导审批	审计负责人	审计计划报院领导审批
A3 拟定审计方案	审计经办岗	拟定审计方案，包括审计时间、审计组织及分工等

34.3.2 内部审计实施阶段

（1）业务流程图。内部审计实施阶段主要包括通知被审计部门、被审计部门提供资料、实施审计等。具体业务流程如图 34 - 2 所示。

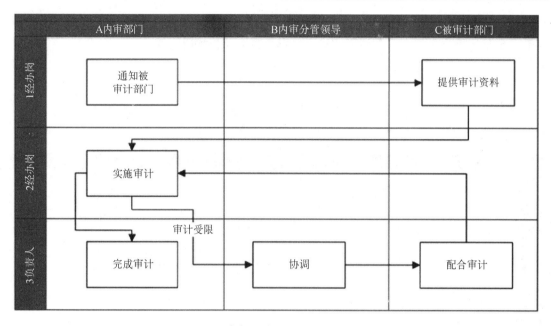

图 34 - 2　内部审计实施阶段业务流程图

（2）关键节点、关键岗位和岗位职责。与上述业务流程图相对应，内部审计实施阶段的关键节点、关键岗位和岗位职责如表 34 - 2 所示。

表 34 - 2　　　　　　　　　　　　关键节点、关键岗位和岗位职责

关键节点	关键岗位	岗位职责
A1 通知被审计部门	审计经办岗	通知被审计部门
C1 提供审计资料	被审部门人员	按照审计要求提供审计资料
A2 实施审计	审计经办岗	实施审计，运用各种方法对被审计事项实施深入细致的审查，收集审计证据，形成评价意见
A3 完成审计	审计负责人	完成审计
B3 协调	内审分管领导	内审分管领导进行协调
C3 配合审计	被审计部门人员	被审计部门配合审计

34.3.3　内部审计报告阶段

（1）业务流程图

内部审计报告阶段主要包括撰写审计报告初稿、征求被审部门意见、形成审计报告并报主管领导审批、下达审计决定。具体业务流程如图 34 - 3 所示。

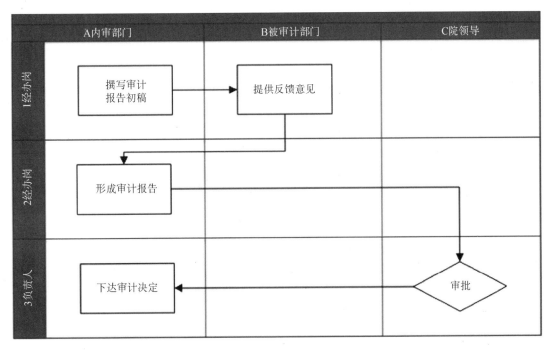

图 34 - 3　内部审计报告阶段业务流程图

（2）关键节点、关键岗位和岗位职责。与上述业务流程图相对应，内部审计报告阶段的关键节点、关键岗位和岗位职责如表 34 - 3 所示。

表 34 - 3　　　　　　　　　　　关键节点、关键岗位和岗位职责

关键节点	关键岗位	岗位职责
A1 撰写审计报告初稿	审计经办岗	根据审计情况，撰写审计报告初稿
B1 提供反馈意见	被审计部门人员	提供反馈意见
A2 形成审计报告	审计经办岗	结合被审计部门反馈意见，形成审计报告
C3 审计报告报批	审计负责人	内部审计报告定稿后报经院领导审批
A3 下达审计决定	审计负责人	向被审计部门下达审计决定

34.3.4　内部审计后续阶段

（1）业务流程图。内部审计后续阶段包括内审部门提出整改要求、被审计部门进行整改、整改评价等，具体业务流程如图 34 - 4 所示。

（2）关键节点、关键岗位和岗位职责。与上述流程图相对应，内部审计报告阶段的关键节点、关键岗位和职责如表 34 - 4 所示。

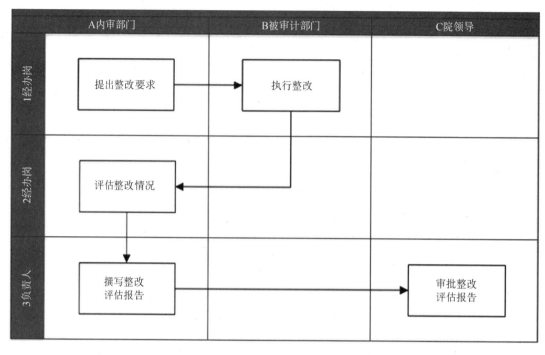

图 34 - 4　内部审计后续阶段业务流程图

表 34 - 4   关键节点、关键岗位和岗位职责

关键节点	关键岗位	岗位职责
A1 提出整改要求	审计经办岗	要求对审计发现问题进行整改
B1 执行整改	被审部门人员	按要求进行整改
A2 评估整改情况	审计经办岗	评估整改情况
A3 整改评估报告	审计负责人	根据整改情况形成评价报告
C3 审批整改报告	审计负责人	整改报告报经院领导审批

34.4　制度所规范经济业务主要风险点及防范措施

内部审计风险主要包括独立性风险、整改不到位风险等，内部审计主要风险点及防范措施如表 34 - 5 所示。

表 34 - 5   主要风险点及防范措施

主要风险点	主要防范措施
内部审计独立性风险。内部审计机构在本单位主要负责人的领导下开展工作，易受本单位领导或单位利益的驱使和影响	对"一把手"的权力范围进行科学界定，决策权、机构设置权、人员使用权均应有明确、具体的规定
内部审计人员配备不足	单位主要领导支持，配足内部审计人员，加强内部审计人员培训

续表

主要风险点	主要防范措施
被审计部门理解配合度不够	加强宣传教育，明确惩罚措施，增强被审计部门理解配合度
内部审计"无章可循"	完善内部审计制度，制定指导性、可操作性强的行业内部审计规章制度
审计整改不到位	建立审计整改与年终或任职考核相挂钩制度，督查内审整改落实

34.5　制度框架

××医院内部审计制度

第一章　总则

一、制度制定目标：完善内部监督制约机制，纠正业务活动过程中的不规范行为，确保各项业务活动如期完成并达到预期目标。

二、制度制定范围：阐述内部审计的定义，明确本制度的适用范围。

三、制度制定依据：与内部审计管理相关的法律法规、政策。

四、制度制定原则：制度制定应坚持科学性、合规性、适应性等基本原则。

第二章　内部审计机构和审计人员

五、明确内部审计机构设置及要求：明确医院设置内部审计机构，并要求医院主要负责人要加强对内部审计工作的领导。

六、明确内部审计人员配备及要求：明确内部审计人员学历、专业等要求。

第三章　内部审计部门职责

七、内部审计部门职责：明确内部审计部门职责的具体内容；根据审计业务的需要，按照相关管理规定，可委托具有相应资质的社会中介进行审计，明确委托中介机构进行审计的情形和对中介机构的要求，并检查监督审计业务质量。

第四章　内部审计机构权限

八、明确内部审计机构权限：如参与医院有关管理制度的研究拟定工作；主持召开与审计事项有关的会议；要求有关部门及时提供财务预算、财务决算、会计报表及相关文件资料；经单位负责人审批，对可能转移、隐匿、篡改、毁弃相关资料予以暂时封存；对违法违规和造成损失浪费的被审计单位和人员，提出通报批评或者追究责任的建议。

第五章　内部审计工作程序

九、明确内部审计工作的主要程序：如拟定审计项目计划；编制审计工作方案；组织审计；审计报告报医院主要负责人审批后下达被审计部门，督促被审计部门在规定的期限内落实审计意见。

第六章　责任追究

十、责任追究：视情节轻重不同，明确列示批评教育、处分、处罚、移交纪检监察部门追究责任的等行为。

第七章 附则

十一、制度效力与修订

十二、负责制度解释的部门。

十三、制度生效时间。

（王红磊　戴秀兰　赵晨希　张建琴　朱洁）

医院制度建设参考案例一
某某医院会计账务处理程序

为进一步提高会计信息质量，提高会计核算工作质量和效率，使会计账务处理过程有条不紊地进行，保证会计记录的正确、及时、完整，准确及时地提供财务报告，根据《会计法》《事业单位财务规则》《医院财务制度》《政府会计准则》《政府会计制度》《会计基础工作规范》及相关的会计法规，结合我院实际情况，制定本制度。

一、会计核算实现形式

医院对会计核算实行信息化管理。会计信息化系统根据现阶段医院信息化建设所处阶段与水平，实行相对独立管理模式，医院 HIS、工资管理、资产管理等系统会计数据以接口形式传递到会计信息系统，并自动生成相关记账凭证。医院积极推进信息化建设进度，尽早建成业会一体化信息管理系统。

二、账户、会计科目及凭证设置

（一）会计科目设置。根据《事业单位财务规则》《医院财务制度》《政府会计准则》《政府会计制度》规定，设置资产、负债、净资产、收入、费用 5 个财务会计类账户及预算收入、预算支出、预算结余 3 个预算会计类账户。会计科目设置按《政府会计制度》的规定执行。对科研经费实行项目核算；对药品、器械等供应商的应付账款，设置为供应商往来进行明细核算；对医保等应收款项设置客户往来进行明细核算；对费用类科目全部按科室实行部门核算。

（二）会计凭证格式。会计凭证采用电算化凭证，分收款凭证、付款凭证和转账凭证，涉及资金收付款的经济业务编制收款或付款凭证，不涉及资金的收付的经济业务编制转账凭证。

（三）会计凭证的内容：凭证名称、填制日期，凭证编号、附件张数、内容摘要，科目名称、借贷方向、金额、项目内容，出纳、制单、审核、记账人员鉴章等。

三、原始凭证审核

按《会计法》和有关法规、财务制度规定对每笔经济业务合法性、合理性、真实性、正确性进行审核；审核原始凭证的内容是否真实、完整，数据是否正确，来源是否合法等；按费用开支规定审核费用报销限额。对审核无误的原始凭证鉴章确认。

四、填制凭证

原始凭证审核无误后，交与前台人员填制凭证，或由信息系统按电子原始凭证内容和制度规则自动生成记账凭证。前台人员应先认真分析该笔经济业务，了解经济业务的内容后才可以填制凭证，要求凭证日期正确，摘要简练、准确、明了，使用会计科目正确无误，项目核算、部门核算、往来核算口径前后一致，附件张数填写齐全。不得将不同的经济业务合并填制在同一条会计分录中。前台人员在填制完凭证后，应对所填制的凭证进行自检核对，正确无误后打印所填制记账凭证，传递给出纳办理收付款处理。

五、出纳收付款

现金、银行出纳根据填制好的记账凭证，与传递的原始凭证核对一致后办理收付款处理，现金付款业务在原始凭证上加盖"现金付讫"戳记，同时对记账凭证进行鉴字确认。处理完毕交与凭证审核人员进行凭证审核。

六、凭证审核

审核人员对填制好的记账凭证进行审核。根据前台人员传递的原始凭证所载经济业务，审核摘要书写是否规范，入账科目是否正确，凭证内容填写是否齐全，附件是否完整等。对错误或不规范的记账凭证进行标错，退回前台人员修改后重新编制。

七、登记账簿

记账人员对审核无误的记账凭证进行记账。试算平衡和对账正确后，登记总账、明细账、辅助账等账簿，定期（不超过一年）打印出以上相关账簿交档案管理人员装订归档。

八、编制报表

（一）医院报表分为预算会计报表和财务报表两大类。预算会计报表由预算收入表、预算结转结余变动表和财政拨款预算收入支出表组成，是编制部门决算报表的基础。财务报表由会计报表和附注构成，会计报表由资产负债表、收入费用表及相关明细表、净资产变动表和现金流量表组成。

（二）报表编报人员在编制报表时，应检查当期经济业务是否已处理完毕，账账、账证、账实是否已核对相符，并对会计账簿数据的完整性、逻辑性、合理性进行分析，对异常数据应进行查证，确保会计账簿数据的完整、准确。在会计报告报送前，应根据报表之间、报表项目之间的内在联系，及通过对报表前后期数据的比较，对会计报表数据进行核对，确保会计报表数据的准确、完整。

（三）报表编制人员应在期末终了后 10 日内编制完成月度财务会计报告，在规定时间内编制完成年度财务会计报告，每季度进行专题财务分析，半年度、年末进行全面财务分析。财务报告交财务科长审核后，经医院总会计师、院长签字盖章，并加盖医院公章后上报主管部门。

九、档案归档

在处理完一个会计期间的账务后，将所有的会计资料交与档案管理人员装订归档。定期备份会计电子数据，并按会计档案管理办法及会计信息化有关规定归档保管。

医院制度建设参考案例二
某某医院原始凭证传递程序

一、日常费用凭证传递程序

1. 日常费用的范围和归口管理部门。
（1）差旅费，分别由院办、医务、护理、科教、后勤中心负责管理；
（2）交通费，由院办负责管理；
（3）出国费用，由国际交流办负责管理；
（4）培训费，分别由人事、医务、护理、科教负责管理；
（5）职工医药费报销，由门办负责管理；
（6）接待费用，由院办负责管理；
（7）书报费用，由院办负责管理；
2. 日常费用凭证传递程序。
（1）经办人员填写报销凭证，并附所有原始凭证；
（2）财务审核人员审核凭证，核对金额；
（3）归口部门，负责人签字；
（4）审批：分管院长审批，起点以上院长审批；
（5）审核：财务科长审核，起点以上总会计师审核；
（6）财务科内部传递：审核岗位（手续、凭证完整性、数字准确性、发票合法性等）、出纳岗位（核对后支付现金或开具支票）、审核岗位（核签支票）、凭证编制岗位、凭证复核岗位、凭证整理岗位、凭证装订岗位、会计档案岗位（编号归档保管），两年以上移交医院档案部门。

二、设备采购入库原始凭证传递程序

1. 采购人持申请采购审批单、政府采购确认书（指符合政府采购标准的设备）、招投标确认书（指符合招投标要求的设备）、采购协议、送货清单、购货发票等原始凭证，交库房验收人员；
2. 库房验收人员根据送货清单清点验收实物，填写货物验收单，由申请科室、验收人、临工部、后勤中心主任签字确认；
3. 库房验收人员将上述原始凭证交由库房保管人员输入电脑，同时库房保管人员将所有原始凭证交由库房财务人员；

4. 库房财务人员审核所有资料后在电脑上确认并打印验收单，同时签字确认；

5. 次月 4 日前，库房财务人员提供入库汇总表和本月所有的验收单交财务科；

6. 财务科内部传递：首先交由制证审核人员审核制证（手续、凭证完整性、数字准确性、发票合法性等），再依次交凭证复核人员、凭证整理岗位、凭证装订岗位、会计档案岗位（编号归档保管），两年以上移交医院档案部门。

三、设备采购付款原始凭证传递程序

1. 次月 20 日前，库房财务人员将采购付款汇总表、购货发票、入库验收单、申请采购审批单、政府采购确认书（指符合政府采购标准的设备）、招投标确认书（指符合招投标要求的设备）、采购协议或合同、送货清单等原始凭证经采购、验收、保管、会计、临工部、后勤中心主任签字确认后交财务科；

2. 财务科审核人员对上述原始凭证进行审核签字；

3. 审核签字完毕的原始凭证交财务负责人审核。其中根据资金审批制度规定起点以下的由财务科长审核，起点以上的总会计师审核；

4. 财务负责人审核完毕的原始凭证交由院领导审批，其中根据资金审批制度规定起点以下的由分管院长审批，起点以上院长审批；

5. 财务科内部传递：上述经审批的原始凭证在财务科内部依次传递为出纳岗位（核对后支付现金或开具支票）、审核岗位（核签支票）、凭证编制岗位、凭证复核岗位、凭证整理岗位、凭证装订岗位、会计档案岗位（编号归档保管），两年以上移交医院档案部门。

四、药品、材料采购入库原始凭证传递程序

1. 采购人按采购预算、招投标价格和国家药品采购政策，科学合理采购药品和材料。药品、材料送达时，将送货清单、购货发票等原始凭证，交库房验收人员；

2. 库房验收人员根据送货清单清点验收实物，填写货物验收单，由验收人、临工部、药库主任签字确认；

3. 库房验收人员将上述原始凭证交由库房保管人员输入电脑，同时库房保管人员将所有原始凭证交由库房财务人员；

4. 库房财务人员审核所有资料后在电脑上确认并打印验收单，同时签字确认；

5. 次月 4 日前，库房财务人员提供入库汇总表和本月所有的验收单交财务科；

6. 财务科内部传递：首先交由制证审核人员审核制证（手续、凭证完整性、数字准确性、发票合法性等），再依次交凭证复核人员、凭证整理岗位、凭证装订岗位、会计档案岗位（编号归档保管），两年以上移交医院档案部门。

五、药品、材料采购付款原始凭证传递程序

1. 次月 20 日前，库房财务人员将采购付款汇总表、购货发票、入库验收单、申请采购审批单、招投标确认书（指符合招投标要求的项目）、采购协议或合同、送货清单等原始凭证经采购、验收、保管、会计、临工部、药库主任签字确认后交财务科；

2. 财务科审核人员对上述原始凭证进行审核签字；

3. 审核签字完毕的原始凭证交财务负责人审核并签字，其中根据资金审批制度规定起

点以下的由财务科长审核，起点以上的总会计师审核；

4. 财务负责人审核完毕的原始凭证交由院领导审批，其中根据资金审批制度规定起点以下的由分管院长审批，起点以上院长审批；

5. 财务科内部传递：上述经审批的原始凭证在财务科内部依次传递为出纳岗位（核对后支付现金或开具支票）、审核岗位（核签支票）、凭证编制岗位、凭证复核岗位、凭证整理岗位、凭证装订岗位、会计档案岗位（编号归档保管），两年以上移交医院档案部门。

六、材料、低耗品、药品等领用原始凭证传递程序

1. 领用部门根据领用物品的不同分别到设备、后勤、药库等填具申领单（可网上申领）；

2. 根据申领单保管发货，保管和领用人在发货单上签字确认；

3. 库房会计根据发货单电脑出库记账；

4. 次月 4 日前，打印各类物品领用汇总表，分别经设备、后勤、药库主任、保管、会计签字确认；

5. 经确认的领用汇总表交财务科；

6. 财务科内部传递：首先交由制证审核人员审核制证、再依次交凭证复核人员、凭证整理岗位、凭证装订岗位、会计档案岗位（编号归档保管），两年以上移交医院档案部门。

七、工资付款原始凭证传递程序

1. 工资岗位人员收集人事科的前两月考勤表、工资政策的变动通知、名医劳务表、奖金发放数、房租水电费通知单、停车通知单、奖惩考核通知单等原始凭证，计算相应的工资项目，编制《在职、教编、本院退休、教编离退休工资及名医专家号提成汇总表》（以下简称"工资汇总表"），并打印工资明细册；

2. 当月 7 日前将工资汇总表交财务审核岗位人员进行纸质审核并签字；

3. 将经审核的工资汇总表交财务负责人、院领导审批并签字；

4. 经审批后，财务审核人员持 U 盾上网进行电脑审核职工工资账号、工资和劳务实发数据；

5. 审核无误后，工资岗位人员输入密码发送数据至工商银行解放路支行；同时将经审批后的工资汇总表交银行出纳开具支票；

6. 最后上述原始资料在财务科的传递程序依次为：凭证编制岗位、凭证复核岗位、凭证整理岗位、凭证装订岗位、会计档案岗位（编号归档保管），两年以上移交医院档案部门；工资名册另行装订归档。

八、奖金付款原始凭证传递程序

1. 奖金核算人员：根据人事科人员调动通知、人事考勤表，编奖金发放人员名册；器械库房报送各科室领用设备业务明细报表，后勤库房报送各科室领用材料业务明细表，计算各科室成本；导入 IT 中心各科室开单、执行收入汇总表，计算各科室收入；结合医务部医疗质量考核表、医疗安全考核表，计算各科室考核奖；编制各科室收支汇总表，依据医院奖金分配方案，核算各科室奖金，编制奖金发放汇总表与奖金发放审批表；

2. 将奖金发放汇总表与奖金发放审批表送交总会计师，院长签字；

3. 审批后由各科上网申报科室二级分配奖金；

4. 整理各科奖金回单，导入用友奖金系统对账；

5. 将对账数据交财务审核人员，财务审核人员持 U 盾上网审核职工奖金账号、奖金实发数据；

6. 审核无误后，奖金岗位人员输入密码发送数据至建行；同时将经审批后的奖金发放汇总表与奖金发放审批表交银行出纳开具支票；

7. 最后上述原始资料在财务科的传递程序依次为：凭证编制岗位、凭证复核岗位、凭证整理岗位、凭证装订岗位、会计档案岗位（编号归档保管），两年以上移交医院档案部门；工资名册另行装订归档。

九、公积金、社会保障费用等付款原始凭证传递程序

1. 工资岗位人员每月接收公积金、各种社会保险缴纳凭证、各种税收扣缴凭证等银行托收凭证并核对签字；

2. 交财务负责人审批；

3. 上述原始资料在财务科的传递程序依次为：凭证编制岗位、凭证复核岗位、凭证整理岗位、凭证装订岗位、会计档案岗位（编号归档保管），两年以上移交医院档案部门；工资名册另行装订归档。

十、水电及燃气费用等付款原始凭证传递程序

1. 凭证编制人员每月接收银行水、电、燃气、网费、电话费、邮费等托收凭证；

2. 水、电、燃气交后勤中心主任审核签字；网费、电话费交信息中心主任审核签字，同时向财务提供电话费清单明细；邮费交院办主任和经办人审核签字；

3. 以上经审核的托收凭证交分管院领导审批；

4. 上述原始资料在财务科的传递程序依次为：财务负责人审核签字、凭证编制岗位、凭证复核岗位、凭证整理岗位、凭证装订岗位、会计档案岗位（编号归档保管）、两年以上移交医院档案部门。

十一、物业费用、洗涤费付款原始凭证传递程序

1. 后勤管理部门每月持该部门负责人和经办人签字确认的物业发票、洗涤费发票、洗涤清单至财务科审核岗位审核（第一次须持合同）；

2. 审核签字完毕的原始凭证交财务负责人审核并签字，其中根据资金审批制度规定起点以下的由财务科长审核，起点以上的总会计师审核；

3. 财务负责人审核完毕的原始凭证交由院领导审批，其中根据资金审批制度规定起点以下的由分管院长审批，起点以上院长审批；

4. 财务科内部传递：上述经审批的原始凭证在财务科内部依次传递为出纳岗位（核对后支付现金或开具支票）、审核岗位（核签支票）、凭证编制岗位、凭证复核岗位、凭证整理岗位、凭证装订岗位、会计档案岗位（编号归档保管），两年以上移交医院档案部门。

十二、科研费用付款原始凭证传递程序

1. 科研经费用于购买设备和材料，参照医院设备和材料的采购、入库及领用的流程执行；

2. 发生科研费用时，发票及其相关原始凭证经项目负责人和经办人双签名后交财务科审核岗位；

3. 经审核无误后，根据科研经费管理条例规定进行分级审批，起点以下的科教部主任审批，起点以上的分管院领导或院长审批；

4. 财务科内部传递：上述经审批的原始凭证在财务科内部依次传递为出纳岗位（核对后支付现金或开具支票）、审核岗位（核签支票）、凭证编制岗位、凭证复核岗位、凭证整理岗位、凭证装订岗位、会计档案岗位（编号归档保管），两年以上移交医院档案部门。

十三、基建进度款付款原始凭证传递程序

1. 根据施工单位工程款支付申请表及监理公司工程款支付证书，经办人员填写基建工程付款申请表，并附所有原始凭证；

2. 基建负责人签字；

3. 审核审批：起点以上总会计师审核，分管院长及院长审批；

4. 财务审核人员审核凭证，核对金额（手续、凭证完整性、数字准确性、发票合法性等）；

5. 出纳岗位（核对后支付现金或开具支票）；

6. 凭证整理，凭证装订，建立会计档案。

十四、基建竣工财务决算原始凭证传递程序

1. 根据有工程审计资质的部门的审计结果报告，填写"基本建设项目竣工财务决算审批表"；

2. 填列自开工建设至竣工止的累计支出数（历年批复的年度基本建设财务决算和竣工年度基本建设财务决算中资金平衡表相应项目的数字进行汇总填列）；

3. 报总会计师审核，分管院长及院长审批；

4. 报卫生厅审批。

十五、基建工程资产移交原始凭证传递程序

1. 根据批准的基本建设项目竣工财务决算审批表，填写"基本建设项目交付使用资产总表""基本建设项目交付使用资产明细表"；

2. 表中数据应分别与基本建设项目竣工财务决算表交付使用的固定资产、流动资产、无形资产和递延资产的数字相符；

3. 办理基本建设项目的资产交接手续（后勤固定资产管理部门、财务科）；

4. 办理基本建设项目的资金清算手续（财务科）；

5. 基本建设项目工程结束办理资产、资金移交手续后，基本建设项目的会计档案交医院档案部门存档。

十六、门诊、住院收入原始凭证传递程序

1. 住院处工作人员次日将上日住院汇总日报、个人明细日报、POS 机清单、收费交款清单、住院预交款收据存根联、住院收费收据存根联、现金缴款存根交财务科出纳岗位；门诊、挂号处负责人员次日将上日门诊汇总日报、个人明细日报、POS 机清单、门诊收费及挂号退费作废的原始凭证核对粘贴签字好交财务科出纳岗位；

2. 出纳人员将住院预交款收据存根联、住院收费收据存根联交档案管理人员，其他报表清单等复核粘贴完整审核签字后交予凭证编制岗位；出纳人员将门诊、挂号处负责人员所交材料交予凭证编制人员；

3. 凭证编制岗位人员将以上报表按规定会计制度电算化软件的要求，选择正确的会计科目，及时输入电脑，因正式的门诊、住院现金交款单未齐全，报表中的现金数按总额输入；

4. 出纳人员等银行正式的门诊、住院现金交款单齐全后进行与报表中的现金数核对无误后交凭证编制人员；

5. 凭证编制人员根据银行正式的门诊、住院现金交款单把报表中的现金数一笔一笔录入；

6. 最后上述原始资料在财务科的传递程序依次为：凭证复核岗位、凭证整理岗位、凭证装订岗位、会计档案岗位（编号归档保管），两年以上移交医院档案部门。

十七、房租收入、进修培训收入、投资收入、合作收入、临床验证收入等各类收入

1. 财务审核岗位根据相关职能科室提供的房屋出租合同、进修培训通知单、合作投资协议临床验证合同等经审核后开具相应的房屋出租发票、文化体育业发票、杭州服务业发票和往来款票据；

2. 财务审核人员将以上原始资料及发票的记账联、发票联交出纳岗位核对并收款，发票联盖章后交对方单位；

3. 财务科内部传递：上述原始凭证在财务科内部依次传递为凭证编制岗位、凭证复核岗位、凭证整理岗位、凭证装订岗位、会计档案岗位（编号归档保管），两年以上移交医院档案部门。

十八、利息收入

1. 开户银行将活期存款结息单、定期存款进账单和利息回单交出纳岗位人员，并进行相应的核对；

2. 上述原始凭证在财务科内部依次传递为凭证编制岗位、凭证复核岗位、凭证整理岗位、凭证装订岗位、会计档案岗位（编号归档保管），两年以上移交医院档案部门。

参考文献

［1］财政部会计司．行政事业单位内部控制规范讲座［M］．北京：经济科学出版社，2013．

［2］国家卫生健康委财务司．医院执行政府会计制度操作指南［M］．北京：中国财政经济出版社，2019．

［3］胡守惠．公立医院成本管理理论与实务［M］．北京：中国财政经济出版社，2012．

［4］金玲，池文瑛，蔡战英，赵卫群．医院内部控制体系设计及应用［M］．北京：中国财政经济出版社，2018．

［5］刘永泽，唐大鹏．行政事业单位内部控制实务操作指南［M］．3 版．大连：东北财经大学出版社，2016．

［6］徐元元，田立启，侯常敏，操礼庆．医院全面预算管理［M］．北京：企业管理出版社，2014．

［7］由宝剑．医院全面预算管理　理论·实践·信息化［M］．西安：西安电子科技大学出版社，2017．

［8］张庆龙．新编行政事业单位内部控制建设原理与操作实务［M］．北京：电子工业出版社，2017．

［9］张庆龙，王洁．公立医院内部控制建设操作指南［M］．北京：中国时代经济出版社，2018．

［10］胡守惠．信息化环境下医院内部财务控制的途径及方法［J］．财会研究．2010，04．

［11］孟祥辉．浅析医院财务支出审批制度建设［J］．中国外资．2013，23．

［12］盛婕．优化医院财务报销审批的探讨［J］．财会学习．2018，30．

［13］王建文．完善公立医院议事决策制度［J］．临床合理用药．2019，12．

后　记

　　本书内容从 2019 年 12 月开始酝酿讨论，2020 年 1 月初步确定了研究框架、内容和研究方案，并按研究内容成立制度研究与编写小组，明确分工；2 月，编写人员根据分工对 17 家医院的经济管理制度建设、执行情况进行调研，并按"研究路径及方法"涉及内容及要求，搜集整理、归纳分析每项制度相关资料；3—4 月，编写人员根据分工提出每项制度第一部分内容初稿；5 月，主编组织对第一阶段研究内容进行审稿，提出修改完善意见；6 月，编写人员根据分工提出每项制度第二阶段研究内容初稿；7 月，主编组织对第二阶段研究内容进行审稿；2020 年 8 月，根据审稿意见进行多轮修改完善，编著完成《现代医院经济管理制度建设应用指南》，定稿交付出版。

　　在本书编写和出版过程中，杭州电子科技大学会计学院王泽霞教授、甘道武和罗春华博士审阅了全书，并提出了很多中肯和建设性意见；杭州电子科技大学计算机学院徐争前博士，杭州电子科技大学信息工程学院蒋巍、吴盼盼、于兰坪、姚美琴，浙江财经大学东方学院曾庆超等老师，对相关章节的修改提供了帮助；胡亚娣、陈立群、许晨虹、曾宗祥协助主编通读全稿，对全书格式和用词进行修改；中国财经出版社樊清玉编审对本书的出版给予了指导和大力帮助，在此一并表示衷心感谢。

　　由于作者水平有限，加之时间紧张，书中定会存在疏漏和错误，敬请读者批评指正，为我们进一步完善制度建设提供宝贵意见。

胡守惠

2020 年 8 月 31 日于杭州